MW00605889

La Metamedicina

La curación a tu alcance

Si este libro le ha interesado y desea que lo mantenga-
mos informado de nuestras publicaciones, escríbanos
indicándonos qué temas son de su interés (Astrología,
Autoayuda, Ciencias Ocultas, Artes Marciales,
Naturismo, Espiritualidad, Tradición...) y gustosamente
lo complaceremos.

Puede contactar con nosotros en
comunicación@editorialsirio.com

Título original: LA METAMÉDICINE. LA GUÉRISON À VOTRE PORTÉE
Traducido del francés por Magdalena Sánchez Juarez
Diseño de portada: Editorial Sirio, S.A.

© de la edición original
1995 Claudia Rainville

© de la presente edición

EDITORIAL SIRIO, S.A.	EDITORIAL SIRIO	ED. SIRIO ARGENTINA
C/ Panaderos, 14	Nirvana Libros S.A. de C.V.	C/ Paracas 59
29005-Málaga	Camino a Minas, 501	1275- Capital Federal
España	Bodega nº 8 , Col. Arvide	Buenos Aires
	Del.: Alvaro Obregón	(Argentina)
	México D.F., 01280	

www.editorialsirio.com
E-Mail: sirio@editorialsirio.com

I.S.B.N.: 978-84-7808-602-3
Depósito Legal: B-26.658-2009

Impreso en los talleres gráficos de Romanya/Valls
Verdaguer 1, 08786-Capellades (Barcelona)

Printed in Spain

«Cualquier forma de reproducción, distribución, comunicación pública o transformación de esta
obra sólo puede ser realizada con la autorización de sus titulares, salvo excepción prevista por la
ley. Diríjase a CEDRO (Centro Español de Derechos Reprográficos, www.cedro.org) si necesita
fotocopiar o escanear algún fragmento de esta obra».

Claudia Rainville

La Metamedicina

La curación a tu alcance

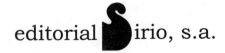

editorial Sirio, s.a.

*A mis hermanos y hermanas de la Tierra
deseando que este libro pueda
contribuir a su bienestar.*

Agradecimientos

Todos nosotros somos discípulos y maestros.

Quiero dar las gracias de todo corazón, a los maestros que he encontrado en mi camino a lo largo de estos años, a las enseñanzas recibidas, a los libros leídos y a mis queridos participantes que han confiado y se han abierto a mí para revelarme sus secretos más dolorosos. Gracias también a los lectores que me han escrito para compartir conmigo sus sufrimientos y sus dudas.

Por último, deseo expresar mi reconocimiento a todas las personas que han colaborado en la realización, distribución y venta de mis libros.

A todos ellos, mi más profundo agradecimiento.

CAPÍTULO 1

Prólogo

Lo que llamamos enfermedad es la fase terminal de un desorden mucho más profundo. Es evidente que, si queremos que un tratamiento sea totalmente eficaz, no podemos tratar únicamente los síntomas sin remontarnos a la causa fundamental de dicha enfermedad, a fin de eliminarla.

Dr. Edward Bach

¿Qué es la Metamedicina?

La palabra Metamedicina está formada por el prefijo griego *méta*, que significa "ir más allá" y por el sustantivo medicina, que significa "conjunto de medios utilizados para prevenir, curar y aliviar las enfermedades".

La Metamedicina va más allá de la eliminación del dolor o de la desaparición de los síntomas, haciendo hincapié en la búsqueda del factor responsable del malestar o de la enfermedad.

En Metamedicina, el dolor, el malestar o la afección se consideran señales que anuncian un desequilibrio en una parte del organismo.

Hacer desaparecer esta señal sin buscar la información correspondiente, es como parar la alarma de un detector de humos que ha detectado un foco de incendio. Hacer caso omiso de esta alarma es correr el riesgo de encontrarse en el centro de una hoguera. Y eso es lo que hacen muchas personas cuando toman un medicamento sin intentar comprender el origen de sus síntomas.

Esto no significa que tengamos que negarnos a tomar un medicamento que podría aliviarnos. Pero sí que no busquemos solamente hacer desaparecer el dolor o los síntomas, sino también el elemento que pudo originarlos.

A título de ejemplo, contaré una experiencia que viví a la edad de 11 años. Estaba aquejada de orzuelos repetitivos. Una compañera de clase me confesó que tenía una tía que era sanadora y podría quitármelos, así que fui a verla. La tía de mi amiga puso simplemente su anillo de oro en el lugar donde comenzaba a salir un nuevo forúnculo muy doloroso y me dijo: "vete y no me des las gracias". Y eso hice. Desde aquel día, no he tenido más orzuelos.

¿Me había curado? Esta es la cuestión.

Hacer que desaparezcan un síntoma, un dolor o cualquier tipo de manifestación, no es necesariamente sinónimo de curación. Porque la causa que los ha producido puede presentarse más tarde de manera amplificada o incluso bajo otro aspecto. Y eso fue exactamente lo que pasó. Mi fe en sus cualidades de sanadora bastó para anular definitivamente este "síntoma" de mi organismo. Sin embargo, la causa de los orzuelos no se había eliminado. Después de esto, tuve amigdalitis repetitivas. Esta vez fui a la consulta de un médico que me prescribió, en un primer momento, comprimidos de yodo que no me aliviaron demasiado. Luego, antibióticos, que sólo dieron resultados efímeros. Y como última solución, la extirpación de mis amígdalas. Pero aunque me operaron, la causa de mi problema no desapareció pues más tarde se manifestó otra vez en forma de diversas faringitis y laringitis.

Los informes médicos están llenos de este tipo de historias. Veamos el caso de una mujer a la que se le detecta un bultito en el pecho durante un reconocimiento rutinario. Su médico recomienda que le hagan una mamografía y una biopsia. El diagnóstico es adenofibroma, un pequeño tumor benigno, con lo que la paciente se tranquiliza.

Unos años más tarde, la misma mujer descubre de nuevo una protuberancia en el pecho. No se preocupa pensando que, sin duda, se trata de un tumor inofensivo. Pero esta vez el pecho le duele. Además, como aparecen ganglios en la axila, va otra vez a la consulta del médico. De nuevo, le realizan las pruebas pertinentes y, esta vez, el diagnóstico es cáncer.

Después, mediante una operación quirúrgica le quitan tejidos del seno afectado. Luego, la paciente se somete a radioterapia y quimioterapia. Tras un año de tratamiento, parece que la enfermedad ha sido vencida y la paciente lleva una vida normal. Pero, más tarde, empieza a dolerle la cadera y se descubre que se trata de un cáncer de huesos. Unos años después, esta paciente muere de un cáncer generalizado.

Es evidente que no todos los casos terminan de esta manera. Tampoco van a sufrir amigdalitis o laringitis todas las personas aquejadas de orzuelos. Y una persona con un pequeño tumor benigno en el pecho no tiene por qué desarrollar obligatoriamente un cáncer. La evolución del síntoma la determina la causa en sí misma y ésta puede ser temporal o prolongada.

Las causas con una fuerte intensidad o aquellas que perduran mucho tiempo son las que suelen originar enfermedades graves como el cáncer, la esclerosis y otras.

Mientras sólo se intervenga en los efectos o en su manifestación, como en el caso mencionado con la extracción del adenofibroma, la operación del pecho y los tratamientos de radioterapia y quimioterapia, la causa continuará su curso. De la misma manera en que continúan propagándose las malas hierbas que únicamente se han cortado a ras del suelo sin haber extirpado sus raíces.

Recordemos pues, que todo síntoma (dolor, endurecimiento, hemorragia, etc.) tiene una causa.

Toda causa produce efectos que, a su vez, engendran nuevas causas y numerosos efectos.

¿Qué habría podido hacer la sanadora que consulté cuando tenía 11 años para guiarme hacia una auténtica curación? Podría haber utilizado perfectamente el anillo que colocó sobre mi orzuelo pero, después, habría tenido que hacerme una serie de preguntas para ayudarme a detectar y eliminar el factor responsable de aquellos orzuelos.

Las dos últimas etapas corresponden al enfoque de la Metamedicina y tanto médicos como enfermeras, terapeutas, sanadores, magnetizadores, etc., pueden utilizarlas para guiar a la persona que les consulta hacia un proceso que restablezca su salud. Utilizo intencionalmente el verbo guiar porque la única curación auténtica es la autocuración.

No se puede curar a nadie contra su propia voluntad y únicamente el querer curarse sinceramente puede motivar a una persona para que realice los cambios necesarios en aquellas actitudes, sentimientos y emociones que son responsables de su sufrimiento.

¿Cómo puede intervenir la Metamedicina en el proceso de curación?

La Metamedicina ayuda a reconstruir la historia de una dolencia, de una enfermedad o de un malestar profundo, remontándose cuanto sea posible hasta la aparición de los primeros síntomas. Para ello, utiliza ciertas claves que orientan el interrogatorio adecuado, a fin de descubrir la causa o causas del mal.

¿Cuál sería el cuestionamiento adecuado que la sanadora que yo consulté habría podido utilizar en caso de poseer conocimientos de Metamedicina?

Utilizando el simbolismo del cuerpo y sus manifestaciones, habría sabido que, como el orzuelo afectaba a mis ojos, está relacionado con algo que yo veía. Además, las infecciones eran recurrentes.

Por consiguiente, me habría preguntado si yo veía cosas que me provocaran enfado, pena o vergüenza. Y ése era el caso. Hacia la edad de 11 años, asistía diariamente a escenas de violencia en el entorno familiar. Al ver a mi hermana sangrando por la nariz durante horas porque le habían pegado, me ponía furiosa con uno de mis hermanos que expresaba su sufrimiento a través de la violencia. Al mismo tiempo, le tenía demasiado miedo para atreverme a decir nada. Mi enfado al ver tales escenas, se manifestaba mediante estos orzuelos y mi impotencia para expresarlo, se traducía en amigdalitis, faringitis y laringitis. A los 15 años, cuando mi hermano nos dejó, todos esos síntomas desaparecieron.

En una primera etapa, la sanadora me habría hecho tomar conciencia de este enfado que hervía dentro de mí y, en una segunda, me habría llevado a liberarme de ello ayudándome a comprender la causa de los comportamientos agresivos de mi hermano. ¿Le habían pegado a él también? ¿Llevaba en sí un gran sufrimiento que expresaba mediante actos violentos porque se sentía incapaz de llorar? De esta manera, hubiera podido comprender a este hermano en lugar de juzgarlo. ¿Quién sabe? Quizá el hecho de sentirse comprendido y querido, le habría ayudado a él y nos habría ayudado a todos. En Metamedicina es sorprendente comprobar cómo, ayudando a una persona, a menudo, por extensión, se ayuda también a su entorno.

Pero no debemos pensar que la Metamedicina sea un enfoque simplista. Al contrario, la Metamedicina no se limita a una causa que produce un efecto, ya que **un síntoma, un dolor o una enfermedad pueden ser consecuencia de un conjunto de factores.**

Este era el caso de mis orzuelos: había una segunda causa, la cual descubrí mientras investigaba sobre la Metamedicina. Esta segunda causa estaba relacionada con la vergüenza. En el periodo en el que tuve esos orzuelos, desde los 11 a los 14 años, tenía muchas dificultades con la ortografía y mis profesores no reparaban en mostrar ostensiblemente mis faltas de francés o en regañarme delante de todas mis compañeras.

Recordemos también **que una historia parecida puede manifestarse de manera diferente en una persona y en otra.** Por ejemplo: el impacto emocional por la pérdida de un hijo en un accidente puede afectar a la madre hasta el punto de originar un cáncer de mama; en otra mujer provocará un fibroma uterino y en otra una depresión nerviosa.

En el primer caso, es posible que la madre haya vivido la pérdida de su hijo como un drama que ha trastornado por completo su vida. En el segundo, la mujer puede haberse sentido responsable e incluso culpable del accidente de su hijo. Por último, en el tercero, este hijo tal vez era su razón de vivir. Su muerte pudo quitarle el gusto por la vida y eso es lo que la ha llevado a hundirse en una depresión.

Una misma enfermedad puede igualmente tener causas muy distintas. Por ejemplo, en una persona el asma puede expresar un sentimiento de opresión, porque le falta espacio o se siente limitada en él. En otra, puede estar relacionado con una profunda culpabilidad referida a su nacimiento (si esta persona se cree responsable del sufrimiento de su madre). Por este sentimiento de culpabilidad, la persona puede, inconscientemente, privarse de vivir con plenitud, impidiéndose respirar bien. En otra puede ser una necesidad de llamar la atención o un medio de acabar con los conflictos de sus padres. Por último, en otra, esta afección puede estar relacionada con el miedo a perder a la persona que representa la fuente de afecto.

Por esto, utilizaremos el simbolismo del cuerpo y de sus manifestaciones para orientar el interrogatorio que nos permitirá reconstruir la historia, a fin de discernir la causa inherente.

*Cuando queremos huir de una situación
que conlleva una lección importante para nuestra evolución,
la enfermedad puede obligarnos a afrontarla.*

En la Metamedicina, ¿cuál es el papel del terapeuta?

Su papel consiste en acompañar a la persona en el proceso de recuperación de su salud. Para ello, el terapeuta en Metamedicina utilizará una serie de preguntas adecuadas para ayudar a la persona que consulta a:

- buscar una situación relacionada con el malestar o la enfermedad que le aqueja;
- conectar con el sentimiento o emoción relativa a esta situación, como pueden ser: sufrimientos inconscientes, enfados contenidos, rencores no liberados, miedos, culpabilidad, sentimiento de injusticia, de vergüenza, de impotencia, etc.;
- liberar la emoción adecuada mediante un proceso que transformará su comprensión de las palabras y los actos de la persona que le hizo daño;
- tomar una decisión favorable o actuar de una manera precisa para lograr la paz interior que se manifiesta en un estado de bienestar.

Esto sólo puede conseguirse en un clima de confianza, libre de juicios y donde el terapeuta pueda asumir los papeles de consejero, confidente e incluso ofrecer la ternura de una madre, sin por ello sobrepasar nunca los límites de su misión de acompañante.

Todo ello exige, a la vez, compasión y desapego. Compasión para comprender desde lo más hondo de su ser el sufrimiento que, incluso a veces, el participante se niega a sentir. Desapego para no aprovecharse de su papel de acompañante ni querer ponerse en el lugar de la persona que le consulta.

Ser terapeuta en Metamedicina no es algo que pueda improvisarse, uno se convierte en terapeuta gradualmente a través de la experiencia, desarrollando su percepción y su capacidad para sentir. Esto se logra gracias al amor y al deseo sincero de contribuir al bienestar de las personas que nos consultan.

Un guía sólo puede conducir a otros hasta donde él mismo ha llegado.

Por lo tanto, el terapeuta en Metamedicina tiene que haber aprendido a cuestionarse sobre el origen de sus molestias o de sus enfermedades, asumiendo la responsabilidad de su vida, de su salud y de su felicidad.

¿Cómo he desarrollado el método de la Metamedicina?

Nací prematura, con el cordón umbilical alrededor del cuello y tardé más de tres semanas en abrir los ojos. Mi madre pensaba que era ciega. Debo precisar que mi madre pasó su embarazo en condiciones dramáticas. Estaba casada con un hombre alcohólico y violento que la golpeaba y cada embarazo era para ella una auténtica pesadilla. Al anunciarle que iba a ser madre de nuevo, mi padre dijo: "mataré a ese becerro que va a nacer en la esquina de casa". Mi madre era tan desgraciada que le hubiera gustado tirarse al río, pero su responsabilidad maternal se lo impedía. Cuánto más se acercaba el día de mi nacimiento, más violento se volvía mi padre. Una noche, se puso tan furioso que mi madre tuvo que huir descalza por la nieve. Se refugió en casa de sus padres y allí fue donde nací yo, llevando en mí un pasado fetal muy pesado.

Cuando tenía 6 años me enviaron a un internado para empezar mi primer año escolar. Ese año estuvo marcado por catarros, neumonías y una primera operación para quitarme las adenoides. Pasé más de la mitad de este primer año de estudios en la enfermería, de manera que tuve que repetir curso.

La historia de este malestar o más bien de este "dolor de vivir" se manifestó a través de muchas otras afecciones como forúnculos, orzuelos, amigdalitis, laringitis, psoriasis, eczema, delgadez, esguinces, hipotensión, anemia, hipoglucemia, alergias, dolores de espalda, litiasis biliar, cáncer en el cuello del útero... y aún me quedo corta.

No puedo dejar de mencionar el sufrimiento silencioso que se apoderaba de mí traduciéndose en fuertes depresiones en las que caía año tras año sin que quienes me rodeaban sospecharan lo más mínimo. Me sentía tan perturbada interiormente que temí padecer una enfermedad mental.

Coleccionaba tarjetas de visita de los hospitales y recetas médicas. Creía en la medicina tradicional y decidí estudiarla y especializarme en ella. Pero cuanto más utilizaba esta medicina, más me hundía en la enfermedad y en mi propio sufrimiento.

Mis tentativas de suicidio fueron mis últimas llamadas de auxilio. Volví a nacer en el curso de una muerte clínica. Pero no fueron ni el lavado de estómago ni las inyecciones las que me dieron la energía y las ganas de vivir, sino más bien la voz suave y acogedora de una joven enfermera que, viéndome inerte y conectada a un respirador, emitió compasivamente estas simples palabras: "¡ah, Dios mío!, la pobre".

Después de este acontecimiento emprendí un proceso, no para liberarme de mi dolor de vivir (en ese momento ni era consciente de él), sino para comprender lo que me había llevado a esas depresiones repetitivas.

Avancé a tientas (al menos al principio), estableciendo relaciones a través de las enfermedades y molestias que había tenido hasta que cayó en mis manos un librito titulado *"Sana tu cuerpo"*, de Louise Hay, en el que se proponía un enfoque metafísico.

El razonamiento cartesiano que había adquirido a través de mi profesión me colocó en una posición de observadora, manteniéndome en guardia en cuanto a la posibilidad de que se pudiera crear o desarrollar una o varias enfermedades a partir de las creencias que mantenemos o de los sentimientos y emociones que vivimos.

Lo que rompió mis resistencias y me llevó a profundizar en este enfoque, fue un dolor de espalda que me trataba con fisioterapia. A la vista de una radiografía de mi columna vertebral, me habían diagnosticado una malformación de la 5ª vértebra dorsal que, según la medicina, era la causante de mis dolores de espalda. Se había proyectado una intervención quirúrgica pero yo no me sentía lo bastante preparada para aceptar esta solución.

Gracias al librito de Louise Hay, pude relacionar la espalda con el hecho de sustentar y sostener. ¿Qué cargaba sobre mi espalda? Me hacía cargo de los problemas de todo mi entorno, es decir, de mi madre, de mis hermanas, de mis amigos... ¿Pero, por qué? Había varias razones, entre ellas el deseo de contrarrestar la sensación de haber sido mala. Ocupándome de los demás, tenía la impresión de ser buena. También necesitaba que me amaran e incluso una razón para vivir, aunque ésta no la descubriría hasta muchos años después.

A partir de esta toma de conciencia, decidí que cada uno se quedase con sus problemas. Antes, les daba soluciones y la mayoría de las veces yo me convertía en la solución. De ahora en adelante, iba a contentarme con ayudarles a ayudarse y sólo si me lo pedían. En los días siguientes a esa decisión, pude comprobar que mis dolores de espalda habían desaparecido por lo que dejé los ejercicios y los tratamientos de fisioterapia. Yo, que necesitaba pruebas para creer, acababa de obtenerlas. Entonces, decidí eliminar cualquier tipo de malestar que tuviera utilizando este enfoque. Cuanto más avanzaba en mis descubrimientos, más mejoraba mi salud; sin embargo, al mismo tiempo, iba perdiendo el interés en mi trabajo de microbiología. Me decía: "¿Pero qué hago aquí? Estoy sólo contribuyendo a eliminar los efectos cuando lo realmente importante sería trabajar para eliminar las causas".

Pero no era fácil dejar lo que representaba mi seguridad económica. Trabajando con esta nueva perspectiva, no dispondría de ningún salario y me daba miedo aventurarme en un terreno desconocido. Fue en ese momento cuando comencé a sentir dolores en el nervio ciático. Un dolor que me aserraba el músculo del muslo. También padecía estreñimiento con gases intestinales y, para colmo, una infección en las encías con dolor de muelas. Aquello era suficiente, tenía que tomar una decisión y afrontar mis miedos. El mayor de ellos era equivocarme y no poder dar marcha atrás.

Fue entonces cuando conocí al doctor Herbert Beierle, que daba un seminario sobre "La maestría de nuestra vida" . Al comentarle la indecisión en que me hallaba me dijo: "En la vida nunca cometemos errores, únicamente experimentamos. ¿Qué has venido a hacer a este mundo, sino a vivir experiencias para evolucionar?".

Esto era lo que yo necesitaba oír. Así que decidí dejar mi empleo. Mi familia y mis compañeros de trabajo intentaron disuadirme con todas sus fuerzas, pero mi decisión era firme: entregué mi dimisión en el hospital en el que trabajaba. De repente todos mis males desaparecieron. Sin embargo, la partida todavía no estaba ganada; tan sólo me hallaba al principio de mis descubrimientos.

Me uní a un centro de crecimiento personal para proseguir mis estudios de metafísica y continué estableciendo analogías entre los síntomas y sus causas. Sin embargo, muchas preguntas quedaban sin respuesta y en el librito de Louise Hay no figuraban muchos de los trastornos que yo experimentaba. Así que tuve que pagar factura para descubrir sus causas.

Más adelante, conocí a Alex Tanous, un médium que animaba seminarios de crecimiento personal. Él me hizo comprender el lazo que une nuestro presente con nuestro pasado. Gracias a él descubrí que la mayoría de las dificultades que encontramos de adultos, están en resonancia con situaciones emocionales de nuestro pasado que no hemos resuelto.

El centro de crecimiento personal en el que me involucré durante varios años, me ayudó mucho. Su directora me había guiado tan lejos como había podido. Ahora necesitaba continuar investigando por mis propios medios. Puse el énfasis en la terapia individual y de grupo. Partiendo de la función del órgano afectado o de los síntomas que se manifestaban, empecé a plantearme una serie de preguntas para descubrir la causa probable del problema por el que un paciente me consultaba.

Por ejemplo: una mujer llamada Antonia vino a mi consulta; padecía una leucemia aguda. Los médicos le habían dado tres meses de vida. Yo ignoraba por completo lo que podía causar una leucemia aguda, sin embargo, sirviéndome de mis conocimientos de fisiología, sabía que se trataba de una proliferación de glóbulos blancos inmaduros. Los glóbulos blancos asumen el papel de defensa del organismo. Por lo tanto, orienté mis preguntas en este sentido. ¿Sentía Antonia que debía luchar? ¿Estaba ya cansada de su lucha o sentía que había perdido? Y eso era exactamente lo que pasaba. Liberando los sentimientos de desvalorización y de desánimo que albergaba y buscando soluciones que ella no había considerado pero que resultaron providenciales, se curó de su leucemia y recobró la salud.

A veces me preguntaba qué era lo que la enfermedad imponía a la persona. Si por ejemplo, la obligaba a tomar una baja en el trabajo, la inmovilizaba o la privaba de algo ¿no era eso lo que ella buscaba de manera inconsciente? Por ejemplo, la inmovilización: ¿no necesitaba esa persona disponer de un tiempo para ella que hasta entonces no se había permitido tener? Respecto a quienes su enfermedad les impedía realizar cosas que les gustaban, ¿no querían autocastigarse? Y así, paso a paso, proseguí investigando.

Cuando me preguntaban por el nombre del método que yo utilizaba, no tenía ningún nombre que dar, pero ello carecía de importancia.

Para mí, únicamente contaban los resultados. Para mi secretaria era peor ya que se sentía bastante incomoda al no tener una respuesta. Luego, un día, participé en un programa de televisión que se titulaba *Metamedicina* y que quería demostrar la importancia de ir más allá de los medios propuestos por la medicina. Eso era exactamente lo que yo hacía. Desde entonces, pude poner un nombre al método que estaba desarrollando.

Sólo seis años después, tras haber atendido a miles de personas en mi consulta terapéutica y haberme curado yo misma, me decidí a escribir. Pensé: "Si yo he podido superar los sufrimientos que me abrumaban desde hace tanto tiempo, cualquier persona puede hacerlo también". Tenía muchos descubrimientos que compartir pero, a la vez, temía no ser capaz de hacerlo. Afronté este miedo sumergiéndome, a pesar de mi inexperiencia, en el mundo de la escritura y dejé que mi corazón y mi memoria hablaran a través de mi pluma.

Los resultados superaron mis expectativas. En muy poco tiempo, mi primer libro *"Participer à l'Univers sain de corps et d'esprit"* (*"Participar en el Universo con el cuerpo y la mente sanos"*) se convirtió en un bestseller. En los años siguientes, recibí muchas cartas provenientes de diferentes países. A través de toda esta correspondencia, con comentarios que iban de lo más elogioso a lo menos aludador, algunas personas me contaban como, con ese libro, habían podido liberarse de un malestar o de una enfermedad que ningún medicamento había podido curar. Otras me pedían consejos o aclaraciones suplementarias. Algunas incluso querían conocer la causa de malestares o enfermedades que no mencionaba en mi libro.

Esta correspondencia y los seminarios y conferencias que continuaba realizando, me permitieron profundizar aún más en mis conocimientos de Metamedicina. Pero, al mismo tiempo, me dí cuenta de que lo que a mí me parecía muy sencillo, podía ser muy complejo para el profano. Tomé conciencia de que había muy pocas personas que supieran cómo utilizar este fabuloso instrumento de conocimiento que lleva a la autocuración. Esto me motivó a volver a escribir el libro y titularlo esta vez *"Metamedicina, la curación a tu alcance"* para que pudiera asumir totalmente el papel al que estaba destinado que era el *despertar de la conciencia*.

Después de que se editara el libro y mientras recorría Europa dando conferencias, me preguntaron si conocía los trabajos del Dr

Ryke Geed Hamer, añadiendo que había muchas semejanzas en nuestras investigaciones. Una amiga me regaló los dos tomos del libro *Fundamentos de una nueva medicina* del Dr. Hamer, pero pasé años sin consultarlos.

Una noche, estando en Bélgica, oí claramente mi voz interior diciéndome que debía escribir la continuación del libro *Metamedicina, la curación a tu alcance*. En este estado alterado de conciencia, vi incluso la portada del libro.[1] En los días siguientes, comencé un seminario de diez días cuyo tema era el método terapéutico. Dos de las personas presentes padecían esclerosis múltiple, otras dos estaban aquejadas de sida, otra sufría poliartritis, en resumen, todo este grupo me decía hasta qué punto era importante que empezara a enseñar la Metamedicina. Fue entonces cuando leí los trabajos del Dr Hamer y de uno de sus estudiantes, Christian Flèche. Esto me permitió profundizar en las investigaciones que realizaba desde hacía 18 años. No dudé en cuestionarme algunos de mis descubrimientos, intentando siempre comprender mejor el lenguaje del inconsciente humano. Ello me motivó a revisar, corregir y completar este libro para que pudiera asumir aún mejor el papel de despertardor de la conciencia al que está destinado.

Todos los relatos expuestos en este libro son auténticos. Varios de ellos son fruto de mis consultas o de la consulta de otros terapeutas en Metamedicina.

Sin embargo, para respetar el anonimato, he modificado un poco las historias y he cambiado el nombre de los personajes.

Además, las historias se presentan de manera abreviada para no mostrar más que lo que es esencial en nuestro estudio. Esto no significa que la historia fuera muy simple o que sólo tuviera una causa. La Metamedicina es sencilla y compleja a la vez. Sencilla por las "claves" que utiliza y compleja por todas las posibilidades que ofrece.

Las explicaciones vertidas sobre las diferentes patologías mostradas en este libro, deben tomarse únicamente como probabilidades. El método de la Metamedicina es más inductivo que deductivo. Además, la causa de una enfermedad puede ser diferente de la propuesta en las páginas siguientes.

---

1. Este libro apareció con el título de *Métamédecine, les outils thérapeutiques (Metamedicina, las herramientas terapéuticas)*.

Sólo un cuestionamiento pertinente nos permitirá interrogar o plantear las preguntas adecuadas a la persona que nos consulta a fin de averiguar la posible causa de su enfermedad.

Tampoco hay que creer que la curación ocurrirá con sólo conocer la causa. Es cierto que, en algunos casos, la curación es muy rápida. En otros, es el resultado de un proceso de transformación gradual. Porque, incluso cuando se ha solucionado un conflicto o se ha liberado una emoción, el cuerpo puede necesitar un tiempo más o menos largo para proceder a la reparación del tejido o del órgano afectado.

El presente libro no pretende sustituir a ningún tratamiento médico ni a ninguna terapia. Apunta sobre todo hacia una introspección personal y hacia una mayor colaboración paciente-médico o consultante-terapeuta.

Ojalá pueda convertirse en una valiosa guía en el camino de tu bienestar y de tu evolución. Desde aquí, te acompaño con todo mi amor y mi fe en tu poder de curación.

Tu amiga

Claudia

PRIMERA PARTE

DESPERTAR LA CONCIENCIA

*"La salud perfecta
y el pleno despertar
son, en realidad, lo mismo"*

Tarthang Turku

Responsabilizarnos de nuestra salud y de nuestra felicidad

"El sufrimiento saca a relucir la lección que, de otra manera, no habríamos podido comprender y nunca podrá eliminarse mientras no se haya aprendido esa lección"

Dr. Edward Bach

No podemos hablar de Metamedicina sin tener en cuenta la ley de la responsabilidad porque ésta constituye el requisito básico para una auténtica curación.

Cuando estudiaba microbiología, preguntaba a mis profesores de dónde provenían los microbios (bacterias, virus, parásitos, etc.) y me respondían que esos agentes patógenos provenían de diversas contaminaciones. Yo asentía preguntándome cómo y dónde podía haber contraído el microbio la primera persona. Después, me contenté con todos los conocimientos que exploraba en el fascinante mundo micro-orgánico pero continuaba cuestionándome estos aspectos. Más tarde, trabajé en hospitales y de nuevo me preguntaba: ¿por qué esta persona viene siempre a la consulta con infecciones urinarias o esta otra con vaginitis repetitivas?

Recuerdo especialmente a un hombre mayor aquejado de tuberculosis que casi nunca salía de casa; las pocas personas que iban a verle no eran portadores del bacilo de Koch, que se consideraba responsable de la tuberculosis. ¿Dónde había contraído esta infección?

Intuitivamente, sabía que los seres humanos poseían la capacidad de desarrollar la enfermedad atrayendo el agente infeccioso mediante la frecuencia vibratoria o desestabilizando las moléculas de sus células y permitiendo de este modo que se desarrollara la patología. Cuando me atreví a proponer esta hipótesis, fui el hazmerreír de todos.

Mahatma Gandhi decía:

El error no se convierte en verdad aunque se propague y se multiplique. La verdad no se convierte en error aunque nadie la vea.

Asumir la responsabilidad de lo que se vive, es reconocer y aceptar que tanto nuestros pensamientos, nuestros sentimientos y actitudes como las lecciones que tenemos que aprender en nuestra evolución, han dado lugar a las situaciones agradables o desagradables que hemos encontrado en nuestra vida y a las dificultades o a la felicidad que hemos conseguido.

Cuando abordo este tema en mis seminarios y conferencias, oigo a menudo afirmaciones de este tipo:

- ¿Soy yo quién ha atraído a un padre violento?
- Si un niño nace con una deficiencia, ¿es culpa suya?
- Si mi marido ha perdido su empleo es porque la fábrica en la que trabajaba ha cerrado, no tiene nada que ver con él.
- Entonces, si me duele la espalda ¿es por mi culpa?
- Es injusto, mi hijo que no ha hecho daño a nadie, es minusválido de por vida mientras que muchos criminales gozan de buena salud.

Mi segundo padre decía: "Sólo hay una cosa justa en la tierra y es la muerte".

Todos estos puntos de vista expresan una gran incomprensión de la ley de responsabilidad la cual, con frecuencia, se ha confundido con el sentimiento de culpa, haciéndola así difícil de aceptar para muchas personas que la entienden de esta manera: "Si me siento enferma tengo la culpa, puesto que he sido yo quien ha creado esta situación o esta enfermedad".

Para muchos de nosotros, esta errónea comprensión de la ley de responsabilidad tiene sus raíces en la educación religiosa que hemos recibido. En la educación judeo-cristiana, se nos enseñaba a remitirnos a un poder superior llamado Dios. Si actuábamos según sus mandamientos y practicábamos actos meritorios, seríamos recompensados en esta vida o después de nuestra muerte. Por el contrario, ¡si desobedecíamos estos mandamientos o los de la Iglesia, seríamos castigados!

Por lo tanto, cuando se nos presentaba un contratiempo o un problema, nuestra reacción era: "¿Qué le he hecho al cielo para que me pase esto?" o bien buscábamos un responsable exterior que era forzosamente "el culpable". Así, cuando una situación nos hacía sufrir, nos culpabilizábamos creyendo que la habíamos merecido o bien acusábamos a otras personas e incluso a Dios de ser los responsables.

Cuando digo que ser responsable es reconocer que somos los creadores de lo que vivimos, no quiero decir que hayamos creado deliberadamente situaciones agradables o desagradables. Más bien, supone aceptar y reconocer que nuestros pensamientos, sentimientos, actitudes o las lecciones que debemos integrar en nuestro camino evolutivo, han dado lugar a las situaciones felices o desdichadas que hemos encontrado en nuestra vida o que vivimos actualmente.

La ley de la responsabilidad no tiene pues nada que ver con el mérito o el castigo, la suerte o la desgracia, la justicia o la injusticia ni tampoco con la culpabilidad. Sólo se refiere a una cadena de causas y efectos.

¿No somos libres
- de aceptar o rechazar una creencia?
- de elegir las palabras que utilizamos?
- de interpretar una palabra o una situación?

¿No somos libres
- de amar u odiar?
- de acusar o comprender?
- de hablar mal o bien de los demás?

¿No somos libres
- de mirar de frente la verdad o de mentirnos?
- de reaccionar o de actuar?
- de temer o de confiar?

Sí, somos libres de tener
- nuestros pensamientos;
- nuestros sentimientos;
- nuestras creencias;
- nuestras actitudes;
- nuestras elecciones.

Aunque dispongamos de una total libertad, no podemos escapar a las consecuencias de lo que hemos elegido decir, hacer o creer.

Quizá estás preparado para reconocer la repercusión de tus elecciones y sus consecuencias. Pero puede que pienses: "Si alguien va conduciendo y otro coche choca contra él, ¿es que el primero ha elegido tener un accidente?" No, por supuesto. Sin embargo, ¿qué pasó antes del accidente para que esta persona se encontrara en ese contexto?

Veamos una situación que viví a los 11 años. Un bonito día de verano, mi hermana me dice que se va de excursión en bicicleta con una amiga mayor que ella. Yo le pregunto a mi madre si puedo acompañarlas. Mi madre me responde: "En absoluto, eres demasiado pequeña, te quedas aquí". Para mí aquello no tenía ningún sentido puesto que mi hermana sólo tenía un año más que yo.

Cogí pues mi bicicleta sin que me viera mi madre y me fui con ellas. A la ida, todo fue bien pero en el camino de vuelta, se puso a llover. De repente, se salió la cadena de mi bicicleta. Para no perder tiempo, Luce, la amiga mayor, me dejó su bicicleta completamente nueva diciéndome: "Voy a arreglar la cadena de tu bicicleta y después os alcanzaré". Fuimos pedaleando en fila india por la autopista. Como la calzada estaba resbaladiza, un coche se salió de la carretera y me dio un golpe. El impacto me hizo saltar unos metros por el aire y caer en la calzada. Tuve una ligera conmoción cerebral, un esguince en el tobillo izquierdo y un desgarro en un músculo de la nalga. Estuve una semana en el hospital.

¿Por qué el coche no chocó contra mi hermana o contra nuestra amiga Luce? ¿Por qué tuve que ser yo? ¿Por qué fueron estos órganos los más afectados y no otros? Retrospectivamente, puedo establecer claramente una relación entre el sentimiento de culpabilidad que tenía por haber desobedecido a mi madre y el accidente. Yo hice lo que me había dado la gana, tuve una conmoción cerebral, me había sentido culpable por ir a la playa desobedeciendo a mi madre, me rompí los ligamentos del tobillo y, además, tenía miedo de que mi hermano me pegara. Mi sentimiento de culpabilidad hizo que me pegara a mí misma desgarrándome el músculo de mi nalga izquierda.

También podemos preguntarnos por qué se salió la cadena de mi bicicleta. ¿Era una primera manifestación de mi sentimiento de culpa, ya que eso me impedía avanzar?

Siguiendo ese tipo de razonamiento, ¿por qué fue la bicicleta de Luce la que sufrió con el accidente y no la mía?

¿Será que Luce se había sentido culpable por tener una bicicleta más cara y totalmente nueva, mientras mi hermana y yo sólo disponíamos de bicicletas viejas? Aunque ahora ya no pueda comprobarlo, creo que pudo ser así.

Nada es fruto del azar.

A veces esta gran verdad es tergiversada. Por ejemplo, algunos líderes de grupos pueden servirse de ella para manipular a sus adeptos diciendo: "La casualidad no existe, si has venido aquí es porque nos necesitas". Es verdad que la casualidad no existe; sin embargo, la interpretación que se haga de ello no siempre es la buena. Quizá una persona se encuentre en un grupo para aprender a decir no o para aprender a utilizar su discernimiento.

El propio Buda dijo:

No me creáis, comprobad, experimentad y, cuando sepáis por vosotros mismos que algo os es favorable, seguidlo; pero cuando sintáis que no lo es, entonces renunciad a ello.

¿Puede un sentimiento de culpabilidad ser la causa de contratiempos, accidentes o cualquier otra forma de autocastigo? Observa y sacarás tus propias conclusiones. Si has tenido un accidente, piensa en lo que vivías antes de que éste se produjera. Tener un accidente en los pies o en las piernas puede estar relacionado con la culpa de avanzar respecto a alguien que quiere retenernos, a menos que seamos nosotros mismos los que no queremos avanzar. Un accidente en un dedo puede indicar un aspecto perfeccionista de la personalidad; o la culpabilidad por haber hecho un trabajo demasiado deprisa o sin prestar la suficiente atención.

El simbolismo del cuerpo puede ayudarnos a relacionar el accidente con aquello que sentíamos antes de que sucediera.

De ahora en adelante, si sufres algún percance o accidente, pregúntate si antes te sentías culpable de algo o si te encontrabas en una situación en la que no veías ninguna salida y, de algún modo, este accidente te ha permitido liberarte de ello. El sentimiento de culpabilidad no se manifiesta únicamente en los accidentes. Puede envenenarnos la vida, destruir nuestra salud, nuestras oportunidades de éxito, hacer que suframos pérdidas o que fracasemos e impedirnos ser felices. Profundizaremos en este tema en el capítulo "El sentimiento de culpabilidad y sus repercusiones".

Ahora, quizá ya estás listo/a para aceptar las consecuencias de tus elecciones; quizá estás convencido/a de que lo que nos acontece no es por casualidad, como sucede con los accidentes. ¿Puedes aceptar que un sentimiento de culpabilidad pueda engendrar una u otra forma de autocastigo y que éste se manifieste mediante pérdidas, rotura de objetos preciados o algunas afecciones? ¿Puedes admitir que otras actitudes mentales, sentimientos o emociones puedan repercutir también en nuestra vida? Todo esto me lleva a hablarte de las frecuencias vibratorias.

¿Qué son las frecuencias vibratorias?

La frecuencia puede definirse como el número de ciclos idénticos de un fenómeno por unidad de tiempo.

Por ejemplo, la frecuencia respiratoria se refiere al número de ciclos respiratorios por minuto. Así, si hablamos de hercios (hertz), nos referiremos a unidades de frecuencia de un ciclo por segundo. A menudo, oímos decir a las emisoras de radio que están emitiendo a 102,4 megahercios. Si una emisora emite, a una frecuencia de 105,8, un programa en el que interviene nuestro cantante preferido, es necesario sintonizar con esa frecuencia para poder oírlo. Si lo hacemos un poco antes o un poco después no podremos escuchar la entrevista. Lo mismo pasa con la salud o la enfermedad.

Cada pensamiento, cada sentimiento, cada emoción que tenemos vibran a una determinada frecuencia que podemos comparar con una emisora.

Podemos comparar nuestro cerebro con un instrumento de retransmisión, como una radio que capta lo que difunde la emisora que sintonizamos al elegir una frecuencia.

Supongamos que una de tus vecinas va a tu casa y te dice: "Tienes suerte, cada vez que vengo oigo melodías agradables en tu radio, en mi casa no escucho más que malas noticias que me preocupan y una música que me vuelve loca". ¿Le responderías que tiene razón, que tienes suerte y que ella no? Por supuesto que no, porque sabes muy bien que la suerte no tiene nada que ver con esto. Más bien le dirías: "No tienes más que cambiar de emisora o de frecuencia".

Enfermar, sentirse desgraciado o encontrarse en una situación desagradable, no es una cuestión de mala suerte ni una casualidad o un castigo divino. No es más que el resultado de sintonizarte con determinada frecuencia.

Solo hay que cambiar de una frecuencia negativa a otra positiva para que el malestar, el dolor o la enfermedad desaparezcan, para transformar una situación difícil o para mejorar nuestra relación con los demás.

Veamos un ejemplo: contrato el servicio de una empresa de mudanzas especializada en el transporte de instrumentos musicales para que trasladen mi piano lacado en negro. Durante el trayecto, uno de los empleados realiza una falsa maniobra que hace que el piano se desnivele y se raye en un lado. Yo me enfado muchísimo y la emprendo con el responsable de la empresa exigiéndole una reparación. Estoy enfadada y triste a la vez ya que este piano era de mi padre. Esta emoción me ha dejado sin energía. Al día siguiente, aparece en mi labio superior una calentura además de una erupción de granitos en los brazos.

La empresa lleva mi piano a un taller de restauración que lo deja como nuevo. Ya no tengo ninguna razón para seguir enfadada e incluso aprecio el servicio que me han ofrecido, pensando que son cosas que pasan. Los granitos y la calentura desaparecen y recupero mi energía. Ya no estoy en la frecuencia del enfado.

Por consiguiente, las frecuencias vibratorias pueden ser altas o bajas:

- Las altas tienen como consecuencia el bienestar, la armonía, la felicidad y la salud.
- Las bajas dan como resultado malestar, sufrimiento y enfermedad.

De hecho sería mejor utilizar los términos "armonía" y "equilibrio" para definir el estado de salud y "falta de armonía" y "desequilibrio" para expresar lo que llamamos malestar o enfermedad. La curación no es más que volver al estado de armonía y de equilibrio.

Recuerda que eres libre de sintonizar con una u otra frecuencia.

Este libro tiene como objetivo ayudarte a reconocer las frecuencias vibratorias bajas para que puedas elevarlas y lograr una auténtica curación en lugar de un alivio temporal o la simple desaparición de un síntoma.

Al conocer el funcionamiento de las frecuencias vibratorias, podemos comprender cómo damos lugar a tal o cual enfermedad. Lo mismo sucede con los acontecimientos que vivimos en nuestra vida.

¿Quién no ha observado que la persona que tiene miedo a los perros o a los gatos, los atrae?

Los pensamientos de miedo tienen una frecuencia vibratoria que plasma en nuestro mundo el objeto de nuestro miedo porque éste nos impulsa a actuar materializando lo que tememos.

Mi madre no me dejó ir a la excursión en bicicleta porque tenía miedo de que tuviera un accidente. No fue su miedo lo que provocó el accidente sino más bien mi sentimiento de culpa. Sin embargo, en lo que concierne a mi madre, su miedo se materializó.

Cuando tememos perder a alguien a quien amamos, el miedo nos hace adoptar una actitud sobreprotectora que restringe la libertad del otro. Si se siente ahogado, nos dejará para poder respirar. Se ha materializado aquello que más temíamos.

Ahora estamos en condiciones de aceptar que las frecuencias vibratorias que sintonizamos determinan lo que vivimos. Y esto es verdad tanto en lo que se refiere a nuestra salud, a nuestra relación con los demás como a los diferentes acontecimientos que se manifiestan en nuestra vida.

Piensa en un niño que nace con una malformación congénita, cataratas o diabetes por ejemplo, ¿tienen algo que ver las frecuencias vibratorias? En cierto sentido sí. Pero vamos a intentar comprender por qué un niño nace enfermo o minusválido.

Las frecuencias vibratorias existen en nuestras vidas con una función de continuidad: cambian pues de un momento a otro siguiendo una cadena.

Por ejemplo, una misma emisora de radio puede difundir a las 7 las noticias, a las 8 música rítmica, a las 9 una entrevista, a las 10 otra vez las noticias, a las 10 y media música suave, etc. En esta emisora, las actividades se encadenan unas a otras tanto tiempo como le sea posible difundirlas. De este modo, podemos hablar de continuidad.

Si pensamos en nuestra vida, ¿no es una sucesión (cadena) de acontecimientos agradables y desagradables?

¿Se detiene esta continuidad en el momento de nuestra muerte por la desintegración del cuerpo físico? No, continúa pero lo hace en planos invisibles para nuestros ojos físicos, del mismo modo que una radio continúa emitiendo incluso cuando la apagamos o cuando nuestro aparato no capta lo que se emite.

Veamos lo que pasa en el fenómeno que llamamos muerte. Éste término es producto de la ignorancia (el no saber) porque en realidad nada muere, todo continúa de una u otra forma. Por ejemplo, las hojas que han terminado su ciclo vuelven a la tierra para convertirse, a partir de ese momento, en abono para el árbol que, a su vez, producirá nuevas hojas.

Cuando dejamos la envoltura carnal que llamamos cuerpo físico, y que no es más que un revestimiento o un vehículo de materia que funciona en un mundo material, dejamos también este mundo. Por ejemplo, si dejo mi automóvil para subirme a un avión, no estoy muerta, el avión va por el aire. Lo mismo ocurre con cada uno de nuestros vehículos. Cada uno funciona en el mundo que le corresponde.

Entre los más comunes, está el vehículo físico correspondiente a nuestro cuerpo carnal y al mundo material. Después, está nuestro cuerpo astral que corresponde a nuestras sensaciones, a nuestras emociones y a nuestros sentimientos y que funciona en el plano astral que también llamamos el mundo de los sueños. El mundo astral no está limitado por el espacio ni por el tiempo. Es un mundo de sensaciones agradables o desagradables al que algunas religiones han llamado "cielo" para definir los estados agradables e "infierno" para los estados desagradables. Los sueños hermosos se asocian con el cielo y las pesadillas con el infierno.

Luego, viene el mundo mental con su vehículo que es el pensamiento. En este mundo, no existen sensaciones agradables o desagradables, solo existe el pensamiento creador. Sólo podemos funcionar en este mundo gracias al pensamiento y, únicamente utilizando nuestro pensamiento creador, podemos perfeccionar este vehículo para actuar en el mundo.

Después, tenemos el mundo causal o el mundo de las causas que engendran determinados efectos. Para desplazarse en este mundo, hay que tener un vehículo, pero la mayor parte de los seres humanos no hacen uso de él. Penetran en este mundo en estado latente. Del mismo modo que la semilla de un árbol vuelve a la tierra en forma de germen hasta reactivarse por la energía vital, lo mismo ocurre con los seres humanos.

Los maestros, al poseer un vehículo causal, pueden materializar o desmaterializar la materia puesto que pueden engendrar las causas o transformarlas. Este fue el caso de Jesucristo y actualmente el del gran maestro espiritual Saï Baba que vive en el sur de India.

¿Qué pasa en el momento de nuestra muerte?

Exactamente lo mismo que en el momento del sueño, con una excepción: en el sueño estamos unidos al cuerpo físico por lo que llamamos "el cordón de plata". Este cordón cumple el mismo papel que el cordón umbilical que une a la madre y al niño. A través de este cordón, el niño se alimenta y se mantiene vivo en el mundo uterino, de la misma manera que el cordón de plata sirve para energetizar o animar la materia que compone nuestro cuerpo físico. La rotura parcial de este cordón provoca el coma. Si se rompe totalmente y el cuerpo físico ya no se alimenta de la energía vital, su materia se desorganiza. Esto es lo que llamamos muerte, la ruptura del cordón y la desorganización que corresponden a la putrefacción del cuerpo. Pero la vida no muere por ello; la vida es eterna y continúa en un mundo vibratorio diferente.

La vida es la vida. La vida no muere nunca.

Nuestro cuerpo físico puede compararse con un juguete a pilas. Cuando las pilas están bien cargadas, el juguete funciona a pleno rendimiento, cuando las pilas comienzan a desgastarse el juguete funciona más lentamente. Cuando se terminan, se vuelve inerte.

Ésta es la función del sueño, un período de inercia en el que nuestras pilas se recargan. De ahí, la importancia del descanso. Cuando decimos que una persona "se está quemando" (está derrochando su energía), es que no está respetando el tiempo de recarga necesario; termina por desgastar sus pilas y ya no puede funcionar a pleno rendimiento.

Nuestro descenso de energía al terminar el día nos recuerda la necesidad de recargarnos y entonces nos vamos a dormir. ¿Dónde vamos mientras nuestro cuerpo está tendido en la cama? Utilizamos nuestro vehículo astral para viajar por el mundo astral.

En función de las frecuencias vibratorias que sintonicemos en el momento de dormir, encontraremos los elementos correspondientes en este mundo. Si nos dormimos felices y tranquilos, experimentaremos estos estados en correspondencia con esta frecuencia. De la misma manera, si sentimos miedo, fobias u odio, experimentaremos estados que rozan lo que llamamos pesadillas. Nos quedaremos allí durante un cierto periodo de tiempo y después dejaremos ese mundo para penetrar en el mundo mental. Si no tenemos el vehículo apropiado, nos quedaremos en estado latente, es decir, en espera. Si, al contrario, poseemos un vehículo organizado, podremos trabajar allí, estudiar y emprender proyectos, todo ello mediante nuestro pensamiento.

Luego, de nuevo, dejamos ese mundo para entrar en el mundo causal. Cualquier experiencia traída del mundo material, del mundo astral o del mental, se imprime en la sustancia causal hasta que ésta se reactive de nuevo. Por eso se dice que nuestro futuro se programa durante la noche o en el momento de nuestra muerte, es decir, antes de dejar el mundo de la materia.

Tomemos un ejemplo concreto para comprender por qué un niño nace con alguna deficiencia o una determinada "afección".

Marie se siente abandonada por su padre. Un día que está muy enferma, su padre se queda en casa para cuidarla, cuando normalmente siempre está ausente. Marie comprende que, cuando está enferma, se ocupan de ella. A continuación, desarrolla enfermedad tras enfermedad para llamar la atención de los que ama. Va a padecer incluso un asma muy tenaz por lo que tendrán que hospitalizarla. Al sentirse de nuevo abandonada en la habitación del hospital, el asma evolucionará causando problemas respiratorios graves ante los que sucumbe. Marie "muere", entra en el mundo astral, mental y finalmente causal.

Esta "alma" había utilizado la manipulación para atraer la atención de los demás y no había asimilado que el amor implica el respeto a la libertad de los demás. Cuando este germen de "alma" se reactive otra vez, se revestirá con una sustancia mental, causal y física (materia) a la que damos primero el nombre de embrión, después de feto y más tarde de bebé, dependiendo del estadio de desarrollo.

Este bebé será la continuidad de lo que ha vivido Marie. Supongamos que este bebé se encuentra de nuevo en un vehículo femenino llamado Julie. Los padres de Julie discuten con frecuencia y Julie se siente abandonada a causa de esta situación. Los padres están tan centrados en su enfado y en su sufrimiento que Julie siente que no existe para ellos. Un día, tiene una crisis epiléptica. Entonces sus padres, inquietos, empiezan a preocuparse por ella. Con la epilepsia consigue atraer su atención y, a la vez, hacer que desaparezcan sus peleas. Julie prosigue gradualmente este guión con sus padres y, más tarde, con su marido quien termina por alejarse de ella porque se siente impotente y no puede soportar más sus crisis epilépticas. Entonces, ella se vuelve hacia sus hijos intentando a su vez manipularlos con la enfermedad, para que se ocupen de ella. Sus hijos, ya adultos, se reúnen y deciden internarla en una institución. Julie se siente abandonada de nuevo, frustrada con su vida, enfadada con su marido y sus hijos. Muere llena de rabia contra la vida y contra quienes la han abandonado.

Julie penetra en la región de las bajas frecuencias del mundo astral a causa de sus vibraciones de rabia e indignación. Después, habita en el cuerpo mental y causal.

Este germen se reactiva, se reviste de materia mental, astral y física. El vehículo de esta "alma" ahora es masculino y recibe el nombre de Jean-Pierre. Está aquejado de ataxia congénita, por lo que se ve obligado a usar silla de ruedas desde muy pequeño. Posteriormente, es ingresado en una institución. Allí, podrá mostrarse benevolente hacia su entorno o rebelde y agresivo. Su comportamiento durante su paso por el mundo físico marcará su evolución de un modo determinante.

Si Jean-Pierre opta por la rebelión frente a su situación, no podrá sacar nada favorable para su evolución y su futuro no sólo no mejorará, sino que habrá una mayor probabilidad de que su situación se deteriore.

Si opta por la vía de la benevolencia y si, a pesar de su minusvalía, se consagra a pensar en los demás, a animarlos, a dedicarse a ellos sin manipularlos y dejándoles en completa libertad, su continuidad podría ser la de un bebé con una salud excelente y lleno de atenciones.

Esto puede hacernos comprender por qué algunos minusválidos son ejemplos de valor y tienen tanta determinación. Pero cuidado, no hay que generalizar estas enseñanzas diciendo que las personas aquejadas de epilepsia o de ataxia son personas que quieren llamar la atención. Lo que puede ser verdad para una persona puede ser totalmente falso para otra. Recordemos que una enfermedad puede tener causas muy diferentes. Al igual que una misma causa puede provocar manifestaciones distintas.

La Metamedicina, en consecuencia, se interesa en algo más que la curación del cuerpo físico de la persona, pues se centra en la asimilación de la lección que la persona afectada debe aprender para su evolución.

Por esto, ser terapeuta de Metamedicina no es algo que se pueda improvisar, ya que ello exige demasiados conocimientos y experiencias que sólo se llegan a asimilar a lo largo de los años, dedicando mucho tiempo y amor a esta ciencia. Se puede decir que se trata de una ciencia que se ocupa más del alma que del cuerpo.

Ahora disponemos de una buena visión de la primera parte de la ley de la responsabilidad que consiste en aceptar que nada es fruto del azar. Todo tiene su razón de ser y, según las frecuencias vibratorias engendradas por nuestros pensamientos, creencias, sentimientos, emociones así como por las palabras que pronunciamos y las lecciones que tenemos que integrar, encontraremos en el mundo los acontecimientos o las circunstancias que les corresponden.

Una vez bien asimilada esta primera parte, no podemos sentirnos ya víctimas y decir: "No es mi culpa", "no he tenido suerte". Tampoco podremos actuar como abogados que buscan un culpable que acusar: "Mis úlceras de estómago son por su culpa, él escucha siempre las noticias y eso me angustia". "Es él o ella quien ha provocado mi enfado". "Mi padre ha destruido mi vida". "Mi madre nunca me ha querido, por eso no puedo ser feliz".

Con la ley de la responsabilidad, ya no hay víctimas ni verdugos. Por consiguiente, no puedes acusar a los demás de lo que vives porque, ineludiblemente, hay en ti algo que te hace reaccionar de esa manera o lleva al otro a tratarte así. El otro no es más que un espejo en el que nos miramos. Uno puede rechazar su furia y otro expresarla con violencia pero ambos están presos en ella.

Esto no significa que tengamos que permitir que un niño soporte los malos tratos de su padre, ni dejar que los que sufren expresen su violencia sin reaccionar, ni que los genocidas aniquilen a los pueblos.

No solo tenemos una responsabilidad individual respecto a nuestra salud y a nuestra felicidad, también tenemos una responsabilidad colectiva.

Una historia cuenta que un día el cerebro, los pulmones y el corazón discutían para saber cuál de ellos era más importante. El cerebro decía: "Soy yo porque doy las órdenes". Los pulmones replicaron: "Sin aire no puedes funcionar, por lo tanto yo soy más importante". El corazón dijo: "Sin mí, tu aire no circularía y ambos os asfixiaríais". El ano, al oírles discutir, se cerró y les dijo: "Cuando os hayáis puesto de acuerdo, me abriré".

Este pequeño cuento nos demuestra que un organismo es primero y ante todo un conjunto de componentes y que, si uno de los órganos está afectado, repercutirá en todo el organismo.

La Tierra es un organismo, de la misma forma que lo es nuestro cuerpo físico. Tenemos pues una responsabilidad hacia el conjunto. Si a causa de nuestro odio, rencor, aversión y rechazo a los demás nos separamos de otros miembros de este gran organismo que es la tierra, ¿no es acaso lo mismo que expresa nuestro propio organismo, nuestro cuerpo, mediante esas proliferaciones de células atípicas que ya no cooperan entre sí?

Si vivimos en armonía con nosotros mismos y nuestro entorno, nuestro cuerpo lo reflejará con un estado físico en el que todas nuestras células colaborarán armónicamente expresando tal estado saludable.

De este modo, podemos llegar a la conclusión de que nos corresponde a nosotros mismos responsabilizarnos de nuestra salud y de nuestra felicidad.

Sin embargo, antes de cerrar este capítulo, quisiera insistir en un segundo aspecto nada despreciable de esta gran ley de la responsabilidad.

Si reconocemos que hemos creado tal o cual situación o hemos atraído determinado acontecimiento a nuestra vida y pensamos que este acontecimiento no "es correcto" o que es malo, esto no puede más que llevarnos a adoptar una actitud reprobatoria o un sentimiento de culpabilidad. Sin embargo, si comprendemos que son nuestras actitudes las que han dado lugar a esos acontecimientos, podremos aceptar éstos sin culpabilizarnos, porque estas actitudes están relacionadas directamente con las lecciones que debemos integrar en nuestra evolución.

Esta segunda parte de la ley se basa en el reconocimiento de que la situación creada o el acontecimiento vivido eran necesarios para nuestro camino evolutivo.

Es lo mismo que decir que, cualquier cosa que hayamos vivido, cualquiera que sea la enfermedad que nos afecta o el trágico suceso que hayamos sufrido, lo necesitábamos para asimilar lecciones esenciales para nuestra evolución.

Si yo no hubiera vivido todo lo que he tenido que afrontar, probablemente nunca habría escrito este libro y no sentiría la felicidad que experimento ahora escribiendo.

En las lecciones de vida que tenemos que integrar todo es perfecto, aunque, a menudo, únicamente podemos reconocerlo retrospectivamente o desde cierta distancia.

Admitirlo nos hace adquirir mucha más flexibilidad ante las situaciones que encontramos en la vida o ante las personas que tratamos.

Reconocer que todo es perfecto no significa abdicar, abandonarse o no reaccionar. Al contrario, es actuar con responsabilidad en lugar de elegir la vía de la rebelión o de la abdicación. Abdicar es cruzarse de brazos y creernos sometidos a una fatalidad de la que no podemos escapar.

Por el contrario, actuar con responsabilidad es:

- Reconocer que somos los creadores de nuestra vida.
- Intentar comprender la razón de este desequilibrio y la lección que debemos asimilar.
- Pasar a la acción para recuperar la armonía.

Esta actitud aumentará tu bienestar a la vez que progresas en tu camino evolutivo.

CAPÍTULO 2

Nuestro cerebro y su papel en las manifestaciones de equilibrio y desequilibrio

"Es bastante extraño que, en la era de la informática, nadie haya pensado que el cerebro, ordenador de nuestro organismo, pueda ser el responsable de todas las enfermedades".

Dr. Ryke Geerd Hamer

Podemos comparar el cerebro humano con un ordenador que recibe continuamente información que después procesa, almacena, comunica a otros centros y ordena de forma adecuada.

Los ordenadores han evolucionado mucho desde que salieron al mercado.

Lo mismo pasa con el cerebro, que ha sufrido múltiples transformaciones a lo largo de su evolución. Los primeros "seres vivos" que aparecieron en este planeta provenían del océano. Después, les sucedieron especies que gradualmente dejaron el mar para reptar por la tierra. Pertenecen a la familia de los reptiles y son:

- los lóricos (ej.: cocodrilos);
- los ofidios (ej.: serpientes);
- los saurios (ej.: lagartos);
- los quelonios (ej.: tortugas).

La evolución de los reptiles habría dado lugar, por una parte, a los pájaros (el hecho de que el pájaro más antiguo que se haya conocido, el arqueopterix, tenía plumas pero también dientes y un esqueleto casi puramente reptiliano nos lleva a creerlo) y, por otra, a los mamíferos anfibios. El primer cerebro que se desarrolló lleva también el nombre de "cerebro reptiliano". Lo que actualmente nos queda de él corresponde a la zona de nuestro cerebro que llamamos el tronco cerebral y que incluye el bulbo raquídeo y el mesencéfalo. El cerebro reptiliano es responsable, sobre todo, de los instintos y de los reflejos innatos.

La evolución prosiguió su curso y, tras muchos milenios, aparecieron los mamíferos. Consecuentemente, el cerebro aumentó su volumen y su capacidad. Este cerebro llamado cerebro mamaliano corresponde también a una zona de nuestro cerebro denominada cerebro límbico.

Miles de años después, el cerebro, que comprendía la parte reptiliana y el cerebro mamaliano, se refinó todavía más gracias al desarrollo de un cerebro formado por dos hemisferios cerebrales o neocórtex que hace del ser humano "la especie animal" más evolucionada de la tierra.

Cada una de estas zonas (el tronco cerebral, el cerebro límbico y el neocórtex) reunidas en la caja craneal por encima del tronco cerebral y del cerebelo, asume un importante papel en la supervivencia del cuerpo físico junto con el sistema nervioso y los órganos.

El neocórtex o materia gris

El neocórtex está compuesto por más de quince mil millones de neuronas (o células nerviosas) y cada una de ellas posee las capacidades de un auténtico ordenador. Gracias a estas extraordinarias posibilidades, podemos desplazarnos, comunicarnos con nuestro entorno y conservar en la memoria miles de informaciones que podemos utilizar en un momento u otro; ya se trate de números de teléfono, direcciones, fechas, nombres o vocabulario, sabores de alimentos, ruidos diferentes, etc.

El neocórtex está repartido en los dos hemisferios del cerebro: el izquierdo y el derecho. De manera general, el hemisferio izquierdo asume las funciones de orden racional tales como leer, hablar, contar, pensar, analizar una situación y establecer asociaciones. Se relaciona con el pensamiento lógico y corresponde a nuestro aspecto emisor masculino o yang. Controla la parte derecha de nuestro cuerpo.

El hemisferio derecho gestiona las informaciones afectivas y emocionales. Nos permite reconocer globalmente una situación y atribuirle un colorido emocional y sensitivo (lo que se siente). Se relaciona con nuestra imaginación, nuestra intuición y participa en la actividad onírica. Corresponde a nuestra parte receptiva femenina o yin. Rige la parte izquierda de nuestro cuerpo.

Los dos hemisferios entran en contacto a través del cuerpo calloso que permite que cada uno comunique al otro su información. Por ejemplo: suena el teléfono y respondo. Por mi hemisferio derecho, puedo reconocer la voz de la persona que me llama y determinar si está feliz o preocupada. Pero puedo hablar con ella gracias a mi hemisferio izquierdo. Si no conozco a esta persona, también será el tono de su voz y lo que yo siento (hemisferio derecho) lo que me hará atribuirle la característica de simpática o antipática.

Este intercambio de información entre mis dos hemisferios y la conclusión que de ello resulte determinarán mi forma de actuar: continuar la conversación o colgar.

En general, las funciones que se atribuyen al neocórtex son:

1. Recepción de la información.
2. Análisis y reflexión (hemisferio izquierdo), percepción global y sensación (hemisferio derecho).
3. Memorización de hechos y conocimientos tales como: colores, letras del alfabeto, nombres, artes, ciencias, etc.

El neocórtex es la sede del intelecto. Su papel principal es el discernimiento ya que gracias a él podemos decidir lo que elegimos en nuestra vida concreta. A partir de estas elecciones favorables y desfavorables, se elaboran las experiencias que nos permiten crecer en nuestro camino evolutivo.

El cerebro límbico

El cerebro límbico o mamaliano (que también se puede llamar cerebro emocional) se considera el centro del cerebro, puesto que esta zona cerebral garantiza la transmisión entre el neocórtex y el hipotálamo.

El cerebro límbico interviene en todos los niveles del tratamiento de la información:

- Al principio, cuando entra una información, filtra lo que debe enviarse directamente al neocórtex o lo que precisa una acción inmediata.
- En el momento de actuar, motiva la acción planteada por el hipotálamo que, a su vez, actúa sobre los órganos mediante los sistemas neurovegetativo y endocrino.
- Por último, memoriza la conclusión dada por el neocórtex y la acción decretada en lo que llamamos memoria emocional. Esta conclusión se memorizará como agradable y a repetir, o como desagradable y a evitar.

Tomemos la expresión "el gato escaldado, del agua fría huye". ¿Qué significa este proverbio? ¿Por qué el gato teme al agua fría? En realidad, al gato le da miedo el agua simplemente. Imaginemos que un gato errante encuentra a una persona que detesta a los gatos. Para alejarle, lo rocía con agua hirviendo. Durante esta primera experiencia, la información recibida por el cerebro límbico se lleva al neocórtex para ser tratada por sus hemisferios. La conclusión resultante será "agua = peligro", a evitar. El cerebro límbico, al recibir esta información, motiva al hipotálamo repercutiendo en los sistemas neurovegetativo y endocrino que actúan sobre los órganos del gato para suministrarle la energía necesaria para huir y adaptar así su organismo a la quemadura. **La adaptación puede considerarse como la fase de recuperación o curación del organismo.**

Además, la conclusión "agua = peligro" se memoriza como algo a evitar en la memoria emocional del gato. ¿Qué pasará cuando este gato reciba de nuevo algunas gotas de agua inofensivas? La información "agua" será retenida por el cerebro límbico que posee en su memoria la ecuación "agua = peligro". El cerebro límbico reaccionará inmediatamente para motivar de nuevo la acción registrada durante la primera experiencia en la que el gato fue escaldado. Enviará al hipotálamo un excedente de energía para que el gato huya y se proteja de una posible quemadura.

Tomemos ahora una experiencia que yo viví cuando tenía cinco años. Mi madre trabajaba por entonces fuera de casa. Como yo sabía que ella volvía en autobús a las cinco de la tarde, la esperé sentada en la escalera de la casa de mis abuelos. Cuando vi que bajaba del autobús, corrí hacia ella esperando que me abrazara. Pero mi madre no lo sabía, así que, queriendo complacerme, sacó cinco céntimos de su monedero y me los dio. Yo los cogí y fui a la tienda de al lado a comprarme una bolsa de patatas fritas.

¿Qué pasó en mi cerebro?

1. El acontecimiento: me entusiasma la idea de ver a mi madre. Deseo que me abrace para sentir que me quiere y que soy importante para ella. Ella llega y me da una moneda.
   Mi neocórtex recibe la experiencia, después la lleva hacia mi cerebro límbico que, no teniendo ningún precedente memorizado de esta experiencia, vuelve a enviar la información al neocórtex para cotejarla con mis dos hemisferios.
2. Confrontación: con mi hemisferio derecho percibo la situación de manera global y el sentimiento que albergo es de decepción: me siento decepcionada. Con mi hemisferio izquierdo, analizo la situación y me digo: "No era dinero lo que yo quería sino que me abrazara".
3. Conclusión: esta experiencia no es agradable, por consiguiente, es a evitar. La conclusión que resulta es "dinero = falta de amor".
4. Acción: la motivación para actuar proviene del cerebro límbico. Como me siento decepcionada y triste, éste me motiva para buscar consuelo. Esta motivación de mi cerebro límbico hace que, con la moneda en la mano, vaya a la tienda a comprarme una bolsita de patatas fritas que me gustan mucho. Después, mi cerebro límbico pone en memoria la ecuación "dinero = falta de amor".

1. La información "voy a la tienda a comprar patatas fritas" va a los hemisferios del neocórtex.
2. De nuevo, hay una confrontación:
   El hemisferio derecho dice: "me siento como una persona mayor cuando puedo ir a la tienda sola". Y el izquierdo: "no es frecuente que pueda comer patatas fritas".
3. La conclusión será: esta experiencia es agradable y a repetir. Sin embargo, esta experiencia se une a la precedente que se

memoriza como "dinero = falta de amor". Entonces, ahora se añade: "patatas fritas = consuelo".

4. Acción o motivación: de ahora en adelante, cada vez que me sienta sola, triste o cuando nadie me haga caso, mi cerebro límbico enviará automáticamente a mi hipotálamo el sabor de las patatas fritas para consolarme.

Más adelante, otras situaciones parecidas me harán extrapolar la ecuación "dinero = falta de amor" a "cosas materiales = falta de amor". Una de esas situaciones fue una fiesta de Navidad en la que mi madre me dio mi regalo dos días antes porque iba a ausentarse. Como lo que quería era que estuviera allí, me sentí decepcionada de nuevo y mi conclusión fue: "cosas materiales = falta de amor".

Siendo ya adulta, me encontré con situaciones similares a las de mi pasado. Por ejemplo, mi esposo, queriendo hacerme feliz, me ofrecía todo lo que deseaba materialmente. Para poder hacerlo trabajaba muchas horas, de manera que nunca estaba en casa. La ecuación "cosas materiales = falta de amor" se amplificaba hasta tal punto que no podía creer que este hombre me amaba.

Cada una de las experiencias emocionales vividas desde nuestro estado fetal ha dado lugar a una o a varias conclusiones que se han almacenado en la memoria emocional de nuestro cerebro límbico haciéndonos reaccionar de manera inadecuada.

Tomemos como ejemplo la experiencia que puede tener un niño que nace en un hospital: el bebé acaba de pasar nueve meses en el calor del cuerpo de su madre y está a punto de nacer. Cuando llega al mundo, le acogen unas manos hábiles y expertas pero a las que, a veces, les falta suavidad y ternura. Después, se le hace pasar rápidamente una serie de exámenes médicos, le ponen un pañal y se le deja en una cuna alineado con otros niños recién nacidos para recibir los cuidados necesarios.

Este tipo de nacimiento puede ser muy traumático y tener repercusiones en la vida del niño y del adulto en el que se convertirá, porque la conclusión de esta experiencia podría ser: "separación = sufrimiento". Más tarde, el niño puede ponerse a llorar cada vez que una persona quiera retirarlo de su madre para poder tomarlo en brazos. Una vez adulto, podrá manifestar una dependencia afectiva, motivada por este miedo a la separación.

A veces es triste descubrir cómo el progreso nos ha alejado de las leyes naturales y del sentido común. ¿No sería más sensato que el recién nacido se quedara junto a su madre durante un periodo de adaptación?

Es admirable comprobar que en países como India, en los que la mujer lleva a su bebé pegado a ella desde su nacimiento hasta el momento en que puede echarse a andar, no se encuentran prácticamente casos de depresión nerviosa.

A continuación, veamos otro ejemplo que nos hará comprender el fenómeno de la resonancia.

1. Situación: Benoît tiene cuatro años. Una noche que se siente enfermo, se levanta y va a la habitación de sus padres a pedir ayuda a su mamá. Su padre se despierta y en un arranque de ira le dice: "deja dormir a tu madre y ve a tu habitación".
2. Confrontación entre los dos hemisferios. Con su hemisferio derecho, se siente triste y abandonado a su suerte.
   Con su hemisferio izquierdo, analiza la situación de esta manera: "estoy enfermo y mi padre me regaña; eso quiere decir que no me quiere y que no valgo nada para él". Benoît vuelve a su habitación.
3. La conclusión y la información que memorizará será: "no responder a mis necesidades = abandono"; lo cual se sobrentiende como: "no me quieren, no valgo nada para ellos". Esta experiencia, al ser desagradable, será pues a evitar.
4. Acción: como Benoît está triste, el cerebro límbico le motiva a buscar un consuelo. Benoît abraza a su osito de peluche y se duerme.

¿Qué va a pasar después con Benoît?

Como tiene miedo de revivir este abandono, tiende a organizarse él solo con frecuencia e, incluso cuando se arriesga a expresar sus necesidades, lo hace tan débilmente que se encuentra confrontado con el olvido del otro. De nuevo, interpreta el olvido como un desinterés, que para él significa que el otro no le quiere.

Cada vez que una situación de este tipo se produce o que Benoît se siente solo frente a dificultades en las que necesitaría ayuda, siente que le invade un gran cansancio que le incita a dormir. Este cansancio es debido a la acción del cerebro límbico sobre el hipotálamo que intenta consolarle.

Un día, Benoît se arriesga a pedir a Line, su prometida, algo que es muy importante para él. Le pregunta si, después de su trabajo, puede ir a buscar un documento que necesita para poder analizarlo por la noche. Line acepta encantada.

Al salir de su trabajo, Line se detiene en una tienda y se olvida por completo del documento de Benoît. Cuando se ven, hacia las ocho de la tarde, se acuerda de repente del encargo de Benoît y le dice que lo siente, que se le ha olvidado. Benoît se enfurece de manera desmesurada en relación con el incidente en sí y le dice gritando: "no te pido nunca nada y por una vez que te pido algo, lo olvidas por completo. Si eso es lo que valgo para ti, más vale que lo dejemos de inmediato".

Line no comprende su reacción. Lo que no sabe es que lo que para ella no tiene demasiada importancia, hace sufrir enormemente a Benoît. Esta situación está en resonancia con otros momentos en los que se ha atrevido a pedir algo; el rechazo o el olvido del otro le vuelve a llevar a lo que tiene grabado en su memoria emocional, es decir: "si no se ocupa de lo que le pido = no valgo nada para ella y no me quiere".

Esas situaciones repetitivas llevarán a Benoît a aislarse para no sufrir más por este sentimiento de abandono.

Mientras Benoît no libere de su memoria emocional la información de: "no valgo nada para ella si no responde a mis necesidades", va a tener problemas en sus relaciones con los demás, provocando de rebote muchas emociones que repercutirán en su salud y en su bienestar.

Cuando una determinada situación provoca en nosotros
una reacción emocional, hay muchas probabilidades
de que esta situación esté en resonancia con un
acontecimiento pasado grabado en nuestra memoria emocional.

Además, los trabajos de algunos psicólogos interesados en este fenómeno indican que la información que llega al cerebro derecho es determinante. Acusar al otro de ser responsable de nuestra reacción, desear que él o ella cambien no es la solución. Cuando nos encontremos en una situación similar (con esta misma persona u otra), reaccionaremos de la misma manera, a menos que transformemos el dato memorizado en el cerebro límbico.

La memoria emocional del cerebro límbico contiene la respuesta a muchas causas de malestares y enfermedades.

Veamos ahora el caso de Carole que padece obesidad desde su adolescencia. Acaba de cumplir 13 años y, en el transcurso del pasado año, su cuerpo ha sufrido una agradable transformación. Ha pasado de ser una niña a ser una joven muy bonita. Su padre no para de decirle lo guapa que es y le gusta bromear sobre sus senos. Un fin de semana su madre tiene que ausentarse. Carole se queda sola en casa con su padre. Éste, por la noche, va a la cama de Carole algo ebrio. No dice nada pero sus manos exploran el cuerpo de Carole. Ella tiene miedo y no se atreve a decir palabra. Sus caricias se hacen insistentes y terminan en abuso.

Cuando su padre se va de la habitación le dice: "no cuentes nada a nadie de lo que ha pasado. Si lo haces diré que me has provocado porque realmente eso es lo que has hecho, me has provocado". Carole está fuera de sí y tiene ganas de llorar, gritar y vomitar.

Veamos lo que ha pasado en su cerebro durante esta experiencia y las repercusiones que tendrá después.

El suceso es recogido por el neocórtex y llevado después al cerebro límbico para volver de nuevo al neocórtex a fin de ser cotejado.

Notemos aquí que la confrontación no se realiza necesariamente de manera unilateral, sino que pueden darse varios intercambios de información entre los hemisferios para llegar a una o varias conclusiones.

Hemisferio derecho:	Carole se siente abandonada.
Hemisferio izquierdo:	"Mi madre me ha dejado sola con mi padre" "No tengo a nadie con quien pueda contar".
Hemisferio derecho:	Carole se siente culpable.
Hemisferio izquierdo:	"Es por mi culpa, soy yo quien le ha provocado".
Hemisferio derecho:	Carole siente vergüenza.
Hemisferio izquierdo:	"Ya no soy virgen".
Hemisferio derecho:	Carole experimenta una profunda repugnancia, se siente sucia.

Conclusión: Esta experiencia es desagradable, es decir, a evitar. Carole memorizará: "Guapa = tú provocas al otro y éste abusa de ti".

Para evitar revivir tanto la culpabilidad de haber provocado a alguien como el abuso de aquel al que cree haber provocado, el cerebro límbico hará que no oiga más la frase: "Eres guapa", según lo que haya memorizado como contrario a guapa.

Como la imagen de belleza transmitida por los medios de comunicación es la delgadez de las modelos, muchas mujeres han aprendido a asociar la belleza con la delgadez. Sin embargo, en la época del Renacimiento, una mujer delgada no respondía a los criterios de belleza de aquel entonces. Es una cuestión de modas y de épocas, no únicamente de kilos.

Sin embargo, Carole ha asociado el exceso de peso con no ser atractiva. De modo que, el cerebro límbico, para protegerla, pedirá al hipotálamo una retención de agua y de grasa.

Cada vez que le digan que es guapa, incluso si ya tiene 25 kilos de más, el mensaje filtrado por el cerebro límbico, pedirá automáticamente más grasa a su fiel ejecutor, el hipotálamo.

Esto explica por qué Carole no logra adelgazar a pesar de las numerosas dietas a las que se ha sometido. Basta que pierda unos kilos y le digan que es guapa para que los vuelva a ganar rápidamente, y, a menudo, más de los que había perdido. En su memoria emocional, tiene registrado "guapa = peligro de abuso + culpabilidad".

El papel principal del cerebro límbico es garantizar nuestra supervivencia evitando hacernos revivir experiencias consideradas desagradables y haciéndonos revivir las que se consideraron buenas y a repetir. El problema fundamental del cerebro límbico es que no piensa. No posee el discernimiento necesario para ver qué experiencias a evitar que podrían ser favorables para nosotros y cuáles a repetir pueden, sin embargo, repercutir perjudicialmente sobre nuestra salud.

Por ejemplo, la persona que enferma tras pasar por una situación en la que se ha sentido abandonada, puede haber memorizado la conclusión: "estar enferma = se ocupan de mí y me quieren". De esta forma, cada vez que se sienta abandonada, su cerebro límbico pedirá automáticamente al hipotálamo un problema en alguno de sus órganos a fin de enfermar y conseguir que se ocupen de ella.

Estos son los recuerdos que hay que despertar para poder liberarnos de muchos malestares, enfermedades, miedos, angustias, sentimientos de vergüenza, de rechazo, de impotencia, etc.

¿Cómo se logra esto? A través de un estado de relajación, tenemos que restablecer la situación en su orden cronológico: ¿a qué edad?, ¿qué año?, ¿en qué momento? Necesitaremos visualizar la circunstancia, el lugar, las palabras intercambiadas, los gestos, los sentimientos, etc.

Al revivir esta situación, puede resultar saludable expresar lo que en su momento no se dijo, ya se trate de una necesidad, decepción, tristeza, enfado, repugnancia u odio.

Además, debemos permitir que la persona implicada nos diga por qué ha actuado así, o lo que ha querido decir con sus palabras. Quizá la oigamos decir que no era consciente del daño que nos hacía, que lo siente o que nos pide perdón.

El trabajo tiene como objetivo transformar estas ecuaciones que no nos son favorables en otras nuevas que sí lo serán.

Retomemos el ejemplo en el que espero a mi madre. Me pongo en la situación en la que tengo cinco años. Veo como llega el autobús, se para y se abre la puerta. Corro hacia mi madre, tengo ganas de acurrucarme en sus brazos. Mi madre abre su monedero y me da una moneda de cinco céntimos. Esta vez, oigo decir a la niña de cinco años: "¡mamá, no es tu dinero lo que quiero, es tu amor!" y a mi madre responderme: "cariño, este dinero representa mi trabajo y por lo tanto mi amor por vosotros. Es por eso que mamá va a trabajar, para ganar dinero para alimentaros, vestiros y ofreceros pequeñas chucherías".

La niña: "pero mamá, lo que quiero es que me abraces".

La madre: "puedes tener las dos cosas...". Y, entonces, veo a la niña que yo era, acurrucarse entre sus brazos.

Por supuesto, no ocurrió así cuando yo tenía 5 años. Sin embargo, hay algo muy importante que debemos saber: el cerebro límbico no diferencia entre lo real y lo imaginario. Para él sólo importa lo que se siente. Cuando le doy estas nuevas imágenes y las vivo como verdaderas, él las acepta.

Automáticamente, modifica la ecuación que era "dinero = falta de amor" por "dinero = amor del que hace esfuerzos para ganarlo". Además, esto provoca el surgimiento de una nueva ecuación que será favorable para mí: "cuando pido lo que necesito = me lo dan e incluso recibo algo más".

Mientras conserve la ecuación "dinero = falta de amor", siempre reaccionaré a lo material con rechazo, no queriendo nada material. De este modo, siempre sufría pérdidas cada vez que me enfrentaba a algo relacionado con las finanzas. E incluso, si el hombre al que amaba me daba demasiado en el plano material, para mí significaba, inconscientemente, que no me quería y tendía a alejarme de él.

Además, la ecuación "patatas fritas = consuelo" me llevaba a consolarme comiendo chucherías crujientes cada vez que me sentía triste. Todo esto me hacía hundirme cada vez más en mi sufrimiento.

Mientras permanezca el consuelo, no podremos
liberarnos del sufrimiento que llevamos.

Algunas personas han aprendido a consolarse con los cigarrillos, otras con la comida o las relaciones sexuales, etc.

Cuando pienso que no hubiera tenido más que pedir a mi madre que me abrazara, comprendo que la clave para salir de esta cárcel emocional es dejar de consolarme y, en su lugar, experimentar mi pena expresándosela a una persona que pueda entenderme. Al dejar de reprimirla, puedo liberarme de ella.

Todo lo que reprimimos acaba
por desbordarnos y salir a la superficie.

Y si ahora adopto la ecuación "dinero = amor", podré recibir cualquier cosa material del hombre al que quiero y ver todo su amor en esos objetos.

Este ejemplo puede dar la impresión de que esto es algo sencillo y fácil. Sencillo sí, fácil no. Cuando hemos aprendido a refugiarnos en el hemisferio izquierdo a fin de congelar nuestras emociones y no sentir nada, liberar y transformar las situaciones grabadas en nuestra memoria emocional supone un gran desafío.

Algunas personas creen que morirán si vuelven a sentir una emoción que han vivido de manera dramática porque, para protegerse, han ocultado por completo sus recuerdos. Traer esos recuerdos a la conciencia no es tarea fácil, pero en ello reside la clave para curar muchas enfermedades.

*Al querer huir de una situación que nos hace daño,
huimos también de lo que nos permite liberarnos de ella.*

Para liberar esos recuerdos emocionales, podemos necesitar la ayuda de un terapeuta que nos acompañe en este proceso. Cuando nos sentimos bien acompañados y tenemos confianza, el proceso liberador es extraordinario. Esa confianza es indispensable puesto que el miedo a cualquier peligro hace que el cerebro límbico se cierre automáticamente. Recordemos que éste reacciona a todo lo que pueda parecer una amenaza para nuestra supervivencia.

Si, tras una historia de amor que ha terminado y que nos ha dejado con un sentimiento de tristeza, hemos grabado "amar = sufrir", cualquier tentativa de amar que se haga después se traducirá en miedo a llegar demasiado lejos en una relación amorosa o en un deseo de destruirla cuando comience a ser más intensa. Aquí interviene el cerebro límbico con su fiel acólito, el hipotálamo, para hacernos explotar sin razón o incluso para comenzar a cerrarnos, creando así un conflicto.

El descubrimiento de la memoria emocional fue posiblemente uno de los hallazgos más importantes de mi vida puesto que en ella residía la clave para la liberación de un patrón enfermizo y conflictivo en mis relaciones.[1]

El hipotálamo: la voz del cuerpo en el cerebro

El hipotálamo es un centro nervioso situado entre los hemisferios cerebrales, dotado de vías nerviosas que llegan y salen de él. Forma el centro superior de todo el sistema neurovegetativo y del sistema endocrino, sobre el que actúa a través de las neurohormonas que desencadenan secreciones de hormonas hipofisiarias.

Es muy importante comprender cómo funciona el hipotálamo por su gran repercusión en la actividad de nuestros órganos.

El hipotálamo rige las actividades del sistema neurovegetativo que a su vez coordina las relaciones entre las vísceras y garantiza la regulación de las funciones llamadas vegetativas o automáticas, es decir,

---

1. Para conocer más sobre la liberación de la memoria emocional, leer *Métamédecine des relations affectives, guérir de son passé* (Metamedicina de las relaciones afectivas, curar el pasado), de la misma autora.

aquellas que son independientes de nuestra voluntad consciente (por ejemplo, la respiración, la circulación, la digestión, la reproducción de nuestras células, etc.).

Para ello, el sistema neurovegetativo posee dos grandes circuitos: el simpático y el parasimpático.

El simpático estimula todo lo que está biológicamente previsto para mantenernos en un estado de alerta y de potencial combatividad. Es el que asume las funciones automáticas durante los periodos en que estamos despiertos y dedicados a nuestras ocupaciones. También es el que interviene en las situaciones estresantes.

El parasimpático estimula nuestras funciones de descanso y de recuperación. Por consiguiente, predomina en nuestro periodo de sueño. El parasimpático libera una hormona llamada acetilcolina la cual activa las secreciones lacrimales y salivares, provoca la contracción del iris, ralentiza el corazón, aumenta la secreción gástrica, acelera el proceso digestivo y el tránsito intestinal y regula el esfínter de la vejiga además de tener una acción constrictiva sobre los bronquios.

Si, por razones que veremos más adelante, uno de estos dos sistemas trabaja en exceso lo hará en detrimento del otro. Por ejemplo, una sobrecarga en el simpático puede provocar insomnio, pérdida de peso, pérdida del apetito, aumento de la tensión arterial o nerviosismo. A menudo llamamos a esto estrés.

Por el contrario, si cuando estamos despiertos predomina el circuito parasimpático, el sistema nervioso se conecta con una frecuencia más apta para la recuperación, provocando cansancio, falta de energía, necesidad de descansar o de dormir, mayor necesidad de comer, mejor circulación sanguínea que puede bajar la tensión arterial si ésta era demasiado elevada, lágrimas, etc.

Hay que tener en cuenta que determinados alimentos o medicamentos pueden actuar sobre uno u otro de los circuitos nerviosos.

El hipotálamo rige también el sistema endocrino, es decir, todo lo que se refiere a las glándulas endocrinas, las glándulas que vierten sus secreciones directamente en la sangre. Estas son la tiroides, las paratiroides, las suprarrenales, las glándulas genitales (ovarios y testículos) y la hipófisis, considerada la glándula maestra puesto que dirige a las anteriores.

El hipotálamo asume sobre todo un papel ejecutor. No analiza, no intenta saber si una orden es o no favorable; se contenta con ejecutarla.

Puesto que el hipotálamo es un ejecutor, ¿podemos utilizarlo a nuestro favor o en contra nuestra?

Sí, y voy a explicar cómo.

Por regla general, cuando nos adormecemos, estamos en un estado de relajación o experimentamos cierto cansancio, funcionamos con el sistema parasimpático. La repetición de determinadas palabras o frases puede llevar al hipotálamo a ejecutar dichas órdenes oídas de un modo repetitivo.

Veamos un ejemplo bastante conocido. Si ponemos sobre el brazo de una persona en estado de hipnosis una moneda fría y le decimos que está al rojo vivo, en algunos minutos aparecerá sobre el brazo un enrojecimiento y después una ampolla exactamente en el lugar de la moneda. Todos los especialistas en hipnosis afirman que la sugestión, para ser eficaz, debe realizarse con palabras sencillas y sobre todo suministrar imágenes mentales.

En este caso la sugestión, al no ser retenida por el filtro del cerebro límbico, va a informar al neocórtex de que hay una moneda ardiendo en el brazo. Automáticamente, este último ordena una cascada de reacciones fisiológicas que llevan al hipotálamo a hacer lo necesario para adaptar el organismo.

¿La visualización y la hipnosis podrían generar, a través del hipotálamo, un proceso curativo?

Sí, pero no siempre; ahora veremos por qué.

Tomemos la historia de una mujer que había acumulado sobrepeso tras su segunda separación. Se le sugirió que se visualizara delgada y, para ayudarla, se le propuso buscar fotos suyas de cuando estaba en buena forma. Sin embargo, cuanto más visualizaba esas fotos, más aumentaba de peso porque dichas fotos correspondían al periodo en el que tenía una relación de pareja.

Su primera y segunda relación habían sido decepcionantes. En la primera, su marido la engañó durante varios años; esta intolerable situación hizo que ella decidiera romper la relación. En la segunda, fue su marido quien la dejó por otra. En su memoria emocional había grabado: "relación con un hombre = sufrimiento".

Su sobrepeso era la protección de su cerebro límbico porque ella creía que ningún hombre se sentiría atraído por ella a causa de su obesidad.

Así, cuanto más estimulaba su hipotálamo con imágenes de delgadez, más reaccionaba el cerebro límbico para protegerla, ordenando cada vez mayor sobrepeso.

Esto nos lleva al punto de partida, a esa zona de nuestro cerebro que garantiza la transición entre el neocórtex y el hipotálamo. Lo mismo sucede con la hipnosis. Se puede intervenir mientras no haya un filtro que bloquee el paso a la sugestión. Esto lo podemos comprender muy bien con un ejemplo sobre los ordenadores.

Supongamos que yo quiero introducir un nuevo dato en mi ordenador. Lo escribo en mi teclado y después pido que se grabe en tal archivo. Hasta aquí ningún problema; el ordenador ejecuta mis órdenes. Pero ahora le pido que coloque este nuevo documento en un archivo secreto. Si cuando creé el archivo le di la orden de hacer sonar una alarma cada vez que se intentara abrir dicho archivo sin el código de acceso, ¿qué pasará si quiero abrirlo y he olvidado el código? En cada una de mis tentativas sonará la alarma.

Lo mismo pasa entre el cerebro límbico y el hipotálamo. Si hay un informe guardado en los archivos de la memoria emocional, no se podrá intervenir directamente sobre el hipotálamo. Cada vez que se intervenga sobre el tema en cuestión archivado en esta memoria, el hipotálamo actuará en consecuencia.

En el caso de esta persona, cada vez que quería abrir el informe delgadez, sonaba la alarma, y así acumulaba un mayor sobrepeso, pues había introducido previamente el código: "si soy delgada puedo atraer a un hombre" y "relación = sufrimiento". Para protegerse de esa situación, su cerebro límbico interviene en el hipotálamo a través del sistema endocrino para que las glándulas fabriquen hormonas que contribuyan a hacerle engordar o a conservar su exceso de peso.

Sin embargo, si el cerebro límbico no ha archivado nada, la información repetitiva alcanza al hipotálamo y éste la ejecuta. Todos los expertos en publicidad saben que las sugestiones mas arraigadas se obtienen a fuerza de repetición. Lo mismo ocurre con las frases o expresiones que repetimos con frecuencia.

Un hombre repetía a quien quisiera oírle que daría su brazo derecho para que su hija se curase. Cuando la curación de la hija se confirmó, este hombre perdió su brazo derecho en el engranaje de una máquina mientras realizaba su trabajo.

Mi hija utilizaba la expresión "eso me ha golpeado" (*ça m'a frappé*), para indicar que algo le había llamado la atención. Lo repetía a menudo sin darse realmente cuenta de lo que decía. Hasta que un día, caminando por la acera con una amiga, la atacaron y la golpearon en la cara. Karina, que había crecido con el concepto de responsabilidad, se preguntó cómo y por qué se había encontrado en esa situación. Lo comprendió cuando le hice observar la cantidad de veces que repetía dicha frase en un mismo día. Desde entonces, cambió su expresión por "me ha impresionado". Cuando tomamos conciencia del efecto de estas repeticiones, optamos por las que nos son favorables y nos apresuramos a eliminar las desfavorables.

Profundizaremos más en este tema en el capítulo "Cómo utilizar las programaciones de manera adecuada".

Hasta ahora hemos visto cómo funciona el hipotálamo cuando está conectado al sistema parasimpático. Veamos ahora cómo funciona cuando se conecta con el simpático.

De manera general, cuando una tarea nos motiva y nos entusiasma, funcionamos con el sistema simpático, el cual nos suministra la energía necesaria para cumplir con ella. Este sistema nos mantiene despiertos hasta tarde por la noche después de una larga jornada de trabajo, si debemos conducir, terminar un proyecto que nos apasiona o entregar un trabajo a tiempo. A veces recibe el nombre de estrés productivo.

Este tipo de estrés puede incluso hacernos realizar hazañas inimaginables. El ejemplo clásico es el de la mujer que levanta una parte del peso de un automóvil para liberar a su hijo que se encuentra aplastado debajo de una rueda. En otras circunstancias, no habría podido mover ni levantar incluso un peso mucho menor. ¿Cómo se explica tal hazaña? Una fuerte emoción intervino en su hipotálamo a través de su sistema simpático para liberar la adrenalina producida por las suprarrenales a fin de poder realizar este esfuerzo sobrehumano.

Sin embargo, a veces, si su acción es demasiado fuerte puede causarnos la muerte.

Tomemos otro caso muy conocido. A causa de un error, un técnico se encontró de repente encerrado en un vagón frigorífico. Al abrir el vagón, los empleados del ferrocarril lo hallaron muerto por hipotermia.

Había escrito en un papel sus últimas horas, incluyendo todo tipo de señales sobre su muerte a causa del frío. Esto supuso un gran enigma para los empleados del ferrocarril, puesto que el sistema de refrigeración no funcionaba. Este técnico murió con una temperatura de 20° C. ¿Qué pasó? Cuando el técnico se dio cuenta de que estaba encerrado en ese vagón frigorífico, sintió auténtico pánico y pensó: "voy a morir de frío". Y esta información prevaleció sobre aquellas que todos los receptores de temperatura de su cuerpo le comunicaban.

Una emoción violenta, provocada por el miedo, el enfado o la pérdida de un ser querido, pude imponer a nuestro organismo cambios fisiológicos capaces de afectar a nuestros órganos y complicar gravemente nuestra salud. De igual manera, cuanta más emoción se sienta al recibir una información, más fuerte será la respuesta del hipotálamo, porque la emoción dirige la energía de cada situación concreta.

Veamos un último ejemplo para comprender bien el funcionamiento del hipotálamo mediante el sistema neurovegetativo que comprende el circuito parasimpático y simpático, los cuales, a su vez, forman el sistema nervioso que rige los órganos.

Al examinar su pecho, una mujer descubre que tiene un bulto. Va al médico y éste le manda una mamografía, recomendándole que le lleve los resultados al cabo de dos semanas. Cada día que pasa, la mujer se preocupa más por el pequeño bulto. Sin hablar de ello con nadie, piensa: "Y si fuera cáncer. Mi madre murió de cáncer, mi tía también". Estos pensamientos le provocan un estado de ansiedad que hace que predomine su sistema simpático y que éste actúe sobre algunos de sus órganos mediante palpitaciones, y pérdida de apetito y de sueño.

Después, llega el día en que su médico le da los resultados. Éste mira el informe y le dice: "no es más que un bulto de grasa o dicho de otra manera de células adiposas, nada que deba preocuparla". La mujer respira aliviada y su sistema parasimpático toma el relevo. Recupera el apetito, comienza a descansar, su corazón vuelve a calmarse y se recupera.

Veamos otra posibilidad.

La mujer vuelve a ver a su médico en este estado de estrés y éste le anuncia que la mamografía le hace temer lo peor. Añade que no quiere correr ningún riesgo y sugiere que sea hospitalizada al día siguiente para realizarle una biopsia. Como la mujer llevaba ya un tiempo con un predominio simpático, la noticia supera el nivel de estrés que ella puede soportar. Sale de la consulta del médico con una crisis de taquicardia, náuseas y casi desmayándose.

Aquí podemos ver el efecto de las sugestiones sobre el hipotálamo y sus repercusiones positivas o negativas sobre nuestra salud. Esto fue lo que motivó al sanador francés Émile Coué, a sugerir a sus pacientes que se repitieran: "cada vez estoy mejor".

Resumamos el funcionamiento del cerebro humano.

1. Se produce una situación (también puede tratarse de una palabra que se ha oído) y el cerebro límbico filtra la información que le interesa a partir de los datos que ya tiene en memoria.
2. La información será:

   – O dirigida al neocórtex para cotejarla con los hemisferios derecho e izquierdo
   – O retenida por el cerebro límbico.

Si la información retenida está en resonancia con un dato instalado en la memoria emocional, el cerebro límbico reaccionará en ese mismo momento para ordenar la acción que juzgue apropiada para tal situación.

Esto no quiere decir que la acción sea necesariamente apropiada, pero el cerebro límbico la ordenará en función del recuerdo que tiene en la memoria.

Recordemos el ejemplo del gato que ha memorizado "agua = peligro". En el momento en que siente algunas inofensivas gotas de agua, su cerebro límbico reaccionará como si hubiera un peligro real.

Lo mismo sucede con nosotros. Todo lo que alguna vez nos ha dado miedo, nos hace reaccionar con frecuencia de manera inapropiada. ¿Cuántas veces nos ponemos a la defensiva sin que exista realmente ningún peligro?

3. La información llegada al neocórtex es cotejada por los dos hemisferios: el derecho de una manera global-sensitiva-emocional y el izquierdo de manera racional-analítica.
   ¿Qué hemisferio predominará? Esto dependerá de la información recibida. Si la información que se introduce es de carácter emocional, será el hemisferio derecho el que primero se activará. Por

el contrario, si la información es más bien técnica, requerirá sobre todo la actividad del hemisferio izquierdo.

4. De este intercambio de información entre los dos hemisferios se obtiene una conclusión, la cual motivará al cerebro límbico a actuar hacia el exterior y a adaptar el organismo para la acción.

5. El cerebro límbico graba la conclusión de la experiencia. Si se ha considerado agradable, se memoriza como algo a repetir. Si, al contrario, se ha juzgado como desagradable, la memoriza entre las experiencias a evitar. Además, conserva en la memoria la acción realizada. Así, frente a una situación similar, repetirá esta misma acción.

6. La acción ordenada por el cerebro límbico es recibida por el hipotálamo que utiliza los sistemas neurovegetativo y endocrino para ejecutarla. Estos últimos intervienen a nivel de las células, tejidos y órganos, para adaptar el organismo. También es el hipotálamo el que informa a las demás partes del cerebro del estado del organismo en todo momento. Por esto se dice que es la voz del cuerpo en el cerebro puesto que es él el que valida los argumentos biológicos para elegir cómo actuar. Por ejemplo, si me falta azúcar, el hipotálamo desencadena los mecanismos necesarios que me conducirán a comer alimentos azucarados.

Si, de alguna manera, los sistemas neurovegetativo y endocrino regidos por el hipotálamo se encuentran ante la imposibilidad de ejecutar la acción ordenada para adaptar el organismo, se podría desencadenar un desorden que complicaría seriamente la salud del individuo.

Si a personas que están en un proceso de curación, es decir, con predominio del sistema parasimpático, se les hicieran pasaran muchas pruebas estresantes y agotadoras, podrían sufrir un deterioro de su estado físico a consecuencia de ello.

Por todo esto, al conocer el funcionamiento de nuestro cerebro estaremos más preparados para actuar eficazmente y para responsabilizarnos de nuestra salud y de nuestro bienestar.

Resumamos, mediante este esquema, el funcionamiento del cerebro:

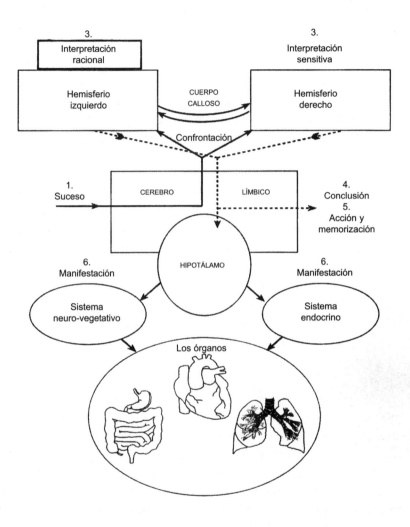

CAPÍTULO 3

Cómo evitar que las influencias nos afecten

"El amor, en cualquiera de sus formas, es algo intangible que interviene en toda relación terapéutica. Es un elemento que el médico puede aportar y dirigir. Un elemento que une y cura, que reconforta y regenera, que realiza lo que debemos llamar –por el momento– milagros".

"Nuestro deber como médicos es evaluar las probabilidades y no contar con la esperanza. Pero, partiendo de las probabilidades, trazaremos las vías de lo posible hacia las que proyectaremos la luz, esa luz que se llama precisamente esperanza".

Kart Menninger (The Vital Balance)

Como ya hemos visto, nuestro universo es un vasto océano de frecuencias vibratorias de las que sólo percibimos una parte con nuestros sentidos. Pero también es un vasto océano de influencias en el que podemos sumergirnos. Tenemos pues que aprender a cultivar nuestro discernimiento si no queremos malgastar nuestra salud y nuestro bienestar.

Desde nuestra más tierna infancia, hemos estado sometidos a diversas influencias. Las que más nos han marcado son aquellas que recibimos de las personas en quienes más confiábamos: nuestros padres, profesores, tutores, médicos, etc. A veces, muchos comentarios lanzados de manera inconsciente influencian de manera negativa en la evolución psíquica o física de un niño y pueden perseguirlo hasta la edad adulta. Por ejemplo, a mí me decían por una parte que mi padre era un enfermo mental y, por otra, que me parecía a él. Inconscientemente deduje que yo era una enferma mental y no fue fácil deshacerme de esta influencia. Fue despertando mi conciencia cómo, una vez más, pude liberarme de esta sugestión mental.

O también, se le puede decir a un niño que no goza de buena salud, que sus pulmones son tan frágiles como los de su padre, o que tendrá tendencia a las varices como su abuela.

Sylvette tiene una tía que padece agorafobia. Su abuela no deja de repetirle lo mucho que se parece a su tía Lise (la que padece agorafobia y está internada en un psiquiátrico), tanto en su manera de moverse como de comer y en el hecho de pasar muchas horas sola. La tía Lise puede, a veces, dejar el psiquiátrico para visitar a su madre. Sylvette tiene mucho miedo de esta tía porque piensa que está loca y teme llegar a parecerse a ella algún día a causa de la comparación que establece su abuela entre ambas. Y, como un miedo alimentado emocionalmente termina por concretarse, Sylvette desarrolla gradualmente todos los síntomas de la agorafobia. Cuando la veo por primera vez se siente presa del pánico: lo que más teme no son los síntomas de la agorafobia sino la posibilidad de volverse loca.

Cuando Gilberte es todavía una niña, su madre le dice a todo el mundo que su hija no goza de buena salud, que estará siempre enferma y que no hay nada que se pueda hacer. De esta manera, Gilberte desarrolla enfermedad tras enfermedad. Luego, se casa y tiene tres hijos. Uno de ellos sufre unas crisis de asma muy severas. El médico le dice que esta enfermedad le afectará durante toda su vida y que siempre tendrá que tomar medicamentos. Gilberte no hace caso de este pronóstico y decide hacer todo lo que esté en su mano por ayudar a su hijo de una manera positiva. Al final, éste logra liberarse por completo de su asma. Pero, aunque ella ha podido ayudar a su hijo, no consigue liberarse de sus propias enfermedades. Cuando comienza a desarrollar esclerosis, le dicen que muy pronto será una inválida y que tendrá que vivir confinada en una silla de ruedas. A pesar de toda su fuerza de voluntad, Gilberte va convirtiéndose gradualmente en una minusválida. ¿Por qué su hijo se ha liberado de la enfermedad y Gilberte no logra hacerlo? Simplemente porque tiene grabado en su memoria emocional lo que su madre le decía acerca de que estaría siempre enferma. Al darse cuenta de que esta programación la influenciaba por completo y al observar que tras la frase "Gilberte no goza de la misma salud que los demás", se escondía sobre todo la ecuación "la quiero y me da miedo de que esté siempre enferma", comprendió que, si era ella quien había creado su enfermedad, ahora podía crear también su curación.

Charles tiene problemas de comportamiento además de ser alcohólico. Sus jefes le recomiendan que vaya a la consulta de un psiquiatra. Su mujer, Elise, lo acompaña a una de las visitas en la que le van a dar el resultado de las pruebas a las que se ha sometido. El psiquiatra, sin pensar en sus palabras, le dice: "siento informarle que padece graves deficiencias mentales". Volviéndose hacia Elise, añade: "señora, si yo fuera usted pensaría seriamente en el divorcio y en rehacer mi vida con otra persona". Al oír estas palabras, Charles responde: "muy bien, voy a encargarme de ello" y se va enfadado. Charles deja de beber pero sigue convencido de que tiene una enfermedad mental. Destruye la relación con su mujer, animándola a salir con otro hombre. Luego, cada vez que empieza a tener una relación más estrecha con una mujer, destroza la relación por miedo de arrastrar a esa mujer a su abismo. En realidad, se siente apesadumbrado y abatido y lo que menos necesita es que le pongan una etiqueta de "deficiente mental" sino que le guíen y le animen durante el proceso de liberación de ese sentimiento de impotencia que le impide vivir.

Hoy en día, a la hora de emprender un proceso curativo, disponemos de todo un abanico de sugerencias hasta el punto de no llegar a saber hacia dónde o a quién debemos dirigirnos. No tenemos más que acercarnos a un centro de salud o de medicinas alternativas o incluso consultar una revista sobre el tema para encontrarnos ante un verdadero supermercado de métodos que van desde los curanderos hasta los magnetizadores, pasando por la homeopatía, la reflexología, la acupuntura, la iridología, la fitoterapia, la hipnoterapia, el reiki, la masoterapia, etc.; sin hablar de las diferentes curas (zumo de uva, baños de mar, etc.), aparatos (ionizador, estimulador eléctrico) y productos (aceites esenciales, hierbas, minerales, cristales, gel de silicio, etc.). Suficiente para volvernos locos. He conocido a muchas personas que han probado casi todos los métodos. Todos ellos son excelentes siempre que no esperemos un milagro. Y es ahí justamente donde está el fallo, porque muchas de las personas que trabajan con esos métodos están tan convencidas de que sus productos o sus técnicas obtienen resultados tan extraordinarios, que nos los presentan como infalibles. Recordemos, sin embargo, que lo que para una persona es la solución no lo es necesariamente para otra.

El camino de la curación pasa por el proceso de buscar la causa del malestar o de la enfermedad para llegar a reconocer el remedio adecuado. Cualquier medio con este enfoque que nos resulte útil, será favorable. Las causas no siempre requieren terapia. Por ejemplo, si escribo en una mesa demasiado alta o demasiado baja durante muchas horas, algunos de mis músculos deben realizar un gran esfuerzo de adaptación y puedo sentir dolor. Una crema, un ungüento o un buen masaje pueden aliviarme por completo.

De la misma manera, una persona que ya no tiene vesícula biliar está expuesta en mayor medida a padecer estreñimiento, ya que la bilis desempeña un importante papel en la contractilidad del intestino. En ese caso, la fibra y algunas hierbas medicinales pueden ser de gran ayuda.

Una pérdida de energía, a consecuencia de un sobreesfuerzo mental o físico, o de una reacción emocional, puede solucionarse con un tratamiento de polaridad, reiki u otro similar.

Todos los métodos son buenos siempre que sean empleados con sentido común. Todo está interrelacionado.

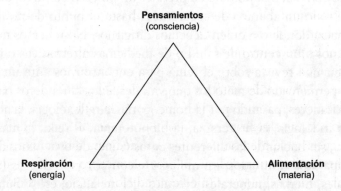

Cuando una persona decide introducir cambios en su alimentación con el objetivo de sentirse mejor, influirá también en su nivel de su energía y conciencia. Si elige trabajar con su respiración (por ej. el yoga), o recibir un tratamiento energético (por ej. reiki), esto también repercutirá en su manera de alimentarse. Incluso sin darse cuenta, esta persona optará por una alimentación más sana y elevará su conciencia.

La que elige trabajar con su conciencia, estará modificando sus frecuencias vibratorias y, por lo tanto, provocando una transformación de la materia. Esto la llevará automáticamente a realizar cambios, tanto relacionados con su alimentación como con los lugares que frecuenta y, en general, con su propia vida.

En resumen, poco importa la vía que elijamos, lo que cuenta es elevar la conciencia para dejar de sufrir manifestaciones desagradables (malestares, enfermedades, etc.). Lo que se pretende es, sobre todo, responsabilizarnos de nuestra vida, ser felices y gozar de buena salud.

La medicina moderna, por su parte, ha evolucionado muy rápidamente en dos aspectos esenciales: el diagnóstico y la terapéutica. Por una parte, gracias a la modernización de sus métodos de diagnóstico, especialmente con imágenes (radiografías, escáner, ecografías, etc.), puede describir de una manera muy precisa las diversas anomalías. Por otra, las intervenciones que se practican en el organismo humano son cada vez más eficaces y técnicas: cirugía con láser, microcirugía, manipulaciones genéticas, medicamentos personalizados, etc.

Con esta incesante sofisticación del gran inventario de "enfermedades" y de posibilidades técnicas, la medicina actual se ve obligada a ocuparse más de nuestro sufrimiento que de nuestro bienestar. Sin embargo, se encuentra en un impasse cuando no se trata de describir o de erradicar una enfermedad sino de comprenderla, es decir, de detectar sus causas, de reconstruir su historia y de darle sentido a nivel humano. Es precisamente este impasse y la imposibilidad de resolver el sufrimiento, a pesar de los espectaculares progresos técnicos, lo que ha favorecido el auge de las llamadas medicinas alternativas, no invasivas, paralelas o suaves, que hacen referencia a unos valores más ecológicos. Pero no son tan diferentes con respecto a la medicina moderna como con frecuencia se pretende señalar. La medicina alternativa se refiere más a los medios utilizados que al propio concepto de enfermedad. Por otra parte, tanto el alópata (médico tradicional) como el fitoterapeuta o el homeópata, etc., tratan con distintos arsenales las mismas enfermedades, como el eczema, la esclerosis múltiple y la artritis.

Mi objetivo no es enfrentar la llamada medicina clásica con la alternativa. Por el contrario, deseo que se reconcilien. La palabra diferencia rima todavía, demasiado a menudo, con la palabra competencia. La complementariedad sería la mejor actitud a adoptar para que los beneficiarios pudieran obtener provecho de ambas. El sentido común radica en elogiar tanto una tecnología punta que permite devolver la capacidad auditiva a alguien que se encontraba privado de ella, como una planta inofensiva que proporciona el mismo alivio que un medicamento químico que provoca efectos secundarios inadecuados.

Pero utilizando el sentido común también podemos impedir que nos extirpen el apéndice sano, con el pretexto de que se va a intervenir cerca de este órgano, o no permitir que, al operar un simple fibroma, nos extirpen la trompa y los ovarios para evitar un presunto riesgo de cáncer. Según esto, ¿por qué no quitar los pechos a las mujeres para protegerlas de un posible cáncer de mama o los testículos a los hombres para evitarles un cáncer de testículos?

Pensarás que esto no tiene ningún sentido, sin embargo es moneda corriente en la práctica médica actual. Lo sé porque he estado nueve veces en la mesa de operaciones. Lo sé también por haber trabajado durante once años en ese medio. Y lo sé por las miles de personas que han venido a mi consulta o han asistido a mis conferencias.

Una señora de 67 años que había vencido un cáncer y se encontraba muy bien, se me acercó al final de una conferencia para pedirme consejo. Me dijo que había comprendido la causa de su cáncer y que lo había solucionado, observando los efectos favorables de su curación. Por prudencia, continuaba realizándose chequeos regularmente. Todos los resultados eran favorables, sin ningún rastro del cáncer; pero su médico le había propuesto de todas maneras una operación que consistía en retirar la médula ósea mediante una punción para después lavarla y volverla a insertar.

Podemos imaginar lo que representaría una operación de este tipo para una mujer de 67 años. Si fuera necesaria para mitigar su sufrimiento o prolongarle la vida, valdría la pena; pero sólo para protegerla con el propósito de evitar una recaída es otro cantar.

John Eccles, Premio Nobel de medicina por sus descubrimientos sobre los procesos químicos responsables de la propagación del flujo nervioso (1963)[1] decía: *"Estas personas se han formado en la escuela materialista. Ésta es un molde extremadamente rígido compuesto por un conjunto de dogmas que no siempre son analizados de manera científica. Por ejemplo, ¡afirmar que nuestra existencia es únicamente biológica sin intentar analizar todo lo que no entra en este marco, con el pretexto de que no es*

---

1. John Eccles. *Psychologie*, nº 100, Julio 1992.

"científico", es un dogma, o peor que eso, una superstición! La ciencia está llena de supersticiones, de creencias de todo tipo. Lo más lamentable es que el público está persuadido de que la ciencia tiene respuesta para todo".

Recuerda que el médico o el terapeuta es un ser humano con sus propios límites y aprehensiones; que puede ser sincero y, sin embargo, equivocarse. No dejes que nadie decida por ti lo que te puede o no beneficiar.

No te contentes con una sola opinión. Consulta y decide lo que tenga más sentido para ti y, si es posible, hazlo de acuerdo con tu supraconciencia, es decir, teniendo la certeza de que es la solución que más te conviene.

Hace aproximadamente dos años, tuve una piorrea alveolo-dental, es decir, una acumulación de infecciones alrededor del cuello de un diente que estaba produciendo una parodontosis (diente descarnado que puede presentar una movilidad creciente y llegar a caerse).

Mi dentista me sugirió que visitara a un periodoncista (especialista en encías). En la clínica de paradontología, me hicieron radiografías de toda la dentadura. Después, el facultativo examinó mis encías pinchando con un pequeño instrumento para medir su resistencia. Mis encías que normalmente no sangran, empezaron a hacerlo. Esto podía explicarse por la brutalidad del reconocimiento. Yo estaba extremadamente tensa porque en mi memoria emocional tenía recuerdos de haber sufrido en el sillón del dentista.

Durante el reconocimiento, tuve la sensación de ser únicamente una dentadura y de que mi cuerpo se prolongaba a partir de ésta, porque lo único que le interesaba al médico eran mis encías y mis dientes. No le preocupaba en absoluto lo que yo podía sentir. Fui a verle de nuevo para que me indicara el tratamiento a seguir. En un principio, me propuso extraer parte de la raíz del diente afectado y luego otra serie de tratamientos, si no, me decía, me arriesgaba a perder todos mis dientes. Como trabajo dando conferencias, mis dientes son muy importantes para la calidad de mi dicción. No me iba a frenar el precio, ni el tiempo, ni el sufrimiento que podía padecer y acepté. El especialista tenía que confirmarme la fecha de la operación, pero esperé dicha confirmación sin llegar nunca a recibirla. Una tarde, la secretaria del periodoncista me llamó por teléfono y me preguntó por qué no me había presentado a mi cita quirúrgica. Le dije que estaba esperando la confirmación, que no me habían avisado. Entonces, me dio una nueva cita a la que yo no quería faltar por nada del mundo, ya que era difícil obtenerla.

La cita era a las once de la mañana. Me llamaron por teléfono a las nueve de la mañana para preguntarme por qué no me había presentado. Le dije a la recepcionista que había anotado mi cita en la tarjeta de visita y que ésta era a las once. Me respondió que, seguramente, había un error puesto que el médico tenía que irse a las diez de la mañana.

Las dos citas a las que no pude acudir me parecieron una señal. ¿Quizá no debía someterme a aquella operación?

Pedí una cita con otro dentista que, inicialmente, me hizo un raspado en el contorno del diente más afectado y me recomendó un tratamiento de canal antes de proceder a la extracción de parte de la raíz del diente. El tratamiento que me proponía se parecía al que me había propuesto el anterior dentista puesto que éste le había enviado mi historial. Tras la primera intervención, que me dejó una gran cavidad donde se acumulaban los restos de alimentos cada vez que comía, pensé que esto no tenía ningún sentido. Empecé a dudar y sentí que era mejor no continuar con ese tratamiento.

Cuando más tarde fui a Nouveau-Brunswick, aproveché para consultar a uno de mis amigos de allí que es dentista y le pedí su opinión. Me respondió: "Claudia, si se tratara de mi boca, yo no lo haría. Aunque se haga un tratamiento de canal y más tarde extraigan parte de la raíz del diente afectado, esto sólo va a contribuir a debilitarlo para finalmente llegar a la conclusión de que necesitas un implante. ¿Por qué no lo conservas tal como está? Por el momento está sólido; si empieza a moverse, pon directamente un implante. Así, habrás ahorrado tiempo, dinero y sufrimiento. En cuanto a tus encías, no son perfectas pero están lo suficientemente sanas como para cumplir con su función".

Me confirmó lo que yo ya sentía. El haber faltado a mis dos primeras citas no había sido una casualidad, y finalmente comprendí lo que me había causado este problema de encías —lo explicaré más adelante en el apartado sobre el simbolismo del cuerpo. Ya no tuve que preocuparme de que el problema volviera a manifestarse. No seguí, pues, el tratamiento que me habían propuesto, mis encías continúan estando bien y sigo teniendo el diente que habría podido perder.

Un médico posee una gran influencia porque la persona que va a su consulta piensa que él es el especialista y sabe mejor que ella lo que le conviene. Le dejamos decidir con demasiada frecuencia cuando más valdría hacerlo nosotros mismos. A un vendedor no le damos la tarjeta de crédito diciéndole que puede poner el importe que quiera. No, comprobamos que el producto y el precio son correctos y recuperamos nuestra tarjeta.

Pero al médico le damos carta blanca con nuestro cuerpo. Cuando me quitaron la vesícula biliar, me hicieron firmar un papel que decía que aceptaba cualquier otra intervención que fuera necesaria. Al despertarme, me dijeron que me habían extirpado el apéndice. Sin embargo, estaba totalmente sano. Entonces me dijeron que habían aprovechado la operación en el abdomen para extirparme el apéndice porque eso me evitaría una posible apendicitis. ¡Como si el apéndice fuera algo inútil para el cuerpo! Eso es una aberración. Esto es lo que a veces sucede cuando damos carta blanca a los que creemos que saben más que nosotros. Al médico le pagan más si, además de la vesícula, quita un apéndice, ¿Pero quién paga la factura? ¡Nosotros!

Sin embargo, no quiero que pienses que todos los médicos actúan así. No. En todos los campos encontramos maestros y personas mediocres, honestas y deshonestas, sinceras y con deseos de ayudar a sus semejantes, y también falsos profetas que utilizan el sufrimiento de los demás en su propio provecho.

Para emplear el propio discernimiento
no se necesita saber de todo.

En un proceso curativo, el médico puede tanto tranquilizarnos y ayudarnos como provocarnos un pánico capaz de originar una nueva problemática o agudizar la afección original. Esto es lo que llamamos impacto iatrógeno.[2]

Martine tiene 18 años y acaba de hacerse con su primer coche. Está contenta de poder llevar a su madre al médico para una consulta preventiva. Un año antes, su madre padeció cáncer de mama y se le practicó una mamectomía. En la consulta, el médico se vuelve hacia Martine y le dice: "Si yo estuviera en tu lugar, me extirparía los dos pechos y me pondría prótesis. Las mujeres que desarrollan cáncer de mama con frecuencia tienen hijas que también se ven afectadas por

---

2. Del griego *iatros*, que significa médico.

este tipo de cáncer". Martine comienza a tener miedo y se siente angustiada cuando, antes, esto nunca se le habría pasado por la cabeza. Se "explora" continuamente y, muy pronto, descubre unos bultitos; pero tiene demasiado miedo como para ir a una consulta médica. La primera vez que la veo, me dice que ya no puede dormir boca abajo porque le duele mucho el pecho.

Durante la terapia, Martine toma conciencia de la forma en que su miedo se manifiesta. Le explico las principales causas del cáncer de mama y comprende lo que llevó a su madre a desarrollar esta enfermedad. Se siente más tranquila, se calma y acepta que sin causa no puede haber efecto. Se libera totalmente de su miedo. Dos meses más tarde, me dice que, tras nuestro encuentro, los dolores han desaparecido y que ya no siente los quistes.

Marylène está en tratamiento por un cáncer de mama. Su médico le recomienda realizar una prueba para averiguar si tiene cáncer en el cuello uterino. Un tiempo después de haber realizado la exploración, la llama por teléfono para decirle que se han detectado células anormales en su frotis y que quiere hacer una colposcopia. Al oír las palabras "células anormales", Marylène piensa "Ya está, estoy acabada, el cáncer está extendiéndose por todo mi cuerpo". La angustia de morir se apodera de ella; piensa en ello día y noche y se preocupa sobre todo por los niños. Dos meses después, le aparecen unas manchas en los pulmones y seis meses después, le anuncian que tiene metástasis en los pulmones, es decir, un cáncer secundario de pulmón.

No fueron las células cancerígenas de sus pechos las que emigraron a los pulmones, sino más bien ese miedo angustioso de morir unido a todo lo que había oído decir acerca de lo que había originado este nuevo cáncer.

¿Cuántas personas que se han enfrentado con un primer cáncer, desarrollan un cáncer secundario de pulmón? ¿Tendrían tanto miedo de morir?

Palabras como "cáncer, esclerosis múltiple, seropositividad" y otras, no tienen subjetivamente el mismo tono para el médico que para el paciente. Para el médico en ejercicio de su profesión, es un diagnóstico entre muchos otros. Pero para el paciente que está afectado, el cáncer es con frecuencia sinónimo de sufrimientos y amenazas graves; la esclerosis puede significar una pérdida de autonomía, quizá la silla de ruedas; y qué decir de la famosa prueba para diagnosticar el retrovirus VIH que siembra el terror actualmente.

Detengámonos unos momentos y preguntémonos qué efecto puede tener sobre el psiquismo de una persona el hecho de saber que es seropositiva. ¡Cuestión bastante secundaria para el virólogo ocupado en analizar en sus probetas las sutilidades bioquímicas de los virus!

Y cuestión interesante para los psicólogos y terapeutas que intentan conservar la moral de la persona abrumada por esta noticia.

Pero, para la persona en sí, es una realidad con la que debe vivir. Una decidirá luchar contra la enfermedad y recurrirá al AZT, la dietética, la medicina holística o la oración, según sus creencias. Otra lo tomará con tranquilidad hasta que un día consulte a un especialista por una infección y éste le anuncie que está aquejada de sida. Se sentirá conmocionada y no se lo creerá. Otra más pedirá a su cónyuge que la deje e intente rehacer su vida y se hundirá en el aislamiento, desesperándose cada vez más. Muchas sentirán pánico e intentarán tranquilizarse a la más mínima "manifestación" sospechosa, multiplicando los reconocimientos médicos y los tratamientos, manteniéndose así en un continuo estado de ansiedad. Por último, otras venderán todo lo que poseen y vivirán como si no les quedara más que un año o dos de vida, preparándose ya psicológicamente para morir.

Cada uno reaccionará con los recursos propios de su personalidad, pero podemos distinguir dos grandes tendencias: la de hundirse en un proceso de desesperación y abandono, encerrándose en uno mismo y esperando el final y la de asumir el impacto pero sintiendo que se tiene una espada de Damocles suspendida sobre la cabeza. Y esto es lo que ocurre a menudo. Tras meses o años de seropositividad asumida sin demasiada dificultad, estas personas viven un conflicto que repercute en su cuerpo, según las leyes de causa y efecto. Si el médico ha establecido el diagnóstico de seropositividad y el paciente se lo ha tomado al pie de la letra, la espada, hasta ese momento suspendida, le traspasa y es el comienzo del fin que puede acaecer en muy poco tiempo.

¿Y SI LA ECUACIÓN VIH-SIDA FUERA FALSA?

¿Y si el hecho de mantener ese estado de ansiedad y los tratamientos prescritos, y no la presencia del virus VIH, fueran los responsables de la destrucción del sistema inmunitario? Ésta es la conclusión de varios especialistas en este tema, entre ellos la del eminente investigador americano Peter Duesberg.

Peter Duesberg es profesor de biología molecular en la universidad de Berkeley y miembro de la Academia Nacional de Ciencias. Goza de fama internacional y su especialidad en virología le ha llevado a participar en la descodificación química del VIH. Familiarizado con la patología viral y los retrovirus en particular, tiene muy en cuenta las lagunas e incoherencias relacionadas con lo que considera haberse convertido en un dogma ciego: el sida está engendrado por este retrovirus. También señala otros argumentos:

– El VIH afecta a una cantidad de linfocitos menor que el índice natural de renovación de estas células;
– La ausencia de la enfermedad en los chimpancés infectados de manera artificial;
– La proporción mucho mayor de seropositivos que pasarán a la fase de sida en Occidente en relación con África;
– La gran cantidad de casos de sida diagnosticados clínicamente que se desarrollan sin el virus VIH y sin siquiera anticuerpos. Este fenómeno es contradictorio con la doctrina de la etiología específica que enseña que para poder establecer una relación de causalidad entre un germen y una enfermedad infecciosa, es indispensable que el 100% de los individuos afectados por esta enfermedad estén contaminados por el germen responsable.

Peter Duesberg ha llegado a la conclusión de que la ecuación VIH = SIDA es falsa, que el virus es seguramente muy antiguo, pero inofensivo en sí. Sigue creyendo en una afección inmunitaria, de acuerdo con la medicina más ortodoxa, pero la relaciona con otros factores, especialmente con las drogas utilizadas por los homosexuales, con diversas formas de toxicomanía y con la malnutrición.

Las siguientes afirmaciones son más graves todavía: el principal medicamento contra el sida que es el AZT, podría provocar daños mayores en el organismo, especialmente en el sistema inmunitario, puesto que se trata de un producto citostático (familia de sustancias que inhiben la división celular) que participa directamente en la propagación del sida. Y éste es el producto que se receta a las personas seropositivas.

Estas repercusiones tienen graves consecuencias puesto que esto significa que el sida no es una enfermedad infecciosa y no tiene nada que ver con la sexualidad. En cuanto al tratamiento preconizado, se parece más a un genocidio terapéutico.

No logro encontrar un solo virólogo que pueda ofrecerme pruebas que demuestren que el VIH es la causa probable del sida. – Dr. Kary Mullis (inventor de la reacción en cadena de la polimerasa, mundialmente utilizada en ingeniería genética).

Si nuestras críticas demuestran ser justas, declaran los investigadores alternativos que han fundado el grupo para la reevaluación científica de la hipótesis VIH = SIDA, la relación VIH-SIDA podrá considerarse como el mayor disparate médico de este siglo.

Es muy importante decir a las personas afectadas que el sida no lleva inevitablemente a la muerte, sobre todo si se procura suprimir los cofactores que agravan la enfermedad. Los factores psicológicos son críticos para mantener la función inmunitaria. Si a alguien se le suprime el apoyo psicológico, anunciándole que está condenado a muerte, sólo estas palabras pueden ya representar una condena para él. – Prof. Luc Montagnier (descubridor oficial del virus VIH).

¿Y SI EL VIH NO FUERA EN DEFINITIVA MÁS QUE UN VESTIGIO DE VACUNACIÓN?

El VIH fue "descubierto" oficialmente en 1.983 por el profesor Luc Montagnier en el Instituto Pasteur en París. Algunas personas han estudiado esta cuestión realizando asombrosos descubrimientos que les han llevado a la conclusión de que el VIH era una pura creación de laboratorio y no el descubrimiento de un virus ya existente.

Robert Strecker, médico gastroenterólogo y doctor en farmacología, ha llegado a la conclusión de que "*el sida se ha provocado deliberadamente, voluntaria o involuntariamente, con las vacunas contra la hepatitis B en los homosexuales*". También está convencido de que el continente africano ha sido contaminado de la misma manera, durante las campañas de vacunación contra la viruela, para estudiar, a petición de la OMS,[3] los efectos de determinadas bacterias y virus. Explica que el VIH no puede venir de la naturaleza, por la gran diferencia que existe respecto a otros virus conocidos. En lugar de ello, se trataría del resultado de un clonaje de virus animales.

Essex y otro investigador, Abroy, se preguntan si la contaminación no se habría efectuado por vía médica, es decir mediante productos fabricados con sangre de monos, tales como la vacuna oral contra la polio (Sabin) y otros componentes de medicamentos.[4]

Recordemos, sin embargo, lo que decía Claude Bernard (biólogo): *"el microbio no es nada, el entorno lo es todo"*.

¿Quién no ha recibido la vacuna Sabin contra la polio?

Estoy convencida de que, si se realizaran pruebas para detectar el VIH en una población sana, supuestamente no seropositiva, se encontraría una cantidad sorprendente de personas seropositivas. Seropositivo significa únicamente haber estado en contacto con el retrovirus VIH.

¿Y si ese contacto, al contrario de lo que se nos ha querido hacer creer, no fuera más que un vestigio de alguna vacuna recibida? ¡Qué alivio para la persona que ya no puede vivir tras anunciarle que es seropositiva! Y sin embargo, esta es la conclusión a la que han llegado eminentes profesores, investigadores y médicos a los que se quiere silenciar.

El profesor Peter Duesberg fue marginado por sus colegas, apartado de los debates y los medios de comunicación y se le retiraron las subvenciones para sus investigaciones sobre el cáncer.

El doctor alemán Ryde Geerd Hamer, cuyo enfoque difiere fundamentalmente de la teoría científica prevalente, por tener en cuenta el psiquismo del individuo y el funcionamiento de su cerebro sin limitarse únicamente a los aspectos orgánicos y sintomáticos de la enfermedad, fue expulsado de por vida del Colegio de médicos en 1.986. Le está prohibido ejercer la medicina. Además, lo han amenazado varias veces con internarlo en un hospital psiquiátrico y es ignorado por los medios de comunicación.

---

3. Organización Mundial de la Salud.
4. *Sida, la vía del mono*, Science&Vie, nº 821, Febrero 1.986.

Podemos preguntarnos por qué se quiere silenciar a los que intentan únicamente despertar a sus hermanos y hermanas para que recobren la salud. ¿Será que la enfermedad es una empresa muy lucrativa?

Una de mis alumnas, enfermera de profesión, me dijo un día: "Cuando nos ponen una vacuna, entramos en contacto con uno de esos microorganismos y entonces somos seropositivos a ese virus, a esa bacteria o a esa toxina bacteriana, eso es lo que se busca. Sin embargo, cuando entramos en contacto con el virus del VIH y somos seropositivos a este virus, entonces el asunto es más grave y tenemos que ponernos en tratamiento". ¡Averigua por qué!

Se puede ser seropositivo y dormir tranquilamente a pierna suelta. El VIH solo no causa el sida. Sin deficiencia inmunitaria, no hay sida. El sida es una enfermedad de autodestrucción relacionada casi siempre con la culpabilidad de vivir. Profundizaremos más en el capítulo "Cómo liberarse del dolor de vivir".

Todo esto sólo puede conducirnos a reconsiderar el diagnóstico y la vacunación. Desde hace años, asistimos a diferentes campañas publicitarias que han influenciado, y siguen haciéndolo, a poblaciones enteras para que se vacunen y participen en los diagnósticos precoces. Pero, ¿es realmente algo positivo para nosotros? Todo depende del punto de vista con que lo miremos.

Desde el punto de vista médico esta práctica es lógica, ya que se considera que la mayoría de los tumores no se manifiestan clínicamente hasta después de mucho tiempo y que un tumor canceroso, que no pueda detenerse por sí mismo, debe ser extirpado para que el cuerpo tenga la posibilidad de curarse.

Pero, si lo miramos desde un punto de vista basado en las leyes biológicas, descubrimos otra realidad muy diferente: los cánceres son perfectamente reversibles en el momento en el que se resuelve la causa que los origina. Entonces pueden transformarse en tumores inofensivos e inactivos.

Pongamos el ejemplo de una persona que ha atravesado un periodo muy difícil de su vida y ha generado, sin saberlo, un cáncer. Una vez superadas sus dificultades, este cáncer se detendrá en la fase de un tumor sin consecuencias.

El descubrimiento del tumor mediante pruebas de diagnóstico, puede sumirla de golpe en un estado de ansiedad, de mutilación y de penosos tratamientos. El tumor que evoluciona causa sufrimiento a nivel emocional y se debe intervenir para aliviar a la persona a la vez que se la ayuda a liberarse de la causa que ha creado el tumor.

Recuerdo una situación que viví cuando empezaba a trabajar en el hospital y tenía que quedarme a veces de guardia por la noche para cubrir las urgencias de los departamentos de bioquímica y hematología. Habían operado a una señora para retirarle un importante tumor en el hígado y llevaba varias horas en el quirófano recibiendo una cantidad de sangre impresionante. Yo ya no lograba encontrar sangre que fuera compatible. Se lo dije al médico que insistía en que le enviara sangre rápidamente y le expuse todos los riesgos. Me respondió: "De todas maneras, va a morir". La señora murió efectivamente. Enviaron su tumor a Washington para realizar un estudio más profundo. Cuando llegó el resultado, vieron que se trataba de un tumor congénito inofensivo. El problema por el que la paciente había ido a la consulta era una úlcera de duodeno, pero el médico, impresionado al observar tal tumor en la radiografía, olvidó dicha úlcera para combatir el tumor. Detección y diagnóstico, sí, pero no sin tener en cuenta el conjunto de factores que vive la persona.

Un extremo consiste en hacerse reconocimientos súper exhaustivos o tener que pasar una batería de pruebas cada vez que vayamos al médico. El otro, es no tener en cuenta los dolores o malestares que padecemos. El equilibrio consiste en estar atentos a lo que sentimos, en buscar la correlación con lo que vivimos y en ir a la consulta del médico si es necesario. Esto no excluye hacerse una mamografía puntualmente o un chequeo general cada año o cada dos años.

¿Y LAS VACUNAS?

El organismo debe permanecer libre de cualquier contaminación durante tanto tiempo como sea posible y debe mantener su vitalidad con la fisioterapia. Actualmente, nosotros mismos nos creamos enfermedades y vamos hacia la cancerización generalizada y las debilidades mentales por encefalitis, a causa del uso de medicamentos, vacunas y otros abusos quimioterápicos. –Profesor Leon Grigoraki, doctor en ciencias de la facultad de medicina de Atenas.

A continuación viene la declaración de un eminente pediatra americano, el Dr Robert S. Mendelsohn, respecto a las vacunas: "La vacunación se ha introducido de una manera tan hábil y rápida que la mayoría de los padres creen que es el milagro que hará desaparecer muchas de las horribles enfermedades del pasado. Yo mismo he utilizado vacunas durante mis primeros años de práctica, pero me he convertido en un oponente tenaz a la vacunación en masa a causa de los múltiples riesgos que representa. El tema es tan amplio y complejo que merecería todo un libro. Sólo puedo comunicaros la conclusión a la que he llegado: la vacunación en masa representa, por su inutilidad, la mayor amenaza para la salud infantil".

Eva Lee Snead, pediatra y autora de varios trabajos científicos y de los libros *Some Call it Aids... I Call it Murder* y *The Connection between Cancer, Aids, Immunizations and Genocide* ha emprendido, desde hace varios años, una serie de investigaciones médicas sobre el aumento de los índices de cáncer y leucemia en los niños. Establece la semejanza de los síndromes clínicos del VIH y los del SV40 de los monos verdes de África. Se ha encontrado el SV40 en algunos individuos, pero la única manera de que un ser humano tenga el SV40 del mono es ingiriendo su carne o inoculándoselo con una vacuna. Se ha comprobado que el SV40 causa anomalías congénitas, leucemias, cánceres y una grave inmunosupresión; todos ellos son síntomas parecidos a los del sida. Esta pediatra demuestra la responsabilidad de las vacunas en la aparición del sida y en el aumento de leucemias y cánceres infantiles.

Alexander Horwin nació el 7 de Junio de 1.996 en Francia y murió el 31 de Enero de 1.999 a consecuencia de un sarcoma leptomeníngeo. Su historia se parece a la de muchos otros niños aquejados de cáncer o leucemia. A Alexander Horwin le inyectaron 16 vacunas antes de que cumpliera 17 meses. A partir de los cuatro meses, manifestó trastornos de sueño y un gran nerviosismo; lloraba y gritaba varias veces durante todas las noches con periodos de espasmos y convulsiones. Después aparecieron infecciones de oído y dolores de vientre. Cuando tenía un año, sus piernas se cubrieron de un eczema. Se le prescribió una crema de cortisona que no le hizo ningún efecto. Aún así, le siguieron poniendo vacunas de refuerzo. Cuando comenzó a vomitar, el pediatra diagnosticó que tenía una infección viral.

Alexander tenía dos años cuando le detectaron un tumor en el cerebro, un meduloblastoma. Tras dos operaciones que duraron 16 horas, las autoridades gubernamentales y médicas obligaron a sus padres a someterle a quimioterapia. Finalmente murió de un sarcoma leptomeníngeo. Un análisis del tejido tumoral extraído del cerebro de Alexander reveló la presencia del virus SV40 considerado carcinógeno. Aunque esta vacuna fue más tarde retirada del mercado, en la actualidad encontramos este virus en muchos cánceres. El SV40 se asocia a menudo con el meduloblastoma, el más frecuente de los tumores cerebrales en pediatría. ¿Es una simple coincidencia?

En 1.997, durante una conferencia sobre el SV40, los investigadores consideraron "el enorme aumento del surgimiento de mesoteliomas durante la segunda mitad del siglo XX, que coincidió con la desafortunada inoculación a millones de personas de la vacuna antipolio, contaminada por el SV40".

Los científicos comienzan a comprender que inocular miles de millones de virus en un organismo es algo anormal que genera en el cuerpo una reacción anormal. Si el sistema inmunitario de un niño está suficientemente desarrollado y es suficientemente fuerte, podrá hacer frente a esta agresión. Pero si su sistema inmunitario no es lo bastante fuerte o si esta repentina invasión viral le produce una reacción intensa, puede que no sea capaz de luchar contra ninguna otra agresión.

Una de mis amigas tuvo una niña prematura que se quedó sorda tras su primera vacuna.

Los fabricantes de vacunas confiesan que no se debería vacunar a un niño que no disponga de una respuesta inmunitaria satisfactoria. Pero aquí existe una contradicción porque, según el informe del Comité médico de la Fundación de la deficiencia inmunitaria publicado en 1.992, "la mayoría de las deficiencias inmunitarias no pueden diagnosticarse antes de un año de edad". Sin embargo, antes de cumplir su primer año, el niño ya ha recibido una buena dosis de vacunas.[5]

Desde Pasteur, se consideraba que los cultivos de agentes patógenos debilitados o muertos eran la base de la inmunidad. Se creía que

---

5. Sacado de Bio-Forum de la revista *Bio-Contact*, Agosto 2001.

una enfermedad inoculada de forma amortiguada mediante una vacuna, provocaba la formación de anticuerpos en el organismo capaces de enfrentarse victoriosamente a las formas activas de la enfermedad. Sin embargo, los trabajos de un científico ruso, el profesor Bochian, sobre el polimorfismo de la materia viva y la importancia del entorno, reducen esta hipótesis a la nada...

Bochian ha logrado producir cultivos vivos de agentes patógenos a partir de vacunas muertas... El hecho de obtener microbios vivos y virus a partir de diferentes sustratos, incluidas preparaciones consideradas hasta ahora como estériles, confirma que los límites de vida de ciertos organismos, como los virus, se encuentran mucho más allá de los límites establecidos por la ciencia en la época de Pasteur.

El doctor Vanoli no tiene pelos en la lengua: *"Las vacunas impuestas a los niños, son la causa del aumento de cánceres"*.

En Francia, de 1.950 a 1.982, el número de muertes provocadas por el cáncer ha aumentado más de un 70%. (*Le Monde*, 27 de Junio de 1.985).

Otros médicos continúan previniéndonos. El Dr. Doux declara: *"En mi opinión la cuestión fundamental, que únicamente los homeópatas han sido capaces de plantear, son las secuelas a largo plazo de las vacunas. El desorden celular generado por las agresiones microbianas CREA EL LECHO DEL CÁNCER y explica en parte el lento e inexorable desarrollo de esta plaga en nuestros días. Virus que, por separado, no presentan patogenicidad alguna, pueden provocar cánceres cuando se encuentran asociados con otros.*

Combinando un inofensivo virus de babuino y un inofensivo virus de ratón, los biólogos han creado un híbrido que desencadena el cáncer, no sólo en babuinos y en ratones sino también en perros, chimpancés y en cultivos de células humanas". (*Science&Vie*, Junio 1.979).

Actualmente, los médicos reconocen que el virus VACCINIA puede activar otros virus, pero hay división de opiniones en cuanto a si ha sido el principal catalizador de la epidemia del sida. (P. Wright, *The Times*, 11 Mayo 1.987).

Estos descubrimientos tienden a mostrar que el capital inmunológico se encuentra sustancialmente disminuido en los numerosos niños que han sido sometidos a programas de vacunación normales". (Drs Kalokerinos y Dettman, del Biological Research Institute de Australia, "The dangers of immunization", 1.979).

En muchos países, los niños deben estar obligatoriamente vacunados para poder ir a la escuela. De hecho, esto es lo que motiva con frecuencia a los padres a vacunar a sus hijos. Otros lo hacen sistemáticamente sin pensar, creyendo en la falsa propaganda de que las vacunas los protegen.

La vacuna es un cuerpo extraño que ataca nuestro sistema inmunitario. Si la frecuencia vibratoria que sintonizamos hace que no tengamos fuerza para luchar porque atravesamos un periodo de desánimo, este agresor que habíamos logrado neutralizar puede reavivarse para atacar con fuerza nuestro sistema inmunitario.

Sin esta frecuencia vibratoria, el virus permanece inofensivo. ¿Por qué arriesgarnos inútilmente? Mientras actuemos como corderos de Panurgo,[6] dejaremos en manos de las autoridades el derecho de decidir nuestro capital de salud y el de nuestros hijos.

El Dr Bernie Siegel dividía a sus enfermos en tres categorías. Mi propia experiencia me ha demostrado la veracidad de su clasificación:

La primera categoría, que comprende de un 15% a un 20% del conjunto, no desea curarse en absoluto. Consciente o inconscientemente, estas personas desean morirse para huir de problemas que les parecen insuperables. La enfermedad, la incapacidad o la muerte les dan el pretexto para ello.

La segunda categoría engloba a la mayoría, es decir, de un 60% a un 70%. Son los que se ponen totalmente en manos de su médico, creyendo que él es quien va a curarles con su arsenal de medicamentos. En realidad, creen en la píldora que hace milagros o en la operación que va a solucionar su situación. ¿Cómo podemos extrañarnos de que la medicina se haya convertido en un negocio tan próspero? Ningún comercio puede sobrevivir sin compradores.

El Dr. Siegel decía de esta categoría que, si se les diera a elegir entre una operación o cambiar su manera de vivir, de pensar o de reaccionar a fin de solucionar su problema, la mayoría elegiría la operación.

La tercera categoría agrupa, según el doctor Siegel, del 15% al 20% del conjunto pero, en mi opinión, va en aumento. Son personas

---

6. En "Gargantúa y Pantagruel" de Rabelais, persona cuya conducta y opiniones se modelan según las de su entorno.

que renuncian a comportarse como víctimas y deciden hacerse cargo de su salud. Intentan comprender qué ha podido conducirles a desarrollar un determinado malestar o enfermedad. Están abiertos y quieren aprender. No tienen miedo a mirarse de frente. Están preparados para efectuar las transformaciones necesarias que les ayuden a volver a sentirse sanos y en plena forma. Han comprendido que la desaparición de una manifestación o de un síntoma no significa curarse y que la única curación auténtica es la auto-curación.

Los individuos que forman parte de esta tercera categoría no ven a su médico como omnisciente. Lo ven como un compañero de equipo en el proceso de curación que han emprendido.

Si poseemos la capacidad de crear la enfermedad, también tenemos el potencial para liberarnos de ella.

La medicina tiene en cuenta las estadísticas de evolución y defunción para cada enfermedad pero no tiene cifras relativas a la auto-curación, por la simple y sencilla razón de que, cuando nos curamos, ya no necesitamos al médico. Si se tuvieran estadísticas sobre la auto-curación, muchos pronósticos sombríos dejarían de causar tanto terror.

Según el doctor Hamer, quien ha revolucionado la medicina con un nuevo concepto del enfoque médico, no es un cáncer de cada 100.000 el que se cura espontáneamente, sino como mínimo un 70% de ellos. A menudo es la medicina la que agrava la evolución de la enfermedad.

La realidad es que, hoy en día, la mayoría de las personas aquejadas de cáncer mueren de pánico. Ahora bien, este pánico totalmente superfluo es de origen iatrogénico, es decir, está provocado por los médicos que con sus pronósticos pesimistas, desencadenan nuevos shocks y nuevos cánceres, bautizados como "metástasis" por la medicina clásica. Cualquier médico debería haber sospechado, en un momento u otro, que no hay otra explicación para un hecho que todos conocen tan bien, ya que es extremadamente raro encontrar un cáncer secundario en un animal. – Dr. Hamer

Lo que más necesita una persona enferma es que la tranquilicen y que después la guíen hacia un proceso de auto-curación. Lo que no necesita en absoluto es asustarse y sentirse condenada por pronósticos sombríos.

Podemos demostrar un mínimo de sabiduría eligiendo, entre el gran abanico de facultativos y terapeutas, a aquellos o aquellas que sepan calmarnos y mostrarnos la vía de la auto-curación, a la vez que nos acompañan con los medios de los que disponen.

Por último, también deberíamos tener cuidado con otra fuente de influencia: los futurólogos que predicen cosas sobre nuestro futuro. Algunas de esas predicciones pueden ser agradables de oír mientras que otras pueden crearnos un estado de ansiedad devastador para nuestra salud.

Recordemos que ninguna predicción tiene una certeza total; no son más que probabilidades que podemos evitar o transformar.

Tras una visita a un médium, Sandra desarrolló quistes en los ovarios. En aquel momento, estaba casada con Paul, a quien quería mucho, y su mayor deseo era tener hijos. Paul, sin embargo, no se sentía preparado para asumir el papel de padre y retrasaba el momento de tenerlos. Sandra preguntó a este médium cuántos niños tendría con Paul y éste le respondió que no tendría nunca hijos con Paul porque él tenía una misión demasiado importante como para asumir el papel de padre.

Para ella, esto fue un auténtico shock y le causó mucha tristeza. Cuanto más se comprometía Paul en sus negocios, más pensaba Sandra en lo que el médium le había dicho. Seguía sintiéndose triste sin ni siquiera haber hablado con su marido de ello.

Le sugerí que escribiera en un trozo de papel lo que el médium le había dicho y que añadiera una afirmación de este tipo: "Pido a mi mente consciente e inconsciente que rechace total e inmediatamente cualquier afirmación que haya oído que no me sea totalmente favorable y que la sustituya por lo que pueda contribuir a mi felicidad y a mi bienestar. Pido poder acoger a almas luminosas para guiarlas en su camino si esto está de acuerdo con mi plan evolutivo. Me entrego a la Sabiduría divina y dejo que se manifieste la situación ideal".

Sandra se curó de sus quistes. Seis meses más tarde, me anunció que estaba embarazada. Trajo al mundo a un precioso niño y dos años después a una niña adorable.

Por lo tanto, hemos de tener cuidado con las influencias que podemos recibir de aquellos en los que depositamos nuestra confianza.

Y tengamos cuidado también nosotros con aquello que sugerimos a los demás. Pienso sobre todo en los padres y en las personas que trabajan en el ámbito de la salud. Debemos seleccionar bien las sugerencias y observaciones que hacemos, intentando que sean siempre positivas y den ánimos porque, de una u otra manera, continuarán su propio camino.

CAPÍTULO 4

Cómo utilizar las programaciones de manera adecuada

¡Cada hombre construye en cada instante su futuro, el del planeta y el del universo entero! Cuanto más se eleva el nivel de conciencia, más aumentan las vibraciones de nuestro entorno y más se armoniza y se "diviniza" la tierra.

André Harvey

Para comprender cómo las programaciones pueden influenciar favorable o desfavorablemente a nuestra vida, veremos la relación entre la consciencia, el inconsciente, el subconsciente y la supraconciencia.

El consciente es la facultad que nos permite conocer nuestra realidad y pensar sobre ella.

El ser humano es el único, en todo el reino de la naturaleza, que puede ser consciente de sí mismo cuando está despierto y esto se debe al perfeccionamiento de su neocórtex.

Cuando sueña, mientras duerme, se encuentra en un estado de conciencia animal. Cuando duerme y no sueña, está en la conciencia vegetal.

Aunque el ser humano sea el único de la creación con una conciencia objetiva, ésta es muy limitada. Sólo podemos ser conscientes de lo que percibimos con nuestros cinco sentidos, de lo que hemos aprendido y de lo que recordamos.

Por ejemplo, sabemos que no podemos ver los rayos infrarrojos o ultravioletas ni oír ultrasonidos o infrasonidos a través de nuestros sentidos. Nuestros receptores, ojos y oídos, son demasiado limitados para captarlos, lo cual no significa que no existan.

Lo mismo ocurre con los conocimientos que hemos adquirido. Son muy limitados respecto a todo el conocimiento que el mundo material puede contener, sin hablar de todo lo que existe más allá de ese mundo.

Con nuestra memoria ocurre algo parecido. Nos acordamos conscientemente de muy pocas cosas en comparación con todo lo que nuestra memoria inconsciente puede contener.

Por ello digo que la consciencia nos permite conocer y pensar sobre "nuestra propia realidad" y no sobre la realidad. La realidad es ilimitada. A través de nuestros sentidos sólo podemos tomar conciencia de una pequeña parte del Universo.

Sin embargo, cuanto más ampliamos el campo de nuestra conciencia, más podemos intervenir para transformar favorablemente nuestro mundo y mejor podemos gobernar nuestra vida.

Por el contrario, cuanto más limitado es el campo de nuestra conciencia, más sufrimos las embestidas del mundo que hemos creado con nuestra propia ignorancia.

En cada momento creamos nuestra realidad mediante los pensamientos que sintonizamos, las palabras que pronunciamos y las elecciones que hacemos. Si elegimos escuchar música o canciones tristes, nuestra realidad se volverá forzosamente triste, seamos o no conscientes de ello.

IGNORAR LAS LEYES NO EVITA SUS EFECTOS Y EL HECHO
DE CONOCERLAS LOS AMPLIFICA

Cuando era adolescente, me gustaba especialmente una canción de Richard Anthony que escuchaba a menudo. Esta canción se titulaba "Un mundo" y terminaba así: "Si algún día me dejaras, está escrito que mi vida, toda mi vida se habría acabado". Yo encontraba esta canción muy bonita. Sin embargo, ignoraba que el simple hecho de escucharla podía repercutir negativamente en mi vida.

Después de esto, cada vez que conocía a un hombre, inconscientemente intentaba crear un mundo para ambos y, cuando él me dejaba, sólo me daban ganas de dejar este mundo porque ya no tenía ningún sentido para mí.

Puede que pienses que esta canción podría influir de manera diferente en otra persona y es verdad. Una persona puede ser más sensible a determinadas vibraciones que otra, dependiendo de lo que tenga en su memoria emocional o de las lecciones que deba asimilar.

Hace algún tiempo, me encontré a un amigo que conocí durante un viaje a Francia. Había perdido su rastro y él el mío. Me encontró a través de un periódico que había publicado mi foto. No nos habíamos hablado desde hacía 14 años. Sus primeras palabras fueron: "Has conseguido tu arco iris". Me quedé desconcertada y él añadió: "¿No recuerdas que, cuando nos conocimos, siempre cantabas esa canción?". Y era cierto. A principios de los años ochenta, me gustaba esta canción interpretada por Nicole Croisille que decía más o menos:

"Hay días en los que no sabemos si tenemos ganas de hacer el amor o de morir; las luces de neón de los bares brillan por la noche, en la mesilla de noche somníferos para dormir. En mi vida, he tenido altos y bajos, pero no lo he olvidado. Hoy nada funciona pero mañana todo irá bien. Mi arco iris, sí lo conseguiré, mi arco iris. Tras los años negros, siempre hay un día maravilloso en el que tenemos una cita con el amor. Siempre hay una noche maravillosa en la que tenemos cita con la gloria. Mi arco iris, sí lo conseguiré, mi arco iris".

Los años ochenta fueron difíciles para mí y estuvieron marcados por una tentativa de suicidio con somníferos. Pero en noventa días tuve una cita con el amor. Nos casamos en el noventa y tres, y el día de nuestra boda, al salir de la iglesia, se dibujó un magnífico arco iris en el cielo, a pesar de que no había caído ni una sola gota de agua.

Todo, sin excepción, no es más que frecuencias vibratorias, ya se trate de colores, sonidos, olores, objetos que conocemos o fenómenos que se producen.

Nuestra realidad se crea en nuestro cerebro. El exterior no es más que un vasto océano vibratorio que se mueve a diferentes frecuencias, ya sean o no perceptibles por nuestros sentidos.

La diferencia fundamental entre la persona que gobierna su propia vida y aquella que la padece es que la primera está al mando de su instrumento, el cerebro, mientras que quien la padece sigue sus órdenes.

Elige si quieres ser el programado o el programador. Para convertirte en programador, deberás prestar más atención y vigilar lo que dejas entrar en ese ordenador a través de tus cinco sentidos.

Deberás vigilar sobre todo los ojos y los oídos, que son los principales receptores, para no permitirles que carguen tu inconsciente y tu subconsciente con informaciones que te influyan de manera desfavorable.

El inconsciente corresponde a lo que no es consciente, a lo que se produce a nuestras espaldas, a lo que ha sido olvidado pero que, sin embargo, continúa manifestándose. Por ejemplo, una gran parte de nuestras reacciones son inconscientes. Están relacionadas con uno o varios recuerdos olvidados, alojados en la memoria emocional.

Tomemos el caso de una mujer que, cada vez que veía su casa desordenada o sucia por obras, se ponía muy tensa y refunfuñaba contra su marido y sus hijos cuando, en realidad, ellos hacían todo lo posible para ayudarla a arreglar ese desorden.

Un día, su esposo le preguntó qué era lo que le recordaba el desorden. Fue entonces cuando recordó que, siendo niña, en casa de sus padres, reinaban el desorden y la violencia, y ello la hacía vivir en un clima de miedo continuo mientras que, en casa de su mejor amiga, todo estaba siempre ordenado y predominaba la armonía. Por lo tanto, cada vez que veía su casa ordenada se sentía en paz, mientras que cuando estaba desordenada se ponía automáticamente tensa y nerviosa.

Podría decirse que el inconsciente es el piloto automático del cerebro que recurre al cerebro límbico y al hipotálamo. La mayoría de los seres humanos piensan, hablan y actúan de manera automática, según la educación y las influencias que han recibido. No son conscientes del alcance de sus pensamientos ni de sus palabras.

El subconsciente es el ejecutor. No piensa, se contenta con obedecer. Por esto se le compara a menudo con un asistente que posee un inmenso poder, pero que no tiene capacidad de discernir. El subconsciente comprende los mensajes simples, las directivas precisas y las imágenes. Recurre todavía más al hipotálamo. Al ser parte de ese ordenador humano que es el cerebro, tiene la capacidad de conectarse al gran ordenador central que rige todo lo que es vibratorio a fin de poder manifestar en nuestro mundo la orden que ha recibido.

Al igual que el inconsciente, el subconsciente funciona con el piloto automático, pero puede recibir órdenes tanto del consciente como del inconsciente. La principal diferencia entre el inconsciente y el subconsciente es que el inconsciente puede despertarse y volverse consciente.

Otro punto extremadamente importante a tener en cuenta en nuestro estudio y del que podemos obtener grandes ventajas, es que el inconsciente y el subconsciente son incapaces de ver la diferencia entre una imagen real y una imaginaria. En los dos casos, la imagen es percibida como real por nuestro cerebro, nuestro sistema nervioso y nuestro cuerpo.

Por ejemplo, cuando dormimos, estamos en un estado inconsciente pero si soñamos que alguien corre detrás de nosotros para matarnos y tenemos mucho miedo, nuestro corazón empieza a latir muy deprisa. Ese momento, que pertenece al mundo de las sensaciones, nos parece real. Sólo la conciencia cuando nos despertamos nos hace decir: "No era más que un sueño". Sin embargo, ese sueño repercute en nuestro cuerpo y, por extensión, en todos nuestros órganos.

Cuando tenemos miedo, aunque éste no provenga de nuestra imaginación, repercute en nuestro cuerpo de la misma manera que cuando tenemos miedo en una pesadilla. Por eso, sentimos sus efectos.

Un ejemplo: tengo mucho miedo de lo que puede pasar con mi trabajo. Este miedo se aloja en mi cerebro. Hago mil cosas para no pensar en ello, pero mi inconsciente capta esta imagen de miedo. Mi cuerpo reacciona contrayéndose en su capacidad de avanzar y el nervio ciático de mi pierna izquierda comienza a dolerme. No comprendo lo que pasa. Conscientemente, estaba ocupada haciendo mil cosas, pero, inconscientemente, mantuve ese miedo.

Para volvernos más conscientes, podemos utilizar ciertas manifestaciones de nuestro cuerpo las cuales nos revelarán aquello de lo que no somos conscientes. También podemos utilizar nuestras reacciones porque, cuando somos conscientes, actuamos. Reaccionar significa actuar de nuevo. Hay, pues, algo inconsciente alojado en nuestra memoria emocional que nos empuja a actuar de esa manera.

Por ejemplo, la expresión "el gato escaldado del agua fría huye" expresa bien la reacción del gato. En su memoria emocional, hay una programación "agua = peligro". En cuanto el gato ve el agua, huye como la primera vez que se escaldó. Por eso se dice que reacciona. Sigue actuando de la misma manera.

Lo mismo nos sucede a nosotros. Reaccionamos de acuerdo a lo que está programado en nuestra memoria emocional y que ahora es inconsciente. Si hemos programado "amar = sufrir", tendremos mucho miedo de amar. Buscaremos el amor y, en cuanto se nos acerque, reaccionaremos para romperlo antes de que nos hiera.

Si hemos programado "tener más que los demás = injusto", desearemos tener cosas bonitas o tener éxito, pero atraeremos las circunstancias adecuadas para romper nuestras cosas bonitas o sabotear nuestro éxito y nuestras posibilidades.

En nuestro interior tenemos muchas programaciones inconscientes que continúan manifestándose en nuestras vidas.

Tenemos muchas programaciones adquiridas en nuestro entorno familiar:

- La vida es una lucha.
- Hay que trabajar duro en la vida.
- El dinero no cae del cielo.
- Para estar guapa, hay que sufrir.
- En la vida no se hace lo que se quiere.
- No se puede tener todo.
- Una desgracia nunca llega sola.
- A todos les llega el turno de perder.
- Un niño viene con un pan bajo el brazo.
- Cuando se es lacayo, no se es rey.
- Quien ríe el último ríe mejor.
- Todo lo bueno se acaba.
- Los ricos son deshonestos.
- Para aprender hay que sufrir.
- Quien olvida su martillo cava su propia tumba.

¿Y qué más? Lo último que pude oír fue: "camina o revienta". El hombre que me lo dijo estaba medio muerto, no descansaba nunca y trabajaba día y noche. El día que descanse es que realmente habrá "reventado".

El pobre hombre se habrá sentido "reventado" durante una gran parte de su vida sin saber que había creado su propia realidad al sintonizar con una programación desfavorable. Utilizo intencionadamente el término "pobre hombre" porque, con esa programación, no podía ser rico ni feliz, ni gozar de buena salud.

Sin embargo, todos los seres humanos pueden ser felices. Basta con que cada uno tome las riendas para ser el programador de su vida. ¿Y tú, qué haces con tus programaciones desfavorables?

Sólo he hablado de las programaciones familiares o sociales, pero también están las de orden religioso como:

- Sufre en esta vida y gozarás de la vida eterna.
- Ganarás el pan con el sudor de tu frente.
- Cada uno debe llevar su cruz para ser digno de llamarse hijo de Dios.
- Es más difícil que un rico entre en el reino de los cielos que un camello pase por el ojo de una aguja.
- Señor, no soy digno de recibirte, pero una palabra tuya bastará para sanarme.
- Etc.

Es a causa de todo esto que existe tanto sufrimiento en la tierra. En nombre del poder, algunos cerebros que quieren dominar a las masas: nos han programado para ser desgraciados y para depender de factores externos a nosotros mismos. Nos han hecho creer que no teníamos acceso a nuestro ordenador, que todo estaba programado con antelación por una autoridad suprema y que no teníamos más que padecer lo que se había decidido para nosotros. Y, sin embargo, nada hay más falso.

El destino es el programa automático que toma el relevo cuando no tomamos las riendas de nuestra vida. Tómalas y verás cómo tu vida se transforma para mejor, tanto en lo que concierne a tu salud como a tu felicidad. Esto no excluye que creamos en una conciencia superior.

¿Cómo podemos pasar de la función automática desfavorable a la función automática favorable? Primeramente, tenemos que volver a la función manual que consiste en estar atentos a las palabras que pronunciamos, pero sobre todo a esas expresiones que acostumbramos a decir: "Me resulta difícil..." o "Tengo dificultades". El simple hecho de repetir a menudo "Me resulta difícil..." termina por crearnos dificultades y el decir "Tengo dificultades" engendra situaciones problemáticas.

Ponerse en función manual consiste en estar atentos a esas frases hechas y anular esas programaciones diciendo "lo anulo" y sustituyendo las expresiones "me resulta difícil" o "tengo dificultades" por "Tengo menos facilidad" o "Cada vez me es más fácil", según la situación.

Cada vez que tomes conciencia de que acabas de pronunciar una de esas frases desfavorables, di inmediatamente después "la anulo" y pronuncia una frase que repercuta de manera favorable. Por ejemplo, si digo: "No valgo nada", me detengo. Anulo lo dicho y empiezo otra vez diciendo: "Mejoro".

Estos son algunos ejemplos de frases que se pueden modificar para lograr una repercusión favorable:

ANULAR	UTILIZAR
– Me resulta difícil	– Tengo menos facilidad o cada vez más facilidad (según el caso)
– Soy frágil	– Me fortifico o... me refuerzo
– Soy miope como un topo	– Mi vista mejora
– Soy sordo como una tapia	– Oigo cada vez mejor
– Solo con mirar un postre, engordo	– Como lo que me apetece y pierdo los kilos que me sobran
– No va tan mal	– Va muy bien o va mejor (según el caso)
– No me repondré nunca	– No sé cómo pero voy a reponerme
– Esto me ha conmocionado	– Esto me ha conmovido o me ha impresionado

Lo que importa es la imagen que forman las palabras que empleo.

Cuando la nueva palabra o expresión favorable se convierten en una costumbre, las dejas en función automática.

¡La de cosas que habré oído durante las sesiones de terapia! Recuerdo un hombre que vino a mi consulta porque tenía problemas en las piernas. Cuando se sentó en el sillón de la consulta, me dijo: "Sabe, nada anda bien en mi vida". ¿Y, qué es lo que hacemos con nuestras piernas?

Cómo utilizar las programaciones de manera adecuada

PALABRAS QUE CREAN NUESTROS PROBLEMAS		
ANULAR	**SÍNTOMA**	**UTILIZAR**
No tengo fuerzas	Debilidad	Cada día tengo un poco más de fuerza.
No tengo energía	Cansancio	Cada día tengo más energía.
Siempre tengo que contenerme	Estreñimiento	Cada vez soy más yo mismo/a
Me ahogo	Asma, problemas respiratorios	Cada vez tomo mayor posesión de mi espacio
No puedo digerirlo	Dolor de estómago	No me resulta fácil de aceptar
No lo puedo tragar	Problemas de esófago	Me tomo un tiempo para asimilarlo
No puedo sentirlo	Sinusitis	Aprendo a acogerlo
Esto me parte endos	Fisuras anales	Eso no me hace feliz
Me aburre como una ostra	Ablación del bazo	No me da alegría
Me quema	Acidez de estómago	No me resulta fácil aceptarlo
Me harta	Edema	A veces, no tengo paciencia con ella
Me desgarra las entrañas	Dolores fuertes de vientre o hemorragias	Eso me afecta mucho
No tengo ánimos	Depresión	Mañana irá mejor
Lo tengo atravesado en la garganta	Sentimiento de ahogo, problemas respiratorios	Siempre hay una solución
Tengo la impresión de estar estancado	Dolor de pies	Busco el paso que tengo que dar
Me preocupa y me angustia mucho	Problema de hígado	Tengo confianza
Siempre he cerrado la boca	Cáncer de laringe	Aprendo a expresarme
Me quema la sangre	Colesterol, septicemia	No me siento seguro pero aprendo a confiar.

ANULAR	SÍNTOMA	UTILIZAR
Siempre tengo que luchar	Infecciones, leucemia	Sólo tengo que buscar soluciones
Nunca me han apoyado	Problemas en el puente del pie	Aprendo a contar conmigo mismo
El agua me engorda	Obesidad	El agua elimina mi exceso de grasa
Me ha causado indigestión	Gases intestinales	No es lo que más me gusta
Me siento invadido	Problemas de vejiga	Tomo mi espacio, ocupo mi lugar
Me da por culo	Diarrea	No me gusta
Me han hundido en la mierda, me han cubierto de fango	Problemas de recto	Esta situación ha afectado a mi integridad
Estoy con el culo al aire	Problemas de colon	Va a solucionarse
Esto me come	Cáncer o amputación	No me aporta lo que quisiera
Esto no es vida	Neumonía	Encuentro soluciones para que mi vida sea más sencilla
Me rompe el corazón	Problemas cardíacos	Me entristece

No voy a exponer todos los casos de programación desfavorable que he oído pero os doy las frases que corresponden a los diferentes malestares o enfermedades.

Una persona tenía la costumbre de decir "arrastrar la pata" y acabó cojeando. Podríamos continuar con muchos más ejemplos similares.

Aparte de las frases hechas, están las creencias que hemos adoptado y que alimentamos continuamente.

Lucía era alérgica al polen desde hacía 20 años. Cuando vino a verme, me dijo: "no necesito ningún calendario para saber cuando es el 6 de Julio. En esta fecha, no falla, comienzo a tener alergia y así desde hace 20 años".

La primera vez que Lucía tuvo alergia, había una causa para ello por supuesto. Luego, al año siguiente y en el mismo periodo, sufrió de nuevo la misma enfermedad. Sacó como conclusión estas simples palabras que introdujo en su ordenador: "el 6 de julio, comienza mi alergia al polen".

Para liberarse de ello, Lucía tuvo que cambiar su programación. Decidió que, a partir de ese día, sus vías respiratorias funcionarían de manera armónica durante todo el año, sin excepción. La alergia al polen desapareció por completo.

Nuestro subconsciente, que está conectado con nuestra supraconciencia, materializa en nuestro mundo las situaciones expresadas por nuestras programaciones.

Un día, en la habitación de un hotel situada en la planta 11 escribí: "La vida es una larga escalera, es una lástima que tantas personas tomen el ascensor".

Al día siguiente, cuando llegó el momento de dejar la habitación, el ascensor no funcionaba a causa de una avería eléctrica. Normalmente, el generador lo hubiera subsanado momentáneamente, pero esta vez tampoco funcionaba. Tuve que bajar todo mi equipaje por las escaleras. Cuando llegué a mi casa (vivía en el 9º piso), el único ascensor que tenía el edificio estaba estropeado y tuve que subir a pie. Entonces tomé conciencia de mi programación. La anulé y escribí: "La vida es una larga escalera pero también se puede tomar un ascensor".

A partir de ese día, nunca he tenido problemas con los ascensores. Mientras escribo este libro, cuando el día amanece lluvioso me digo: "es un día ideal para escribir". Y es lo que pasa. Sin embargo, cuando hace buen tiempo, no puedo sentarme a escribir, siempre hay mil pequeñas cosas que me distraen continuamente. Mi manera de tomar conciencia es decirme: "Todos los días son ideales para escribir".

Por lo tanto, para utilizar de manera favorable ese ordenador que es tu cerebro:

- permanece atento a las palabras y a las expresiones que utilizas;
- anula las que puedan influirte negativamente o de manera desfavorable;
- apresúrate a sustituirlas por palabras o expresiones agradables y favorables.

Además, acostúmbrate a utilizar expresiones como: maravilloso, genial, extraordinario, fantástico, cada vez estoy en mejor forma, voy cada vez mejor, etc., en lugar de: esto es un infierno, es espantoso, horrible, repulsivo, me estoy hundiendo, estoy tirado, no valgo nada, etc.

Las fórmulas "cada vez más" y "cada vez mejor" son favorables. Nos ayudan a creer en ello y a influenciar a nuestro subconsciente.

La persona que está enferma puede tener dificultades para creer que va bien pero, aceptando el cada vez mejor, ya supone un poco mejor que ayer. Así, la fórmula es más fácil de grabar. El subconsciente que recibe esta orden, hace que realmente haya mejoría. El resultado nos anima y nos permite confiar hasta que podemos decir "va bien".

Además, una vez que hemos detectado la causa de un malestar o de una enfermedad, podemos utilizar imágenes interiores para actuar sobre el proceso de eliminación de dicha causa y su curación.

Tomemos de nuevo el ejemplo del dolor en el nervio ciático de mi pierna izquierda por miedo a lo que va a pasar con mi trabajo. En lugar de alimentar este miedo, que hace que mi inconsciente me vea ya ante todas las dificultades relacionadas con el empleo, que le entre el pánico y que se manifieste mediante el dolor, puedo simplemente relajarme y transmitirle una imagen mental positiva. Por ejemplo, me imagino comprando un nuevo coche o una nueva casa. Me relajo y entro en esta escena, veo los colores del coche, los accesorios o los muebles de la casa. Respiro en esta imagen. Cada vez que la imagen de miedo quiera anteponerse, la sustituyo por esta nueva imagen.

El subconsciente recibirá la nueva imagen y, si no hay nada programado en la memoria emocional, hará que se materialice. Así, incluso si pierdo mi empleo, se las arreglará para que encuentre otro mejor con un salario superior, a fin de concretar la imagen que le he dado. Si hay una programación en la memoria emocional, tendrá al menos el efecto de calmar el miedo y el dolor, y así permitirme descubrir lo que me bloquea, gracias a mi supraconciencia.

La supraconciencia puede llamarse de muchas maneras diferentes. Algunos la llaman conciencia superior, otros el maestro interior, otros hablan de nuestra parte divina o incluso del SER o Dios. El yo se asocia a nuestra personalidad mientras que el SER es UNO, indivisible, universal e impersonal.

A través de nuestra parte divina, podemos acceder a lo que para nuestra conciencia es limitado, pero ilimitado para esta supraconciencia.

Esta posibilidad se manifiesta a través de nuestra intuición y de certezas que no tienen nada de racional pero que excluyen cualquier duda.

Cuando nos dejamos llevar por esta energía de sabiduría y de amor, que es la energía vital que anima al ser humano, somos conducidos y guiados hacia la persona que tiene la respuesta que esperamos, hacia el libro que puede ayudarnos o hacia la emisión de radio o de televisión que nos pondrá sobre la pista de lo que buscamos. Es importante comprobar que, cuando nos volvemos un poco más observadores, siempre llega a nuestras manos el libro que nos hace falta, justo en el momento en que lo necesitamos. Y al igual que con los libros, ocurre con todo lo que precisamos en nuestro camino evolutivo. Lo que nos impide realizar aquello que deseamos son nuestras propias resistencias que hacen que nos aferremos a lo que ya conocemos.

Podemos comunicarnos conscientemente con nuestra supraconciencia a través del silencio y estando atentos a lo que pasa en nosotros y alrededor de nosotros.

Todos los seres humanos, sin excepción, pueden acceder a su conciencia superior y ser ayudados y guiados por ella. Simplemente tenemos que pedirlo porque ella no se impone a nadie. Es la libertad misma.

De esta manera, si padeces una enfermedad de la que no conoces la causa, puedes sencillamente decir a tu supraconciencia: "Haz que comprenda la causa de esta afección, estoy abierto y quiero comprender". Luego, deja que te guíe hacia esta comprensión. Esta podrá manifestarse a través de la intuición, algunas líneas que leas, una emisión radiofónica que oigas o una idea que te venga a la cabeza espontáneamente.

La supraconciencia sólo quiere ayudarte. Sólo puede serte favorable.

Pídele pues todo lo que necesites y un poco más, y deja que te guíe por el camino de la salud, la alegría, la felicidad y la realización.

CAPÍTULO 5

El origen de la enfermedad o qué es lo que la enfermedad nos dice

Si estás enfermo, busca primero lo que has hecho para ello.

Hipócrates

Ninguna falta de armonía que se manifieste y que podamos llamar dolor, enfermedad, entumecimiento, enquistamiento, hemorragia, psicosis o cualquier otra, aparece sin razón alguna. Cualquier manifestación tiene una o varias causas que la han originado. Sin embargo, esas manifestaciones pueden tener orígenes muy diversos.

La causa puede ser de corta duración

Cuando se trata de una causa temporal, asistimos a un malestar pasajero. Cualquier exceso como:

- la excesiva exposición al sol
- el abuso de la comida o del alcohol
- la falta de sueño
- un sobreesfuerzo físico

Puede dar lugar a indisposiciones que desaparecerán en pocos días una vez que hayamos dejado de cometer ese exceso.

Esta falta de armonía temporal puede ser tanto física como psíquica, es decir que depende de determinados pensamientos, sentimientos o emociones.

Un enfado contenido o expresado con furia puede dar lugar a un dolor de garganta. Algunas personas, tras una amigdalitis, creen que los han curado los antibióticos, cuando en realidad, ya estaban curándose en el momento de comenzar el tratamiento.

Las causas temporales muy raras veces generan una amplificación o una evolución secundaria, a menos que se hayan vivido **de manera muy intensa**, por lo inesperado del asunto, como:

- la muerte de un ser querido por accidente o suicidio;
- un despido;
- la infidelidad del cónyuge;
- el incendio de la casa;
- un sombrío pronóstico médico;
- una discusión casera que podría terminar en separación;
- etc.

Cuando una persona se altera a causa de una emoción intensa, ésta puede dar lugar a un fuerte desequilibrio en su organismo. Sin embargo, la evolución de ese desorden dependerá de la solución aportada en esa situación desestabilizadora.

Si se mata la emoción, se reprime o se guarda en secreto, antes o después terminará por manifestarse mediante un desequilibrio orgánico como cáncer, esclerosis, diabetes, etc., o bien psicológico, como neurosis, psicosis, depresión nerviosa, etc.

Si la emoción se vive de manera intensa pero después se maneja adecuadamente, es decir que la persona acepta la situación, comprende lo que tenía que enseñarle y saca una conclusión favorable o, aún más, si encuentra la solución que la libera de su estrés, el desequilibrio cesa. El organismo de la persona pone en marcha la función de recuperación.

Por esto, la autocuración consiste en:

- reconocer la causa del sufrimiento;

– encontrar una solución para poner remedio a esta causa;
– y por último, ayudar al cuerpo para que se recupere.

La causa puede ser intermitente o presentarse de manera ocasional

Un hombre se ponía enfermo cada vez que iba a ver a su madre, quien seguía viviendo en la misma casa de cuando él era niño. El simple hecho de encontrarse en ese lugar, le hacía remontarse a los recuerdos tristes de su pasado que le alteraban.

Otro sufría alergias cada vez que llegaba el periodo estival. Este hombre vivía en un apartamento en el centro de una gran ciudad. El verano se le hacía insoportable por el calor que allí hacía. Le hubiera encantado encontrarse en el campo porque le recordaba los veranos de su infancia.

Una peluquera afectada por el mismo malestar, no llegaba a comprender la alergia que padecía desde hacía sólo algunos años. Trabajaba en una peluquería situada en un centro comercial iluminado por luces de neón. Cuando llegaba el verano, le habría gustado mucho más aprovechar el buen tiempo que trabajar durante largas jornadas sin ver el sol.

La mayoría de las alergias están relacionadas:

– o con una situación que no se acepta;
– o con un elemento que despierta uno o varios recuerdos que rechazamos o nos entristecen.

Una lectora me escribió un día contándome la manera en la que se había liberado de una alergia en los ojos; una alergia que ningún medicamento había logrado eliminar. Utilizando las claves de la Metamedicina, se preguntó si había algo en lo que veía que no aceptaba.

Entonces, tomó conciencia de que le molestaban los trozos de madera que su marido había dejado en el césped de su jardín después de hacer bricolaje. Habló con él y éste le dijo: "Si lo que te molesta son mis trozos de madera, voy a recogerlos". Una vez hecho, su alergia en los ojos desapareció por completo.

Un chico tenía alergia al pelo de los perros. Sin embargo, le encantaban los perros. Su alergia estaba relacionada con un triste recuerdo.

Durante muchos años, había tenido un perro al que quería especial-mente. Cuando sus padres se separaron, tuvieron que matarlo porque no podían tenerlo en la nueva casa del padre ni tampoco en la de la madre.

Cada vez que el chico veía un perro, la tristeza por la pérdida de su compañero y la separación de sus padres salía a la superficie y se manifestaba con lagrimeos y estornudos. Esto es lo que podemos llamar un fenómeno de resonancia.

La enfermedad puede ser la resultante de un conjunto de emociones acumuladas

A veces, cuando se manifiesta la enfermedad, la persona afectada se sorprende mucho, pues no ha habido en su vida ningún acontecimiento importante que pudiera desencadenar un shock emocional. La mayoría de las veces se trata más bien de un desbordamiento. Es la gota que hace desbordar el vaso.

Fernand viene a mi consulta tras saber que padece cáncer de pulmón. Unos siete meses antes de aparecer este cáncer, se le había diagnosticado un cáncer en los bronquios. Repaso con él las emociones que ha podido vivir antes de que apareciera el cáncer en los bronquios. Me dice que no ha habido nada especial, excepto, quizá, un acontecimiento que no cree que haya sido el origen del cáncer en absoluto.

Fernand vive con una segunda pareja. Un tiempo antes de mani-festarse el cáncer en los bronquios, habló con su mujer diciéndole que deseaba comprarse un 4x4. Su mujer se opuso tanto y de tal manera que abandonó la idea. Sin embargo, reprimió su tristeza. Además, esto le llevó a sentirse desalentado, con un pensamiento que podría resu-mirse así: "Mis ideas y mis deseos nunca cuentan".

Cuando Fernand era niño había tenido mucho miedo de su madre. Para evitar los castigos y los golpes, adoptó una actitud sumisa, reprimiendo sus necesidades y sus deseos para no disgustarla. Después, se casó por primera vez con una mujer parecida a su madre. Ésta le con-trolaba tanto que se sentía ahogado en esa situación. Necesitó mucho valor para romper esa relación.

Vivió varios años solo, convencido de que el hecho de haber deja-do a su mujer, había resuelto sus problemas. Después, conoció a la que se convirtió en su segunda esposa. Al principio, todo iba muy bien, pero a causa de su actitud sumisa unida a su necesidad de agradar, entregó una vez más todo el "control" a su esposa. Gradualmente, empezó a sentirse asfixiado de nuevo, pero se negaba a admitirlo porque no quería volver a pasar por otra separación. Lo sucedido con la compra del 4x4 no era más que el elemento desencadenante de una serie de emociones no solucionadas en relación con su sentimiento de no poder ser quien realmente era dentro de un entorno afectivo. Esto explicaba su cáncer de bronquios. La evolución hacia el cáncer de pulmón era consecuencia del profundo desaliento que se había negado a admitir. Interiormente, pensaba que nunca llegaría a ser amado por sí mismo. Estos pensamientos le quitaban incluso las ganas de vivir.

Para curarse, Fernand tenía que dejar esta actitud sumisa, alimentada por el miedo a no gustar. Necesitaba aprender a expresarse y dejar de reprimir lo que le causaba tristeza, decepción y frustración. También necesitaba dejar de esperar la aprobación de los demás para poder mantenerse en una posición de igualdad ante las personas de su entorno familiar y afectivo. Eso hizo y, ante la sorpresa de su médico, se curó.

La enfermedad de una persona puede significar: "¿No veis que estoy sufriendo?".

Éste era el caso de Paulette, la hermana mayor de una familia numerosa. Su madre había muerto a consecuencia de una fiebre puerperal tras un parto, cuando Paulette tenía 12 años, y tuvo que asumir el papel de madre con sus hermanos y hermanas más pequeños. Recurrían a ella para todo. Creció sirviendo a los demás, sin nadie en quien apoyarse o en quien confiar para contarle sus penas.

Reprimía su propia tristeza a fin de poder consolar a los demás, de modo que todo el mundo creía que las cosas le iban bien. Pero, un día, esa tristeza reprimida salió a la superficie. Nunca había pedido a nadie que la escuchara, de modo que su enfermedad expresaba: "Daros cuenta de que sufro y necesito ayuda".

La enfermedad puede ser una excusa para dejar una actividad o un trabajo que ya no se quiere hacer o para expresar un "no" que nos sentimos incapaces de pronunciar por miedo a que no nos quieran o a que nos rechacen.

Nicole vino a la consulta por una tendinitis en el brazo derecho. Al principio, estaba convencida de que se trataba de un problema físico, pero, después de haber intentado varios tratamientos —pomadas, inyecciones y medicamentos—, aceptó la idea de que quizá hubiera otra causa que ella ignorara. Nunca había establecido ningún paralelismo entre la tendinitis que padecía y su trabajo. A Nicole ya no le gusta su empleo, pero éste representa su seguridad. Además, no sabe realmente qué camino tomar en el plano profesional. Esta tendinitis le permite estar de baja y tener tiempo para buscar una nueva orientación en su carrera, sin sufrir pérdidas financieras.

Marie-Andrée es hija única y sus padres cuentan con ella hasta para el más mínimo problema. Marie-Andrée no puede más. Divide su tiempo entre su carrera, sus hijos, su esposo y sus padres, de manera que no le queda tiempo para relajarse o hacer cosas para sí misma. Poco a poco, empieza a hundirse en un agotamiento profesional. Su enfermedad le permite descansar y realizar todo aquello que le apetece hacer para relajarse y que nunca pudo hacer. Además, le permite hacer caso omiso de las demandas de sus padres sin sentirse culpable o decepcionarlos. De este modo, cuando la madre la llama por teléfono para pedirle un favor, le responde: "Lo haría encantada, pero estoy tan agotada que no tengo ni fuerzas para conducir". Su madre le dice: "¡Oh, claro, lo comprendo! Cuídate mucho, ya nos organizaremos de otra forma".

Una señora mayor se había ocupado, durante toda su vida, de una de sus hijas que era deficiente mental. Al envejecer, no se sentía con fuerzas para seguir ocupándose de ella pero, a la vez, se veía incapaz de internarla en una institución. Su enfermedad le permitía escapar de esta situación, además de ofrecerle la excusa ideal para que un miembro de su familia se apiadara lo suficiente de su suerte como para encargarse de su hermana disminuida.

La enfermedad también puede ser una ocasión para huir de una situación en la que no se encuentra ninguna salida

Hace algunos años, fui a visitar a un amigo al hospital. La persona que estaba en la cama de al lado me reconoció (me había visto en la televisión) y me preguntó: "Sra. Rainville, usted que utiliza la medicina psicosomática, ¿puede explicarme por qué mis heridas no se curan? ¿Son los medicamentos o la cama?" Este hombre se había quedado parapléjico tras un accidente en el que se había destrozado la columna vertebral. Le pregunté si acaso pensaba que él podría ser una carga para su familia, y me respondió: "No hago más que pensar que soy un lastre para mi mujer. A mí me gustaría morirme, tal como estoy ahora, pero mi mujer y mis amigos no quieren que me muera". Se veía claramente que este hombre no tenía realmente ningunas ganas de vivir en su situación. Al mismo tiempo, quería seguir viviendo para responder a las expectativas de su mujer y de sus amigos, pero sin ser una carga para su mujer. La solución que había encontrado era quedarse en el hospital sin curarse. Inconscientemente, rechazaba la idea de curarse, a pesar de la cama de agua, los tratamientos y los medicamentos.

Yvan tiene un comercio desde hace años. Desde hace varios meses, el negocio va de mal en peor. No sabe qué hacer y está en un gran estado de ansiedad. Si vende su empresa, perderá mucho dinero; pero si la conserva, tendrá que volver a invertir mucho y no tiene medios para ello. Se siente amenazado y no logra tomar una decisión. Cada vez está más cansado y agotado, pero no sabe cómo podría hacer para descansar. Finalmente tiene un aneurisma. Le hospitalizan y otra persona toma las riendas del negocio. Su enfermedad le aporta la solución que necesitaba.

La enfermedad puede ser un medio para llamar la atención de las personas que amamos

Cuando mi hija Karina tenía alrededor de dos años, sufrió unos brotes de fiebre bastante fuertes que preocuparon a los responsables de la guardería a la que iba. Ante la insistencia de éstos, tuve que salir de mi trabajo e ir a buscar a mi hija. Lo que me intrigó fue que estaba ardiendo de fiebre cuando llegué a la guardería, pero se sintió de maravilla en el mismo instante en que franqueamos el umbral de la puerta de casa y la fiebre desapareció por completo. Este mismo episodio se repitió durante varias semanas hasta que la guardería me amenazó con no volverla a admitir si no la llevaba a un médico. Lo hice y pregunté al pediatra: "¿Podría crearse la fiebre ella misma?" Él me respondió: "Señora, la fiebre siempre es señal de que existe una infección. Vigílela bien durante algunos días, seguramente aparecerá una pequeña erupción". Sin embargo, ¡no pasó nada!

Después fueron los vómitos. Los tenía cada tres o cuatro semanas aproximadamente. Comenzaban casi siempre después de medianoche y se prolongaban hasta que comenzaba el día. Con ello, obtuvo el privilegio de dormir en mi cama, cosa que nunca hubiera podido hacer en otras circunstancias. Obtenía toda la atención que requiere una persona enferma, además de aprovechar un día de descanso con mamá. ¡Cuántas consultas hice a diferentes pediatras! Yo les decía: "Esta niña tiene algo, sus vómitos indican que hay un problema digestivo". Cuando cumplió tres años y medio, le quitaron las amígdalas porque creían que eran lo que le causaba los vómitos. Pero éstos no cesaron después de la operación y continuaron hasta que tuvo cinco años. En esa época, yo comenzaba a investigar sobre las enfermedades psicosomáticas. Y, en una de esas noches que pasé en blanco, me atreví a decirle: "Escucha cariño, quiero que sepas que te quiero pero que no voy a seguir así contigo. Arréglatelas con tus vómitos, yo me voy a dormir". Me sentí muy dura por dentro. Pero esto terminó con las enfermedades que padecía para llamar la atención: la estratagema había sido descubierta.

Julie y Amélie son hermanas. Julie tiene tres años más que Amélie y es una pequeña mujercita de ocho años que enferma todos los meses, por no decir todas las semanas, desde hace casi cuatro años. Tiene varios problemas de salud y debe tomar una gran cantidad de medicamentos. Su madre, un poco desanimada, viene a verme y me habla de sus hijas: Julie, siempre enferma; Amélie totalmente sana. Julie es menuda, morenita, enfermiza y tiene los ojos castaños y pequeños. Amélie se parece a una muñequita rubia, tiene el pelo rizado y unos grandes ojos azules. Cuando los padres salen con las dos, la gente sólo se fija en Amélie, que es muy guapa. Inmediatamente, Julie comienza a estar enferma y ya no se habla más que de sus enfermedades. Julie ha recuperado la atención perdida con la llegada de su hermana. Cuando la madre tomó conciencia de ello, expresó su cariño a Julie, pero le explicó que ya no respondería más a su necesidad de llamar la atención a través de la enfermedad. Julie se curó rápidamente. Los padres, a partir de ese día, han valorado otros aspectos de Julie para que la atención se reparta entre sus dos hijas.

He hablado de los problemas de los niños, pero siempre hay un niño en cada uno de nosotros. Por consiguiente, no hay una edad determinada para desarrollar este tipo de enfermedades.

No tenemos más que pensar en la madre que tiene una crisis de reumatismo cada vez que sus hijos están demasiado tiempo sin ir a verla. O en esa vecina que se queja continuamente de migrañas pero que no quiere hacer nada para liberarse de ellas.

La enfermedad puede ser un mecanismo de supervivencia relacionado con un dolor de vivir

Éste era mi caso. Durante años, acumulé enfermedad tras enfermedad, sin comprender las causas. Creía que era porque tenía una salud precaria.

Cuando reconstituí la historia de mis múltiples afecciones, descubrí que habían comenzado cuando tenía 6 años. En esa época, murió mi padre y fui a un internado. Por aquel entonces, los alumnos internos sólo podían salir en Navidad y en vacaciones. Sin embargo, los padres podían ir a visitarlos los domingos por la tarde.

Todos los domingos, después de comer, nos sentábamos muy formales en la cama y esperábamos a que nos llamaran para ver a nuestros padres.

Yo esperaba a mi madre cada domingo, pero ella no venía. Empecé a sentirme abandonada en el internado y esto repercutió en mi salud provocándome una bronquitis. Una noche en la que mi incesante tos no dejaba dormir a la responsable de nuestro dormitorio, ésta se acercó y me dijo: "Ve a la habitación reservada para los enfermos". Fui allí pero ya había una interna, de modo que volví a hablar con la religiosa para preguntarle qué debía hacer. Ella me dijo: "¡Bueno, pues ve a sentarte en tu clase!".

Bajé las escaleras para ir a la clase. Sentía como si me hubiera castigado y pensé: "Estoy enferma y me castiga, seguramente no me quiere. Mi madre tampoco debe de quererme porque nunca viene a verme".

Estos pensamientos me desanimaron mucho. Me sentía muy sola y muy triste... La conclusión que resultó tras cotejar la situación entre mis dos hemisferios fue "vivir = sufrir". Ya no quería vivir. Me dormí llorando con la cabeza apoyada sobre mi pupitre.

Al día siguiente por la mañana, me encontraron ardiendo de fiebre. Tenía neumonía. Me llevaron a la enfermería. Pasaron los días y no me restablecía. Las monjas, temiendo seriamente por mi vida, llamaron por teléfono a mi madre que vino a verme a la enfermería. Me dio toda la atención y ternura que una madre preocupada da generalmente a un hijo enfermo.

Con esta nueva experiencia, hubo otra conclusión "si estoy enferma = se ocupan de mí". Por tanto, para que te quieran y te atiendan, hay que estar enferma.

En mi memoria emocional se encontraban estos tres axiomas:

"Vivir = sufrir"
"Abandono = no quiero seguir viviendo"
"Estar enferma = me atienden y me quieren"
Por lo tanto, si estoy enferma, puedo vivir.

Así es como la enfermedad se convirtió en un mecanismo de supervivencia para mí. Luego, cada vez que me sentía sola y abandonada a mi suerte, me ponía enferma.

En mis relaciones amorosas, si el hombre al que amaba se distanciaba un poco, utilizaba este mecanismo para retenerlo y no sentir ese abandono que tanto temía. Al principio, todos esos hombres respondían a mis necesidades y me colmaban de atenciones, pero pasado un tiempo, lo único que veían era mi manipulación y dejaban de responder, adoptando una actitud de indiferencia. Cuanto menos caso hacían a mi manipulación, más me hundía en la enfermedad. Cuando se cansaban de esos dramas, me dejaban. Entonces, yo perdía por completo las ganas de vivir.

Incluso con toda mi voluntad, no llegaba a liberarme de esta manipulación afectiva. Sólo lo logré cuando descubrí el dolor de vivir que albergaba, así como los mecanismos de supervivencia que había adoptado. Gracias a esta toma de conciencia, pude al fin liberarme de ese dolor de vivir. Tras haber hecho este trabajo de liberación, nunca más utilicé la manipulación afectiva. Podía pedir lo que quería sin necesidad de ponerme enferma. Para ello, tuve que sentir otra vez a esa niñita de seis años que vivía en mí. Fui a verla cuando estaba en su pupitre y le pregunté: "¿No puedes hacer nada más que dejarte morir?". Y de repente, se dio cuenta de que podía elegir. Podía subir las escaleras, ir a hablar con la monja y decirle: "Hermana, tengo frío, estoy enferma, ¿no se puede hacer otra cosa?". En el capítulo "Cómo liberarse del dolor de vivir", veremos el procedimiento que utilicé en este proceso.

A través de este proceso, comprendí que lo que debía hacer era expresar mis necesidades y mis sentimientos en lugar de manipular o de esperar que los demás los adivinaran para responder a ellos. Al integrar esta lección de la vida, me liberé de las conclusiones "vivir = sufrir" y "abandono = no quiero seguir viviendo". Vivir se convirtió en "expresarse". Por lo tanto, ya no necesitaba ese mecanismo de supervivencia puesto que podía vivir por la simple alegría de hacerlo.

La enfermedad puede ser un medio de culpabilizar a la persona a la que responsabilizamos de nuestro sufrimiento

Hace dos años que Luce se siente quemada a nivel profesional. En una sesión de terapia, me dice que ha intentado casi todo para liberarse de este agotamiento que siente, pero nada ha dado resultado. No logra superarlo. Le pregunto cuáles fueron los sucesos más importantes de su vida, antes de que se desencadenara la enfermedad. Me dice que su marido la dejó. Le pregunto entonces cómo vivió esta situación y me responde que, al principio, cuando le dijo que se iba, no se lo creía y que se decía a sí misma que él cambiaría de decisión. Hizo mil y una tentativas para retenerle. Después, se sintió muy enfadada y desanimada. Perdió las ganas de vivir. Su sufrimiento se transformó en indignación. Su salud se deterioró y criticó a su marido esperando que se sintiera culpable de lo que le pasaba. Como si con esta enfermedad pudiera decirle: "Mira el daño que me has hecho, me has destruido, estoy enferma por tu culpa".

He tratado a muchas personas que se autodestruían para responsabilizar a la persona que querían y que culpaban de su sufrimiento.

La enfermedad puede ser una manera de alimentar un rencor hacia la persona a la que responsabilizamos de nuestro sufrimiento

Roseline vivía una relación de pareja sin desavenencias desde hacía casi 12 años, cuando su madre se puso gravemente enferma. Para ocuparse de ella, tuvo que ausentarse de casa varias veces durante algunos días. Al cabo de un año, su madre murió y le dejó la casa familiar. Cuando Roseline informó de ello a su marido, éste le dijo: "Me alegra mucho que me des esta noticia, ¿sabes? No sabía cómo decírtelo pero, desde hace un tiempo, hay otra mujer en mi vida. Tú podrás vivir en la casa de tu madre; así cada uno de nosotros tendrá su propio espacio". Esto fue un shock para Roseline. Se sintió expulsada de su casa. Además, sus hijos se negaron a ir con ella para no perder a sus amigos. Ella se encontró totalmente sola en una casa en la que, en principio, no tenía ningunas ganas de vivir.

Un tiempo después de la separación, perdió el apetito y empezó a adelgazar. No tenía ganas de nada. Después, empezó a dolerle el pecho izquierdo, y fue al médico. Se trataba de un cáncer. Se puso en tratamiento, pero nada logró que recobrase el gusto por la vida. El cáncer evolucionó a su otro pecho y la operaron para quitárselos.

Todos estos sufrimientos que soportaba no hacían más que alimentar su rencor. Responsabilizaba a su marido de haber destruido su vida y su felicidad.

Más tarde, se encontró con un amigo que no veía desde hacía mucho tiempo. Éste le dijo que su ex-marido estaba actualmente de viaje por Europa con su nueva compañera. Era el viaje con el que ella había soñado tantas veces. Se despidió de este amigo muy triste. Al día siguiente, se despertó con una parálisis facial. Ése fue el elemento desencadenante que la incitó a querer comprender. Vino a la consulta y descubrió que, inconscientemente, había querido destruir su salud para culpabilizar a su ex-marido de lo que le pasaba y para alimentar su rencor.

Cuando, a su manera, su amigo le hizo ver que su marido era feliz aunque ella estuviera enferma, intensificó su enfermedad, como tratando de decir: "Mirad todo el daño que me ha hecho".

Para volver a encontrar la armonía y curarse, Roseline tuvo que perdonar a su marido así como a esa mujer a la que responsabilizaba de haber destruido su hogar. Tuvo que admitir que siempre había esperado la felicidad a través de los demás, que siempre había actuado para ser amada pero que, a pesar de todo eso, no se había amado a sí misma.

Roseline emprendió un proceso para aprender a vivir sola. No fue fácil, pero ha recobrado su bienestar y el respeto por sí misma.

Donald es hijo único y su padre es alcohólico. Siendo muy pequeño lo llevan a vivir con una tía mayor. Para él comienza entonces una larga serie de esperas y decepciones. No ve a sus padres más que los fines de semana, cuando su padre viene a buscarle. ¡Cuántas veces espera a su padre y éste ni siquiera lo llama por teléfono! Se pasa toda la semana con la esperanza de que, quizá, venga la semana siguiente. Pero siempre sucede lo mismo. Donald se siente abandonado. No hay niños de su edad con quienes jugar y tiene la impresión de ser un mueble más de la casa de su tía.

Crece con un gran vacío interior. Luego, conoce a Marielle que también siente ese dolor de vivir. Ella tiene cáncer y muere. Donald se encuentra de nuevo solo y tiende a llenar su vacío interior con el trabajo. Un día, va a un chalet con unos amigos que son como los hermanos que hubiera deseado tener. Por primera vez, se siente alegre y rodeado de cariño. Para él, esos momentos son los mejores de su vida.

Al volver solo a su apartamento, comienza a derrumbarse. La sensación de desfallecimiento le lleva a dormir 23 horas diarias. Ya no tiene fuerzas para soportar el vacío exterior que resuena con su vacío interior. Se siente totalmente hundido. La vida ya no le interesa. Cuando ya llevaba unos tres meses con este tipo de vida, me escucha en la radio y decide venir a verme. Donald había perdido las ganas de vivir pero, inconscientemente, se destruía para responsabilizar de ello a su padre.

Su agotamiento no hacía más que amplificar el rencor que expresaba: "Por tu culpa soy desgraciado en mi vida, me abandonaste cuando más te necesitaba". Le ayudé a comprender que él era el único que estaba pagando el precio de ese rencor y que el sufrimiento que había padecido cuando era niño, formaba parte de una lección de desapego que debía asimilar. Si quería, podía construirse una nueva vida llena de alegría y felicidad. Pero, para ello, tenía que pasar la página de su pasado.[1]

---

1. Para saber cómo dejar atrás el pasado, lea *Métamédecine des relations affectives, guerir de son passé* (*Metamedicina de las relaciones afectivas, curar el pasado*), de la misma autora.

Y eso fue lo que hizo. En los días siguientes fue a ver a su padre, pero no para acusarle una vez más, sino simplemente para decirle con una nueva actitud que le amaba. Su padre le habló por primera vez de su problema de alcoholismo y le explicó por qué no lo había tenido en casa. No quería hacerle sufrir a causa de su problema con el alcohol. También le dijo que, cuando no iba a buscarle, lo hacía para que no le viera ebrio. Quería que su hijo tuviera una imagen más positiva de su padre.

La enfermedad puede expresar una renuncia

Éste es el caso de las enfermedades degenerativas en las que hay, a la vez, alteración de la estructura y del funcionamiento de una parte del cuerpo tal como la enfermedad de Addison, la enfermedad de Parkinson, la enfermedad de Alzheimer, la degeneración muscular senil y otras.

Mi abuela padecía la enfermedad de Parkinson. Nos llevábamos 60 años de diferencia. Un día, cuando yo tenía unos 10 años, me reveló un secreto. Me dijo que había llorado durante mucho tiempo por la falta de amor de su marido, pero que había renunciado a ello. Mi abuelo hacía sólo lo que le daba la gana, y bastaba con que ella le pidiera algo para que hiciera exactamente lo contrario.

La enfermedad de Parkinson se traduce en una degeneración de células nerviosas de la masa gris central del encéfalo que afecta al tono muscular y al movimiento. La persona aquejada de esta enfermedad, vive a menudo una dualidad en sus movimientos. Una parte de ella quiere hacer un gesto y la otra no se concede el derecho a hacerlo.

Cuántas veces mi abuela hubiera querido detener a mi abuelo para que no saliera por la noche. Sin embargo, después se detenía y le decía: "Vete si quieres..."

La enfermedad de Parkinson se resume a menudo en una dualidad en el movimiento con renuncia.

Charles padece la enfermedad de Alzheimer. Estuvo casado durante 37 años con una mujer a la que quería y con la que tuvo siete hijos. Enviudó a los 62 años. Como le pesaba la soledad, aceptó una invitación de su vecina, que también había enviudado. Pensó que podría ser agradable tener una compañera a su lado para compartir su jubilación y le pidió que se casara con él. Georgette era una mujer muy diferente de su primera esposa, quien más bien se eclipsaba a sí misma. A Georgette le gustaba hacer las cosas a su manera. Al principio, Charles la apodaba "Mi coronel", intentando hacerse oír y existir. Pero Georgette actuaba continuamente como si supiera mejor que él lo que le convenía. Poco a poco, Charles, que era un vividor, comenzó a callarse y a abdicar, dejando que Georgette organizara su tiempo y su vida. Se volvió cada vez más silencioso y retraído. Después, comenzó a tener problemas de memoria y, más tarde, problemas intelectuales: no lograba sumar, no recordaba las fechas y no podía marcar un número de teléfono. Georgette asumía cada vez más las tareas cotidianas, pero, con el paso del tiempo, el estado de Charles se degradaba cada vez más. Finalmente, lo ingresaron en un hospital.

La depresión nerviosa no es una enfermedad degenerativa, pero tiene algo en común con ellas: la renuncia. Las personas afectadas por la depresión nerviosa piensan con frecuencia: "¿Para qué?, la vida ya no me interesa" y se abandonan.

A menudo aparece tras una fuerte emoción relacionada con una importante pérdida afectiva (muerte) o financiera (quiebra), o tras una separación en la que la persona se ha sentido abandonada; también puede surgir si la persona no ve ninguna esperanza de salir de su situación de sufrimiento.

La enfermedad puede originarse en una vida anterior. Recordemos que la vida es continuidad, que no termina nunca. Evoluciona y se transforma para presentarse bajo una forma diferente

"Todos hemos atravesado varias vidas antes de llegar a la encarnación actual...
Lo que llamamos nacimiento no es más que la otra cara de la muerte."
Lama Govinda

Como ya hemos visto en el capítulo "Responsabilizarnos de nuestra salud y de nuestra felicidad", nada es fruto del azar.

Un niño que nace con cataratas, ¿podría ser la continuidad de una persona muerta con este problema que nunca hubiera asimilado la lección asociada a ello? Y el que nace con problemas cardiacos ¿no será también la continuidad de una persona muerta por una crisis cardiaca?

Sólo aporto estas relaciones como una probabilidad y con el objetivo de dejar espacio para que nos las cuestionemos.

Sin embargo, varias veces he comprobado que, cuando una persona toma conciencia de lo que su "alma" ha vivido antes de esta vida y asimila la lección, podemos asistir a su curación o a la desaparición de su malestar.

Por supuesto, esto excluye las manifestaciones en las que el organismo está demasiado afectado, como los casos de ceguera, malformaciones del esqueleto, etc.

Veamos la historia de Philippe. Desde que era niño, Philippe experimentó un dolor en el omoplato izquierdo. Cuando le venía el dolor, lo sentía como un puñetazo que le cortaba la respiración durante algunos segundos y a veces un poco más. Consultó a varios médicos especialistas. Algunos decían que se trataba de un espasmo, otros de un nervio bloqueado. Ninguno de los tratamientos, que normalmente eran eficaces, dio resultado.

Durante una regresión que hizo conmigo, Philippe vio a un hombre de unos cuarenta años que era teniente del ejército alemán. Un día, cuando volvía a casa tras haber negociado con el enemigo, de repente lo asesinaron clavándole un cuchillo en la espalda. Precisamente en el mismo lugar donde le dolía a él.

En ese momento, le pregunto si ha sido víctima de alguna traición en su vida actual y él recuerda varios sucesos en los que se ha sentido traicionado. El más importante, la infidelidad de su esposa.

El teniente de su visualización murió pensando que había fracasado en su misión de conciliación. Por su parte, Philippe, se sentía responsable del fracaso de su relación de pareja.

Philippe pudo liberarse de ese sentimiento de fracaso y perdonó a su agresor del pasado. La frecuencia de su dolor disminuyó hasta desaparecer totalmente.

Germaine padecía poliartritis cuando asistió al seminario de "Liberación de la memoria emocional". A través de una regresión, la conduje hasta el momento de su nacimiento. Pero, en lugar del bebé que ella esperaba encontrar, vio salir del cuerpo de su madre a una religiosa. Le pareció muy extraño y tardó en comprender su significado. Germaine era demasiado perfeccionista y tendía a sentirse culpable por todo, hasta lo más insignificante. Trabajamos juntas sobre ese aspecto. Sin embargo, su poliartritis no mejoraba mucho. Continuó su terapia conmigo y durante otro seminario la induje a hacer un nuevo ejercicio. En este ejercicio, me pareció evidente que había algo en ella que no le permitía perdonarse. ¿Pero qué era?

Germaine siempre se olvidaba de sí misma para ocuparse de los demás. Era incapaz de encontrar una situación en la que hubiera tenido que perdonarse. Le sugerí que pidiera a su conciencia superior la respuesta.

La noche siguiente, tuvo un sueño que hizo que comprendiera lo que había pasado en una vida anterior. Había sido religiosa y se había enamorado de un hombre, con quien había vivido una aventura que nunca se perdonó. Sintió que no había respetado sus votos y, por consiguiente, que ya no era digna del amor de Cristo.

Esta experiencia pasada era la que no llegaba a perdonarse. La ayudé, pues, a aceptar que sólo había roto el voto de castidad por amor, pero que había respetado a los demás y que siempre había sido digna del amor de Cristo, puesto que Él mismo dijo: *"Solo os doy un mandamiento: amaos los unos a los otros"*.

Ella había creído que para ser digna del amor de Cristo no podía cometer ninguna falta. Además, se dio cuenta de que esta búsqueda de la perfección era lo que le impedía vivir con corazón. Comprendió que hay que aceptar nuestra naturaleza humana antes de aspirar a ser divinos. Se perdonó y se prometió no volver a condenarse. Al día siguiente observó, por primera vez desde hacía años, que sus articulaciones se habían deshinchado por completo.

Marcelle tiene una zona enrojecida en la parte anterior de la pierna izquierda. A veces le produce quemazón y picores, y adquiere incluso una coloración violeta con un edema que le impide andar. Lleva 15 años consultando a varios médicos que le dicen que parece ser una flebitis. Ningún medicamento ha conseguido aliviarla. Lo que me intriga es que, en esta zona roja, cerca del tobillo, se dibujan como los eslabones de una cadena. Además, esta supuesta flebitis aparece, la mayoría de las veces, durante los días festivos o los días en que se celebra alguna fiesta.

Tras trabajar con ella sobre un suceso de su infancia que no produjo los resultados esperados, le propuse hacer una regresión. Ella tenía mucho miedo y tuve que tranquilizarla para que aceptara dejar paso a las imágenes sin analizarlas con su mente.

Finalmente se relajó. Después, poco a poco, vio una mujer algo bohemia. Vio que llevaba un vestido rojo y que tenía el pelo negro y largo. Preparaba elixires y pomadas a base de plantas para cuidar a la gente. La arrestaron unos hombres vestidos de negro que la acusaron de ser bruja. Se la llevaron y la encadenaron de una pierna en la plaza pública. Había una fiesta con mucha gente, quizá se trataba de la Bastilla, y la quemaron ante esos hombres que bebían, se reían y la trataban de "bruja maldita".

Había muerto con un sentimiento de rencor y de injusticia, sentimiento que volvió a tener en su vida actual. Emprendí con ella un trabajo de liberación (este trabajo se explica en el libro *Metamedicina, las herramientas terapéuticas*). Después de este trabajo, su pierna se curó.

Por regla general, no es necesario conocer lo que ha podido pasar en esas vidas anteriores porque la vida es continuidad. La mayoría de las veces, volvemos a vivir experiencias similares en la vida actual.

Por eso, sólo recomiendo este tipo de indagación cuando cualquier otra tentativa, relativa a la vida actual, haya fracasado. Como a veces estas cosas son difíciles de comprobar, corremos el riesgo de abrir la puerta a manipuladores y a charlatanes.

La única manera de comprobar, es experimentar y observar los resultados. *"Un árbol se reconoce por sus frutos».*[2]

"Seguramente, vienen para curar.
Para descubrir otras vidas, sea cual sea la forma...
Con sus penas, sus aspiraciones, sus verdades frágiles o perfectas...
Ven el hilo común.
No se trata de mujeres ni de hombres,
No se trata de jóvenes ni de viejos,
No se trata de negros ni de blancos,
No se trata de ricos ni de pobres,
No se trata de famosos ni de desconocidos.
Se trata de ese profundo, eterno, incesante, ardiente deseo de que la curación se instaure en cada uno de nosotros y entre todos nosotros."

- Michael Lally

---

2. Para conocer más sobre el tema de las enfermedades kármicas, lea *Rendez-vous dans les Himalayas* (*Cita en el Himalaya*), Tomo II, de la misma autora.

SEGUNDA PARTE

LAS CLAVES DE LA AUTOCURACIÓN

*"No debemos querer curar el cuerpo
sin curar antes el alma".*

Platón

CAPÍTULO 6

Cómo liberarse del dolor de vivir

*El arco iris nace del matrimonio entre el
sol y la lluvia.*

Gustave Flaubert

¿Qué es el dolor de vivir?

El dolor de vivir es una enfermedad del alma, un sufrimiento que nos lleva a rechazar la vida, a querer huir de ella o a destruirla. Está estrechamente relacionado con las carencias afectivas y los traumatismos familiares vividos en la infancia e incluso, a veces, en estado fetal. Pero también puede ser consecuencia de una acumulación de situaciones que nos hicieron sufrir y nos llevaron a pensar que "la vida no es más que sufrimiento".

Abraham Maslow definió las necesidades del ser humano como una pirámide. Según él, somos "seres de deseo". Esto explica que, en el momento que cumplimos un deseo, queramos colmar otro.

Además, existe una jerarquía en nuestras necesidades, lo cual significa que, cuando están satisfechas en un plano, accedemos al siguiente. De ese modo, sólo podemos ocuparnos de un determinado nivel si hemos satisfecho los escalones inferiores.

La pirámide se divide en 5 etapas:

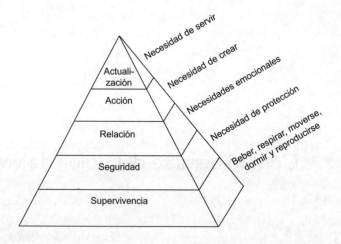

En nuestra sociedad industrializada, los dos primeros escalones de la pirámide están, por lo general, colmados. El tercer nivel, sin embargo, con frecuencia no se ha comprendido bien. Por ejemplo, se nos decía: "Si tu bebé está limpio, ha bebido y comido bien y llora, déjale llorar, porque si no, te arriesgas a mimarle demasiado y después tendrás problemas con él".

Por desgracia, no se enseñó a las madres que un bebé, además de comer, dormir, estar abrigado y sentirse seguro, necesita también sentir ternura y afecto.

¡Pero cuidado! Hay que tomar conciencia de que demasiado, puede equivaler a no suficiente. El niño que recibe "demasiado" corre el riesgo de sentirse ahogado; si no obtiene "lo suficiente", puede sentirse abandonado, desamparado y desgraciado. Entonces se ensimismará con un objeto que le consuele como su chupete, su pulgar o un peluche y, cada vez que se sienta triste, intentará consolarse de esa manera. Cuando sea adulto, lo hará con el tabaco, el chocolate o los dulces, a menos que lo haga con el juego, las compras, el alcohol, las relaciones sexuales, etc.

El bebé también puede interpretar como indiferencia el hecho de que no respondan a su llanto y pensar que no lo quieren. Como cree que no podrá vivir si no le aman, puede llegar, incluso, a dejarse morir. Así es como desarrolla enfermedades como gastroenteritis, neumonía, meningitis, etc.

Françoise tiene una niña pequeña que va a empezar a ir a la guardería. Cuando comienza a barajar la idea de reincorporarse al mercado del trabajo, descubre que está embarazada de nuevo. Quiere abortar, pero su marido se opone diciéndole: "Si lo haces, también me perderás a mí. Nunca aceptaré vivir con una mujer que mata a mis hijos".

Françoise no quiere separarse y acepta tenerlo, pero lo hace sin demasiado entusiasmo. Nace un niño que, ya desde su nacimiento, presenta numerosas complicaciones. Está continuamente enfermo y llora durante noches enteras. Exasperada, Françoise le grita a su marido: "Eres tú quien ha querido este hijo, así que ocúpate tú de él; yo ya estoy harta". A los siete meses, el niño tiene una meningitis que quiere decir: "No quiero esta vida".

Los niños que se han sentido ignorados, abandonados o que han crecido en un ambiente de peleas y violencia, llevan normalmente una carga de dolor ante la vida. Pero todos ellos han aprendido a desarrollar mecanismos de supervivencia. Para algunos, éstos serán las enfermedades, porque han comprendido: "Si estoy enfermo, se ocupan de mí".

Cuando el hijo de Françoise enferma de meningitis, ella y su marido hacen las paces al lado de su cuna. El niño puede comprender: "Si estoy gravemente enfermo, ellos hacen las paces". Por consiguiente, continuará padeciendo serias afecciones, entre ellas varios problemas cardiacos.

Françoise vino a mi consulta para hablarme de este tema. Realmente no sabía qué hacer. ¿Tenía que aceptar la idea de que su hijo pudiera morirse o debía implicarse al máximo para que éste pudiera curarse?

Para ayudar a su hijo, tuvo que reconocer que nunca había aceptado este embarazo impuesto. Después habló con su hijo y le explicó que no era a él a quien no quería sino a aquella situación. Le dijo que le amaba, que quería aprender a conocerle y que deseaba que se curara. En aquel momento, el niño tenía 14 meses y todavía no hablaba. Después de que le hablara así, pronunció la palabra "mamá" por primera vez.

No fue el cerebro izquierdo o racional del niño el que comprendió cuando su madre le habló, sino el derecho, por la vibración que emitía su madre cuando le hablaba. De hecho, un niño nunca es demasiado pequeño para que se le puedan decir cosas que le ayuden. Lo que importa es elegir el momento propicio para dirigirse a él.

El dolor de vivir arrastra a la persona que sufre, de manera casi inevitable, a situaciones de dependencia afectiva, llevándola a construir su universo alrededor de la persona amada. Cuando este ser se aleja o la deja, su mundo se derrumba. Entonces, pierde las ganas de vivir. Para no sentir ese profundo vacío, se anestesia con el trabajo, con el juego o con cualquier otra actividad que le deje muy poco tiempo para estar en contacto con lo que siente.

Joëlle nació con el cordón umbilical alrededor del cuello. A los cinco meses, tiene una neumonía y deben hospitalizarla. A los 15 años, tiene una primera relación amorosa que termina en ruptura y piensa en el suicidio. Unos años más tarde, conoce a André, quien se convierte en su marido y en su razón para vivir. Cuando, de nuevo, tiene que afrontar una ruptura, pierde las ganas de vivir. Algún tiempo después, le diagnostican cáncer de mama.

Marie dice a Jerôme que se suicidará si él se va. Por supuesto, no la Marie adulta quien se expresa así, sino la niña con falta de afecto que cree que no podrá vivir si no la quieren y la atienden. Jerôme tiene mucho miedo. Lo que más teme es sentirse responsable del suicidio de Marie. Se somete pues a este chantaje afectivo que, con el tiempo, se amplifica cada vez que él quiere distanciarse un poco.

Yo misma me he deprimido y he tenido ganas de morir cada vez que me sentía abandonada.

En un determinado momento de mi vida, creí haberme liberado de mis ideas suicidas y de esas depresiones que me obsesionaban. Era la época en la que había decidido tomar las riendas de mi vida. Primero lo hice por mí misma. Me sentía tan impulsada por el resultado que quise compartir este camino evolutivo con otras personas que, como yo, buscaban la luz al final del túnel. Poco a poco me convertí en animadora de cursos de crecimiento personal y, con el tiempo y la experiencia, en terapeuta.

No me había dado cuenta de que había cambiado mi mecanismo de supervivencia que era "si estoy enferma, se ocupan de mí y, por lo tanto, puedo vivir" por "si los demás me necesitan, puedo vivir". Fue así como mi trabajo se convirtió en mi razón de existir. Trabajaba continuamente y, cuando me detenía, no sabía qué hacer. Sólo me sentía bien trabajando. Ignoraba que se trataba de un mecanismo de supervivencia.

Después, tuve un gran amor. Poco a poco, el hombre a quien amaba se volvió más importante para mí que mi trabajo. Se convirtió en mi nueva razón de vivir. Sin embargo, tenía tanto miedo de perderle que no me atrevía a ser yo misma por miedo a desagradarle. El "control" que yo misma me imponía acababa con mucha frecuencia en una explosión que se manifestaba con fuertes enfados y llanto. Esas explosiones sacaban a la luz todo el dolor de vivir que llevaba en mi interior. Un día se hartó y decidió marcharse.

Yo perdí las ganas de vivir. Mi razón de vivir, que había vuelto a ser mi trabajo, ya no era lo suficientemente fuerte como para mantenerme a flote. Me sentí totalmente abatida y me hundí en una profunda depresión. Comencé a tener fuertes dolores en el pecho izquierdo y mi pezón se deformó. Esto indicaba un cáncer de mama. En ese momento volví a trabajar con la Metamedicina para comprender lo que me pasaba. A lo largo de este periodo de sufrimiento, descubrí ese dolor de vivir del que había intentado huir durante gran parte de mi vida, aferrándome a mecanismos de supervivencia.

Si necesitamos una razón para vivir que nos motive a avanzar en la vida, es que no tenemos realmente ganas de hacerlo. Cuando vivimos con auténtica plenitud, no necesitamos agarrarnos a nada ni tener una razón para vivir.

Otras personas utilizarán la seducción como mecanismo de supervivencia, que no es otra cosa que la necesidad de que las miren y las valoren.

El niño que no se ha sentido aceptado por su padre o por su madre puede no tener ganas de vivir si no se le mira. Es como si dijera: "Mamá o papá, miradme para que pueda vivir".

Este niño buscará la mirada de los demás para sobrevivir e intentará sobresalir de la media convirtiéndose en una persona muy delgada o muy obesa para llamar la atención. Esa necesidad de que le miren puede ser totalmente inconsciente. Muchos niños que se han sentido abandonados o ignorados, se han vuelto obesos.

Ésa es la historia de Mario, que tiene problemas de obesidad. Su rango familiar se sitúa entre su hermano mayor y su hermana pequeña. Su padre presta mucha más atención a su hermano, le lleva a todas partes e, incluso, le enseña su oficio. A modo de broma dicen que Luc, el mayor, es hijo del padre y que Lena es hija de la madre.

Mario siente que no existe para ellos. Su obesidad está diciendo: "Mírame, existo. ¿No estoy ya lo bastante grueso como para que me veas?". Con frecuencia es el hijo mediano el que busca su lugar.

El niño también puede hacer el payaso para que lo miren, aislarse para despertar la compasión de los demás, ser una persona encantadora o un rebelde.

Estos niños que han sido ignorados pueden desear que los demás los miren cuando ya son adultos. A menudo serán obesos o muy delgados, harán que la gente se compadezca de ellos (mendigos, personas sin hogar...), o querrán impresionar tatuándose el cuerpo y llevando cadenas.

Otros intentarán llamar la atención ayudando a los demás. Estas personas son las que se olvidan de sí mismas o se dedican a trabajar desempeñando labores de asistencia (enfermeras, terapeutas, médicos, etc.).

Algunos lo harán eligiendo, de manera totalmente inconsciente, profesiones en las que se puedan exhibir como cómicos, cantantes, actores de cine, etc.

Esto puede ayudarnos a comprender por qué algunos grandes artistas que, a simple vista, tienen todo para ser felices: belleza, talento, fortuna y la admiración del público, terminan suicidándose. Esas personas sienten un dolor de vivir tan profundo que nos lleva a pensar en lo ignoradas que se han sentido en su infancia.

Sin embargo, no hay que extrapolar y creer que todos los terapeutas y artistas sienten ese dolor de vivir. La necesidad de que ser visto y valorado no es más que un mecanismo de supervivencia. Cuando éste no es lo suficientemente fuerte como para aferrarnos a la vida, las ideas suicidas pueden salir a la superficie o podemos desarrollar una enfermedad mortal.

Audrey me llama por teléfono un día. Está fuera de sí y no sabe lo que le pasa. Está enamorada de Simon desde hace casi seis meses. Cada vez que él debe ausentarse por su trabajo, ella siente una profunda apatía, no tiene ganas de vivir y llega incluso a desear morirse. Me pregunta cómo se explica esta situación ya que antes de conocer a Simon, vivía sola y se sentía bien. Veamos un poco la historia de Audrey.

Audrey es hija única. Para su madre es la razón de su existencia, y pone todo su empeño en alejar a su marido de la niña. Este último, para no discutir con su mujer, le sigue el juego y no se ocupa en absoluto de Audrey.

Audrey se siente ahogada por su madre e ignorada por su padre. Busca en los hombres, a través de la seducción, la mirada que no ha tenido de su padre. Pero cuando quiere a un hombre, ya no se permite esos juegos de seducción. Entonces, depende sólo de la mirada de uno. Si él se aleja de ella o de sus encantos, se sumerge en ese dolor de vivir de aquella niñita que hubiera querido decirle a su padre: "Papá, mírame para que pueda sentir que valgo algo".

Si un niño siente que no vale nada para una persona que considera importante para él, puede querer destruirse.

Jérôme se mutilaba la cara con su cuchilla de afeitar. Ahora tiene 19 años y sale con Lise desde hace dos. Piensa seriamente en casarse con ella. La familia de Lise, considera que Jérôme no es lo bastante bueno para su hija y presiona a Lise para que lo deje. Ocho meses más tarde, Lise se casa con un hombre económicamente acomodado en comparación con Jérôme. Para Jérôme, esto equivale a la ecuación: "No valía nada para ella". Este sentimiento le lleva a querer destruirse.

Por último, otros eligen huir de la realidad de su vida cotidiana y refugiarse en un mundo paralelo imaginario, que les hace sentirse eufóricos, o vivir en un espacio en el que nadie puede entrar. Éste es el caso de las personas que padecen autismo, psicosis, esquizofrenia y toxicomanías (alcohol y drogas).

El autismo se caracteriza por una desconexión de la realidad, una ausencia de comunicación con el mundo exterior y el predominio de un mundo interior imaginario, cerrado para los demás.

Cuando aparece durante el primer año de vida del niño, hay que buscar un posible traumatismo en el estado fetal. El autismo en un niño más mayor o en un adulto está relacionado, la mayoría de las veces, con un gran sufrimiento que lo lleva a confinarse en su mundo interior para dejar de sufrir.

El autismo es para los niños lo que el Alzheimer es para las personas mayores. La enfermedad de Alzheimer afecta a personas que no se sienten ya capaces de asumir las dificultades de su vida diaria o que se ven en situaciones sin salida. Como no están listas para morir pero tampoco quieren asumir una situación que les hace daño, encuentran la puerta de salida en la enfermedad de Alzheimer.

Otros eligen el alcohol o las drogas para escapar de esa realidad que les hace sufrir.

El alcoholismo es mucho más que el hecho de beber. Algunos bebedores sociales consumen una buena cantidad de alcohol que repercute de alguna manera sobre su organismo. Pero no por ello son alcohólicos. Este tipo de bebedor puede beber para imponerse a los demás. Estoy pensando en un hombre a quien su padre prohibía beber. Cada vez que se llevaba un vaso a los labios, era como si le dijera: "Por tus prohibiciones, querido padre".

Actuaba de la misma manera con su mujer. Beber se había convertido en su manera de oponerse a sus familiares. Sin embargo, no tenía el temperamento de un alcohólico. El auténtico alcohólico, incluso después de años sin consumir alcohol, puede mantener todavía todos los comportamientos psicológicos relacionados con el alcoholismo.

El alcohólico bebe para olvidar, para huir de su decepcionante realidad, para no sentir su sufrimiento, su aislamiento o su soledad. Bebe para procurarse la audacia que no tiene, para llegar a creer que no tiene miedo de nada ni de nadie. Se destruye gradualmente con el alcohol para alimentar su rencor hacia la persona que responsabiliza de su dolor de vivir.

El hecho de embriagarse o de consumir drogas crea un estado transitorio de exaltación en el que el mundo exterior desaparece y, con ello, el sentimiento de separación. Pero, cuando termina la experiencia, la persona que bebe o se droga se siente todavía más separada, más impotente e incomprendida, de forma que recurre a ello cada vez con mayor frecuencia e intensidad.

La toxicomanía expresa, casi siempre, un profundo dolor de vivir como consecuencia de un sentimiento de abandono, rechazo o traición por parte de una persona que era muy importante para nosotros.

Jean-Pierre vive en orfanatos desde que nació. Como no fue adoptado, pasa los primeros años de su vida en la guardería. Indignado por su situación de abandono, se convierte en lo que podemos llamar un niño difícil. Su rebelión proviene de una gran sensibilidad herida que se expresa mediante explosiones de agresividad. Jean-Pierre encuentra siempre hostilidad en los diferentes orfanatos que frecuenta o en los hogares de acogida en los que reside temporalmente.

Marcado por esta profunda falta de afecto y por su sentimiento de impotencia y de aislamiento, descubre el alcohol. Éste llena su vacío a la vez que le proporciona un sentimiento de fortaleza y de desprecio hacia todos los que no le han comprendido o no le comprenden. Después vienen las drogas, hasta un día en que, sin poder más, se derrumba y exclama: "Dios mío, ayúdame". Es la primera vez que se atreve realmente a pedir ayuda.

Anteriormente había ido a la consulta de diferentes psicólogos y terapeutas pero, con frecuencia, era él quien dirigía la terapia. Era su mecanismo de protección: dirigir la terapia para no llegar a su dolor profundo. Pero esta vez, después de haber intentado ayudarse a sí mismo tantas veces, acepta que otra persona pueda hacerlo.

Acude a una reunión de un grupo de ayuda para alcohólicos. Allí, puede expresar lo que siente; se ve ayudado y apoyado en su sufrimiento profundo. Admite su situación diciendo: "Soy alcohólico". Así, franquea la primera etapa.

La primera etapa es la balsa salvavidas que le ayuda a alcanzar la orilla. Si se queda en esa etapa, continuará sintiendo ese gran vacío que llenará esta vez con café, cigarrillos, juego, sexo, etc. (El cigarrillo es, a menudo, un velo protector que nos envuelve. Nos escondemos detrás de la nube de humo. Además, inconscientemente, volvemos a las primeras veces que mamamos, lo cual significa afecto, calor y seguridad.)

Las otras etapas son las que le permiten dejar su balsa salvavidas para avanzar en la vida, poniendo los pies en tierra firme. Para ello, Jean-Pierre ha tenido que perdonar a su madre por haberlo dejado en un orfanato, perdonar a quienes, por ignorancia, le hicieron sufrir, ha tenido que aprender a pedir y a recibir, a manejar sus emociones comenzando por darse permiso para vivirlas y, por último, a liberarse de ese dolor de vivir que le creaba un gran vacío interior.

Eso no se logró de un día para otro. Para él, fue una nueva manera de vivir. Ganó, día a día, confianza en sí mismo y en la vida. Actualmente, Jean-Pierre puede decir: "He conocido el alcoholismo".

Las asociaciones de ayuda entre alcohólicos y toxicómanos son formidables siempre que no se conviertan en una nueva dependencia. Representan un puente hacia la libertad a condición de que el participante quiera franquear todas las etapas en lugar de quedarse en las primeras, que son la de reconocer su dependencia a la droga o al alcohol y la dificultad para liberarse de ella.

¡Cuántas veces he oído decir a las personas que llevan años asistiendo a esas reuniones: "Soy definitivamente alcohólico"! Su lenguaje no verbal decía: "No hay nada que hacer conmigo; no puedo, es más fuerte que yo".

No. El dolor de vivir se puede curar. Para liberarse del alcoholismo o de cualquier otra toxicomanía, hay que curar ese dolor de vivir. Abstenerse de beber o de drogarse es sólo el resultado de la fuerza de voluntad. No es un criterio de curación. La prueba reside en el hecho de que esas personas sienten con demasiada intensidad su sufrimiento y, a consecuencia de ello, su voluntad se debilita. Sólo tienen una idea en la cabeza: beber o drogarse. La presencia de una persona que les reconforte, puede impedírselo. Pero es la tirita sobre la herida. La curación necesita que se actúe sobre el núcleo de ese dolor de vivir.

Curarse no significa dejar de tomar alcohol. Cuando la herida está cicatrizada, no necesitamos tiritas.

La huida del sufrimiento también puede manifestarse a través de psicosis, neurosis, depresiones nerviosas, ideas suicidas y suicidio.

En este caso, a estas personas se les recetan medicamentos antidepresivos a fin de anestesiarlas. De este modo, obtienen exactamente lo que desean: no sufrir más y que se ocupen de ellas para no sentirse abandonadas.

Sin embargo, no es así como la persona logrará liberarse. Este tratamiento es eficaz, sí, pero sólo a corto plazo. A largo plazo es, incluso, perjudicial porque merma la fuerza y la voluntad necesarias para emprender una auténtica curación. La persona que depende de los antidepresivos corre el riesgo de hundirse todavía más en su depresión o en su psicosis.

Jacqueline sufre una PMD (psicosis maniaco-depresiva). De niña, su madre cuida de una persona con una enfermedad mental que la absorbe por completo. Jacqueline se siente abandonada y olvidada por su madre.

Un poco después, su hermano es hospitalizado. Ahora es él quien acapara toda la atención de la madre. Jacqueline piensa: "Yo no cuento para nada. No hay lugar para mí y nadie me presta atención".

Se hace adulta con ese dolor muy presente en su vida. Después se siente abandonada por su marido, quien se deja absorber cada vez más por su trabajo. Jacqueline se hunde cada vez más en una depresión.

Jacqueline me contó que, cuando su marido la llevó en brazos a la clínica psiquiátrica, le pareció que ella era un bebé en brazos de un adulto. Inconscientemente, intentaba yuxtaponer la imagen de la niñita y la de la mujer que, con su enfermedad, recibía la atención de la que tanto dependía.

Natacha deja a su familia y a sus amigas para instalarse en otra ciudad con su marido y su bebé. Seis meses después, su marido la abandona en esa ciudad extranjera. Ella reprime todas sus emociones porque, en su casa, estaba prohibido llorar o contar lo que pasaba. Había que actuar como si todo estuviera bien. Y eso fue precisamente lo que hizo hasta que estalló y la hospitalizaron en la planta de psiquiatría. Durante años, sufre una psicosis tras otra.

Natacha, como muchas otras personas incapaces de manejar emociones fuertes generadas por un trauma (abuso, violación, separación brusca de los padres, etc.) se desvincula de su realidad cotidiana en lugar de contactar con el sufrimiento.

El padre de François se suicida cuando éste tiene siete años. Al sentir que tanto él como su familia son rechazados por el entorno social, desarrolla un complejo de inferioridad. Para protegerse del sentimiento de no valer nada, intenta destacar en sus estudios y en su trabajo. A los 47 años, cuando le rechazan un proyecto en el que se ha implicado en cuerpo y alma, tira la toalla: ya no tiene ganas de luchar y se hunde en una psicosis maniaco-depresiva.

Cuando le conocí, estaba tan drogado por los medicamentos que tomaba que yo me preguntaba si podría sacar algo de la terapia. Pero empezó a disminuir sus medicamentos, se hizo más fuerte y encontró el valor necesario para subir la pendiente. Se liberó de su dolor de vivir y de su psicosis, y decidió construirse una nueva vida.

El dolor de vivir nos conduce inexorablemente a la autodestrucción. Nos autodestruimos para castigar a quien responsabilizamos de nuestro sufrimiento o, incluso, para terminar con la vida y con el sufrimiento que creemos que ésta nos aporta.

Charles tiene sólo dos años cuando su madre muere de cáncer. Le educa su abuela que, a su vez, muere cuando él tiene 12 años. A partir de ese momento, es su padre quien se encarga de él. Pero la nueva compañera de éste no quiere asumir un papel maternal por nada del mundo, así que Charles busca consuelo en sus estudios.

Ya adulto, se anestesia con su trabajo. Se casa pero sigue escapando de la realidad con su trabajo. Trabaja en un ministerio. Cuando empieza a haber recortes presupuestarios, Charles sufre un agotamiento profesional que le conduce a una psicosis.

El agotamiento profesional es el resultado de una pérdida de motivación total, de un desaliento que hace que nos abandonemos por completo. Ya no tenemos fuerzas para continuar al mismo ritmo y luchar contra una situación que nos parece insuperable.

Charles tiene miedo de quedarse sin trabajo. Utiliza, pues, toda su energía para conservar su puesto. Este esfuerzo sobrehumano, mezclado con la angustia, le vence y se siente totalmente agotado. Como tiene que solicitar una baja por enfermedad, le anuncian que no renovarán su contrato, pero que dispondrá de un año de salario para encontrar un nuevo empleo.

Esto lleva a Charles hasta el núcleo de su dolor de vivir. Pierde el apetito y se vuelve cada vez más neurótico. Su mujer, desanimada al verle como un auténtico muerto viviente, termina por dejarle. Él se desploma. Pierde las ganas de vivir y se hunde en la psicosis.

La autodestrucción también puede estar relacionada con la culpabilidad de vivir y provoca problemas de anorexia, bulimia, una o varias enfermedades degenerativas como el cáncer, distrofia muscular, lupus eritematoso, enfermedad de Addison, enfermedad de Parkinson, trombocitopenia, lepra, gangrena, sida, etc. Veamos algunas historias que nos ayudarán a comprender mejor las causas de esta culpabilidad de vivir.

La anorexia

La anorexia se caracteriza por una actitud de desgana hacia la vida, expresada mediante una desgana hacia los alimentos, los cuales son un símbolo de vida. La anoréxica no se acepta a sí misma y rechaza la vida. En el fondo de la persona existe un profundo desaliento que, a menudo, pasa desapercibido por su entorno. Algunas veces, la persona manifiesta una cierta delgadez pero no siempre es así. A veces, es la palidez de su piel lo que puede traicionarla. A algunos anoréxicos/as les obsesiona engordar.

El periodo fetal de Annette ha estado marcado por el desánimo a causa de las ideas suicidas de su madre. De pequeña, Annette se aísla: prefiere observar como se divierten los demás a participar en los juegos. En la adolescencia se vuelve anoréxica. De adulta, se anestesia con su trabajo. Siente un inmenso vacío que no llega a colmar ni su marido ni sus hijos ni un buen empleo.

Jeanne creció en un entorno violento y de continuas discusiones. Ella oculta su miedo, reprime su llanto y disimula un profundo sentimiento de vergüenza. Durante la adolescencia, oscila entre la anorexia y la bulimia. A los 32 años, cuando viene a mi consulta, tiene fuertes migrañas.

Johanne era anoréxica. Es enfermera, bajita, sin un ápice de grasa y tiene la tez muy blanca. Su entorno no puede imaginar que sea anoréxica. Parece desenvolverse y funcionar bien, aunque no sea una persona excesivamente dinámica. Su marido me ve un día en la televisión y le dice: "Deberías pedir cita con ella, seguramente podrá ayudarte". Y lo hizo. Johanne tenía una malformación en las rodillas cuando nació y tuvo que someterse a varias operaciones. Durante los primeros años de su vida, recibe varios comentarios sobre su problema. Ella se desprecia totalmente; está resentida con la vida y la rechaza por haber nacido así. Las operaciones parecen haber repercutido en su crecimiento y, ahora que es adulta, no se acepta porque es demasiado bajita. Cuando Johanne cambia de actitud y comienza a aceptarse, es como si su entorno también cambiara. Al final de la terapia me dice: "Esta semana, por primera vez, he tenido hambre". Con sus palabras, quiere decir: "Comienzo a decir sí a la vida".

La bulimia

La bulimia es una forma de compulsión que conduce a la persona que la padece a comer desmesuradamente o a tragar todo lo que le entra por los ojos, sin distinción.

Tras haber ingerido mucha comida, algunas personas optan por vomitar por temor a engordar o para hacerse daño.

La bulimia está relacionada a menudo con una forma de autodestrucción unida a un sentimiento de abandono o de culpabilidad. Sin embargo, en muchos adolescentes, proviene de una obsesión por adelgazar.

Valérie padece bulimia desde hace varios años. No tiene ni idea de cómo empezó y me dice que, actualmente, se ha convertido casi en un acto reflejo imposible de detener.

Durante una terapia de grupo, recuerda algo que había olvidado completamente. Tenía 12 años y estaba en la consulta de un médico con su madre. El médico se dirigió a su madre y ésta le respondió: "Me parece que Valérie ha engordado últimamente, voy a tener cuidado con su dieta".

Valérie se extrañó mucho al escuchar esta contestación de su madre, ya que nunca había pensado que tuviera sobrepeso. A partir de ese momento, se obsesionó con la gordura. Se acostumbró a vomitar cada vez que temía que lo que acababa de comer pudiera hacerle engordar.

Louise tiene 26 años y padece bulimia desde los 20 años. Esta época corresponde a la muerte de su madre. La madre de Louise había comenzado a tener problemas cardiovasculares tras el nacimiento de su primer hijo. Estos problemas se acentuaron con el segundo nacimiento, el de Louise. Desde muy joven, Louise oye decir que su madre no estaba hecha para tener hijos. Por lo tanto, no puede aceptarse ni aceptar la vida, ya que interpreta que su madre sufre por haberla tenido. Cuando su madre muere incluso se siente aliviada, y se dice que al menos no la verá sufrir más. Pero esto acentúa el rechazo hacia su vida y hacia sí misma porque se siente culpable de vivir. Inconscientemente, Louise intenta destruirse a causa de esta culpabilidad.

¿Cómo salió de esto? Aceptando que no era la responsable de la muerte de su madre. Muy al contrario, había logrado que su madre sintiera ganas de vivir durante más tiempo, puesto que ésta esperaba que Louise acabara sus estudios para poder irse. Louise también aprendió, poco a poco, a aceptarse y apreciarse, a encontrar un objetivo y un ideal en su vida.

¿CÓMO SABER SI SE TIENE DOLOR DE VIVIR?

- ¿Has tenido ideas suicidas?
- ¿Una depresión nerviosa?
- ¿Dificultades crónicas para respirar por la nariz?
- ¿Hemorragias nasales repetitivas?
- ¿Neumonía?
- ¿Meningitis cuando eras pequeño?
- ¿Problemas o dolor en el ombligo?
- ¿Te has comido las uñas?
- ¿Te pesa la soledad?
- ¿Tienes miedo de que te abandonen?
- ¿Tienes problemas de dependencia? (afectiva, alcohol, drogas, etc.)

Estos son los indicios que revelan que puedes sentir dolor de vivir.

¿CÓMO ENCONTRAR LA CAUSA O LOS SUCESOS QUE HAN ORIGINADO ESE DOLOR DE VIVIR?

Reconstruyendo la historia de tu vida. Si es posible, puedes pedir a tu madre o a otra persona que te hable del modo en que se desarrollaron los sucesos que te marcaron.

Tu vida fetal:

La madre transmite todo lo que experimenta al niño que lleva en su vientre. Esto se explica por el estado simbiótico que existe entre el feto y la madre. Si la madre está siempre triste, el niño se siente triste y podrá llevar esta tristeza durante toda su vida hasta que logre liberarse de ella.

Tu nacimiento:

- ¿Estaba tu madre embarazada cuando se casó?
- ¿Afectó el parto a su salud u organismo?
- ¿Sufrió durante muchas horas?
- ¿Murió cuando naciste o algunos años después?

Si hay algo de esto en tu nacimiento, es muy posible que te sientas culpable de vivir. Esta culpabilidad puede ser el origen de muchos de los sucesos infelices que has vivido o de la dificultad que tienes para ser feliz. Profundizaremos en la culpabilidad de vivir en el capítulo "La culpabilidad y sus repercusiones".

¿Cómo se desarrolló tu infancia?

- ¿Has vivido en un orfanato?
- ¿Te ha educado una tía o una abuela?
- ¿Has estado hospitalizado/a?
- ¿Has crecido en un entorno de crítica, desvalorización o violencia?
- ¿Has llorado y pasado por el duelo de tu padre o de tu madre?
- ¿Has tenido sentimientos de impotencia frente al sufrimiento de algún familiar?
- ¿Te han humillado, acusado o abusado de ti?

¿Cómo fue tu adolescencia?

- ¿Has vivido este periodo de manera sumisa o rebelde?
- ¿Has tenido acné, delgadez, obesidad, anorexia o bulimia?
- ¿Cómo reaccionaste ante tus primeras decepciones amorosas? ¿Te sentiste abandonado/a o rechazado/a? ¿Tuviste ganas de morir?

¿CÓMO LIBERARSE DEL DOLOR DE VIVIR?

Sólo tienes que hurgar en tu memoria para poder recordar alguno de esos sucesos que han podido dar lugar a tu dolor de vivir. Después, en estado de relajación, regresa a ese suceso para acoger a aquel niño/a que eras y que no tenía ganas de vivir.

En el capítulo anterior, he hablado de la situación que viví en el internado cuando, al sentirme abandonada, perdí el gusto por la vida. Éste es el trabajo de liberación que emprendí.

Entré en un estado de relajación. Después, con ayuda de las imágenes mentales, visualicé el internado y la clase. Vi de nuevo a la niñita de seis años que yo era y que continuaba viviendo en mí. Me vi a mí misma de adulta, como soy actualmente, dirigiéndome hacia esa niñita que era. Vi que tenía la cabeza apoyada en su pupitre y los ojos inundados de lágrimas. Le acaricié suavemente el pelo y le pregunté: "¿No hay ninguna otra solución más que la de morir?".

De pronto, se dio cuenta de que podía elegir. Podía subir las escaleras, ir a ver a la monja y decirle que se sentía mal. Entonces, la cogí de la mano para que pudiera volver al dormitorio. La llevé hacia la monja para que pudiera decirle: "Hermana, en el aula tengo frío y estoy enferma, ¿no puedo hacer otra cosa?". Entonces, vi que la monja se levantaba, iba a la habitación reservada a los enfermos y le decía a la niña que estaba allí: "Parece que estás mejor, ve a dormir a tu cama. Hay otra niña que necesita esta habitación". Después, la niñita se dirigió a mí y me dijo: "Ven, túmbate". Luego me arropó, me acarició la cabeza antes de cerrar la puerta y me dijo: "Que duermas bien".

Esto no fue lo que ocurrió cuando yo tenía seis años. Pero tenemos que recordar que el cerebro no diferencia entre lo real y lo imaginario y que, siempre que las imágenes se vivan como reales, las acepta.

Esto modificó la ecuación anteriormente grabada, que en mi caso era "vivir = sufrir" y "abandono = ya no quiero vivir".

Tras este trabajo de visualización, mi nueva ecuación fue: "cuando sufras, dilo", por lo tanto, "vivir = expresarse, pedir ayuda cuando se sufre".

Fue un trabajo extraordinario para mí. Me permitió, en un primer momento, cambiar la conclusión que llevaba grabada en mi memoria emocional, que era "abandono = pérdida de las ganas de vivir" por "abandono = pedir ayuda".

Unos años después de haber hecho este trabajo, volví a vivir emociones muy fuertes a causa de una separación en la que, de nuevo, me sentí abandonada.

Esta vez, sin embargo, me atreví a ir a una terapeuta en quien confiaba. Me dolía tanto el pecho izquierdo que no podía dormir de ese lado.

Esta terapeuta utilizaba el masaje energético y me dijo: "No puedo poner mis manos a menos de un metro de tu pecho de lo mucho que me queman cuando las acerco".

En un momento dado me dijo: "¿Por qué es tan importante para ti que un hombre te vea? En tu cuerpo oigo: "papá, mírame para que pueda vivir"". Estas palabras me sumergieron en tal emoción que tuve dificultades para respirar.

Después de este tratamiento energético, me extrañó haber experimentado esa emoción tan intensa puesto que no recordaba haber pronunciado esas palabras. Según recordaba, la única vez que había visto a mi padre, fue en su ataúd en la sala mortuoria. Yo tenía seis años.

Un tiempo después, fui a ver a mi madre; me las ingenié para estar a solas con ella. Le dije que tenía muchos recuerdos de mi infancia pero que me faltaban algunas piezas del puzzle.

Le pregunté algunas cosas que no le concernían directamente porque, para mi madre, el pasado era el pasado y no quería hablar de él por nada del mundo.

Le pregunté sutilmente si yo había visto alguna vez a mi padre cuando era niña. Entonces me dijo: "Sí, una vez, vino a casa, tu debías tener ocho o nueve meses y andabas a gatas. Quería que volviera con él pero le dije que ni hablar. Tú fuiste hacia él y le tendiste tus bracitos. Entonces, se dio media vuelta y se fue dando un portazo".

Me extrañó que me contara con tanta precisión algo que había pasado hacía más de 40 años. Tras esta conversación con mi madre, empecé de nuevo un trabajo de liberación de mi memoria emocional. Utilicé las imágenes descritas por mi madre y mi propia imaginación puesto que no me acordaba de nada.

Conocía la casa donde vivíamos, así que empecé por visualizar esta casa, la puerta (la veía verde con un mosquitero en la parte superior). Veía a mi madre de pie en el salón y mi padre a su lado. Después vi a ese bebé de ocho o nueve meses acercarse a su papá tendiéndole sus bracitos y, luego, a ese gigante que se daba media vuelta y se iba dando un portazo.

En ese momento, me vi a mí misma de adulta ir hacia ese bebé. Lo tomé en mis brazos y le expliqué: "Tu papá no puede tenerte en cuenta porque él mismo nunca se ha sentido acogido por su madre y, ahora de nuevo, se siente rechazado por la mujer que ama. Pero yo estoy aquí, yo te veo y te miro e, incluso, si los demás te abandonan, yo no te abandonaré nunca...".

Mi niñita se sintió querida y sintió todas las ganas de vivir del mundo.

El problema frente al dolor de vivir proviene de haber creído que no podíamos vivir si no éramos queridos o si no lo éramos de la manera que hubiéramos deseado. De hecho, hay que comprender que nadie nos ha abandonado nunca. Es cierto que esas personas no pudieron acogernos como nosotros hubiéramos querido ni nos dieron la atención que hubiéramos deseado, pero somos nosotros los que nos hemos abandonado al renunciar a nuestro deseo de vivir. Hemos desistido al pensar: "¿Para qué vivir en un mundo sin amor?".

Tras haber transformado la comprensión de estos acontecimientos del pasado, me hice la promesa de no abandonarme nunca más, pasara lo que pasara. Incluso si el hombre al que más quiero en el mundo me dejara, yo seguiría estando aquí para mí. Siempre podría mirarme, sonreírme, darme la ternura que necesitara y dar gracias a la vida por todos los regalos que me ha ofrecido y que continúa ofreciéndome.

EN RESUMEN, PARA LIBERARTE DE ESE DOLOR DE VIVIR, TE SUGIERO QUE:

- *Encuentres el suceso que ha podido originarlo.* Comienza por aquel que puedas encontrar, incluso si se remonta a tu infancia.
- *Revivas este suceso en un estado de relajación.* Haz lo que, en aquel momento, no hiciste o di lo que no dijiste, de manera que dejes de experimentar la emoción y la conclusión a la que llegaste en el pasado. Intenta extraer una nueva conclusión positiva que sea favorable para ti.
- *Te acojas a ti mismo en el momento en que te sentiste abandonado.* No reprimas más tu tristeza ni tu llanto. No te escondas más para llorar.
- *Te quites la máscara que oculta tu sufrimiento.*
- *Cuentes tus penas y tus secretos más dolorosos a alguien capaz de escucharte con amor y ternura sin que, por ello, se compadezca de ti;* alguien que pueda acompañarte en ese proceso y animarte a actuar de manera concreta en tu vida.
- *Aprendas a mirarte a ti mismo/a en lugar de depender de la mirada de los demás.* Siéntete hermoso o hermosa por ti mismo/a. Aprende a sentirte orgulloso/a de lo que eres y de lo que has hecho hasta ahora.
- *Aprendas de nuevo a saborear cada instante de tu vida, a ser feliz y que ello no dependa más que de ti.* Esto no excluye que compartas tu felicidad con otras personas.
- *Por último, date el derecho de vivir y ser feliz, incluso si tu madre o tus familiares han sufrido.*

CAPÍTULO 7

Cómo liberarse de la culpabilidad y de sus repercusiones

*Construimos nuestra felicidad o nuestra desgracia
con nuestra manera de pensar y nuestras actitudes.*
Paul Verlaine

*La culpabilidad es uno de los sentimientos más destructivos
que podemos tener.*

¿De dónde proviene el sentimiento de culpabilidad?

Tiene sus raíces en el sistema educativo en el que hemos crecido.

El entorno religioso:

La enseñanza de la Biblia, especialmente la del Antiguo Testamento, nos prepara para sentir culpabilidad a edad muy temprana.

Tomemos la historia que nos han contado sobre nuestros primeros padres, Adán y Eva.

«Yahvé Dios plantó un jardín en el Edén, en Oriente, y puso en él al hombre que había modelado».

«Yahvé Dios dio al hombre este mandamiento: puedes comer los frutos de todos los árboles del jardín, pero no comas los del árbol del conocimiento del bien y del mal; el día que comas de él, morirás».

«Después, Yahvé Dios dio forma a la mujer a partir de la costilla que había sacado del hombre.

«Yahvé Dios llamó al hombre».

«He oído tus pasos en el jardín y he tenido miedo porque estoy desnudo», dijo éste.

Y el Eterno Dios dijo: «¿Quién te ha mostrado que estabas desnudo?»

«¡Has comido del árbol que te había prohibido!»

«El hombre respondió: ha sido la mujer que has puesto a mi lado la que me ha dado la fruta del árbol y yo he comido».

«Yahvé Dios dijo a la mujer: multiplicaré el sufrimiento de tus embarazos y parirás con dolor. Tus apetitos te empujarán hacia tu marido y él te someterá».

«Y dijo al hombre: maldita sea la tierra porque que has escuchado la voz de tu mujer y has comido del árbol prohibido. La tierra producirá espinas y cardos, y sólo podrás subsistir a fuerza de padecimientos...»

«Ganarás el pan con el sudor de tu frente hasta que vuelvas al polvo del que provienes».

(Génesis, 2,3)

Estas enseñanzas simbólicas contenían una profunda sabiduría iniciática.[1] Sin embargo, este conocimiento religioso, dado sin explicaciones a los niños, podía hacerles creer que sus primeros padres habían desobedecido a Dios y habían sido castigados. Podían sacar como conclusión que «desobedecer = ser castigado».

Además, todos nosotros, al ser descendientes de Adán y Eva, estamos marcados con la mancha del pecado original y, por lo tanto, condenados a sufrir la misma suerte que nuestros primeros padres. Por ello nos bautizaban al nacer, para lavarnos esta mancha.

1. La explicación de estas enseñanzas se encuentra en el libro *Rendez-vous dans les Himalayas* (*Cita en el Himalaya*), Tomo II, de la misma autora.

Esto pudo hacer creer al niño que era originalmente malo a causa de sus ancestros y que si desobedecía, se volvería como ellos y merecía ser castigado.

Esta creencia de que Dios castigó a nuestros primeros padres inspiró, quizá, a los religiosos a pensar y enseñar que: «quien bien te quiere, te hará llorar».

Tras la historia de nuestros primeros padres, el Nuevo Testamento nos enseñó que Dios nos envió a su hijo bienamado, Jesucristo. Pero el hijo de Dios, el salvador del mundo, murió por nuestros pecados, porque nosotros éramos demasiado malos.

El niño que oye que Cristo murió a causa de sus pecados no puede discernir que no se trata de los suyos. No, simplemente siente que es malo.

A consecuencia de esto, cada vez que les pasa algo a los demás, tiene tendencia a creer que es por su culpa. ¿Y qué hace? Se autocastiga. Cuánto más grave considera su falta, más severamente se castiga.

Reaccionará de la misma manera cada vez que su madre le diga cosas de este estilo:

«Haces llorar al niño Jesús»
«Entristeces a mamá»
«Vas a matarme»
«Vas a volverme loca»
«Con todos los sacrificios que hacemos tu padre y yo para educarte»

El niño se siente desagradecido y malo, y piensa que no merece disfrutar de nada bueno.

Cuando una persona piensa o dice: «tengo todo para ser feliz pero no llego a serlo», es que lleva en sí un sentimiento de culpabilidad que no le autoriza a ser feliz.

El maestro Omraam Mikhaël Aïvanhov, decía:

Lo más descorazonador de los humanos es que aceptan la idea de llevar una vida limitada: para ellos es normal ser débiles, estar enfermos y ser desgraciados. No imaginan que la vida pueda ser de otra manera.

¿Por qué no llegamos a creer que podemos ser fuertes, gozar de buena salud, ser ricos y felices? Porque nos han hecho creer que éramos malos. Somos los descendientes de Adán y Eva, y Cristo murió para pagar por nuestros pecados. Necesitamos pues pagar ante Dios para ser dignos de merecer un lugar a su lado al final de nuestros días.

A estos sentimientos de culpa y de miedo (al diablo, al infierno, a los castigos divinos), se añadía otro: la vergüenza. Y este sentimiento se mantenía con la confesión.

Nos enseñaron a culpabilizarnos, obligándonos a confesarnos el primer viernes de cada mes. Te has preguntado alguna vez antes de entrar en el confesionario: «¿de qué voy a acusarme?».

El hecho de tener que escondernos detrás de una celosía para contar lo que habíamos hecho no podía más que provocarnos un sentimiento de vergüenza.

No pongo en tela de juicio el sacramento del perdón. No, el perdón es un maestro que libera. Por eso Jesucristo lo enseñó a los hombres con su ejemplo.

Tampoco reniego de la religión en la que he crecido. Hay que reconocer que, a pesar de sus fallos, las religiones han jugado un papel importante en la civilización.

Cuestiono más bien la manera en que se nos ha enseñado. La saco a colación, no para juzgarla, sino únicamente para que podamos liberarnos del sentimiento de culpa por haber desobedecido o por haber sido malos y del sentimiento de vergüenza por haber hecho cosas reprensibles. Estos sentimientos hacen que muchas personas se destruyan y oculten importantes secretos. Tienen demasiada vergüenza para atreverse a hablar de ellos.

El entorno escolar

El entorno escolar contribuyó, a su manera, a mantener el sentimiento de culpa y de vergüenza.

De niña me gustaba escribir porque soñaba con ser escritora, pero tenía muchas dificultades con la ortografía. En esa época, ignoraba las ideas sobre los perfiles visuales y auditivos. Una persona con un perfil visual comprende por medio de imágenes y ejemplos. Para ella, las reglas y los conceptos no quieren decir nada. La educación escolar que recibí se dirigía sobre todo al perfil auditivo, mientras que yo tenía un perfil visual y quinestésico, y muy poco auditivo.

Cómo liberarse de la culpabilidad

Por desgracia, mis profesores no sabían nada de esto y habían adoptado un método basado en el castigo. Tenían derecho, pues, a darme un "regletazo" por cada falta de ortografía que cometía. Ahora, cuando lo pienso, me digo que es una lástima que no hubieran empleado ese tiempo para explicarme mejor las reglas gramaticales.

Es fácil imaginar el estrés que experimentaba con sólo oír la palabra «dictado». Me sentía tan angustiada que, en ese momento, no sabía escribir la mayoría de las palabras.

Todos esos castigos, hasta por la falta más insignificante, intensificaban nuestro sentimiento de ser malos y, por lo tanto, de no ser dignos de amor.

Y qué decir de las famosas cartillas con notas escolares que nos clasificaban según nuestros resultados. La pequeña ecuación 9/23 quería decir que nuestro puesto era el noveno en un total de 23 alumnos.

El que sacaba el primer puesto podía sentirse orgulloso frente a sus padres y culpable por ser mejor que su hermano, su hermana o sus compañeros.

Denis, un amigo médico, me preguntó un día cómo podía explicar que, con su salario, hubiera acabado en bancarrota. La respuesta se hallaba en la culpabilidad que sentía por haber recibido más que su hermana.

De niño siempre era el primero de su clase, mientras que su hermana tenía muchas dificultades. Cada vez que tenían que hacer los deberes, Denis terminaba rápidamente y podía irse a jugar. Su hermana, sin embargo, atraía críticas y bofetadas. Denis se sentía muy culpable respecto a ella. Al crecer, se hizo médico y su hermana secretaria. Denis poseía una casa grande, un buen salario y podía tener todo lo que deseara. Su hermana ganaba poco, vivía en un apartamento pequeño y no podía comprarse ni un coche. De nuevo, Denis sintió que era injusto que él tuviera todo y ella nada. Su culpabilidad le llevó a realizar malas inversiones. Perdió incluso su casa. La quiebra era su manera inconsciente de liberarse de su sentimiento de culpa, pensando: «ella no tiene gran cosa pero yo ya no tengo nada».

Un día, fui yo quien obtuvo el primer puesto de la clase con las notas. Me sentía muy orgullosa y estaba impaciente por decírselo a mi madre. De camino a casa, me encontré con la niña que normalmente ocupaba ese lugar. Frustrada, me dijo: «sólo eres un asqueroso montón de huesos». Su insulto se refería a mi delgadez. Pero yo lo tomé como: «si tengo éxito, los demás no me querrán».

El incidente fue clasificado en mi cerebro y nunca más volví a ser la primera de la clase. A lo largo de mi vida, y a consecuencia de esto, nunca más quise ocupar los primeros puestos. Prefería quedarme en la sombra.

Las notas de nuestra infancia repercuten en la relación con nuestros padres y, después, en nuestro entorno laboral. Veamos un ejemplo. Un niño presenta las notas a su padre y, cuando éste ve que ha obtenido un 7,5, le dice: «habrías podido sacar un 8». Si este tipo de situaciones se repite, el niño saca la siguiente conclusión: «nunca llegaré a satisfacer a la persona que quiero», y nacerá en él un sentimiento de impotencia.

En su vida adulta, es posible que no quiera esforzarse, creyendo que todo está perdido de antemano. Este sentimiento de no estar nunca a la altura podrá manifestarse en forma de hipoglucemia.

Otro, sin embargo, hará tanto para que sus jefes reconozcan sus méritos que llegará a un agotamiento profesional.

El niño cuyos padres dan la misma importancia a un 6,5 que a un 9, puede pensar: «no se dan cuenta de todos los esfuerzos que hago». Más tarde, reaccionará de la misma manera en su trabajo. Se encontrará a menudo con el sentimiento de no ser apreciado por lo que vale. Este sentimiento podrá conducirle a anemia, hipotensión, etc.

El entorno familiar

Hemos podido sentirnos culpables al ver que nuestros padres trabajaban sin parar, que no tenían tiempo de relajarse ni de disfrutar y que, por añadidura, nos decían que éramos vagos, holgazanes o inútiles cuando nos divertíamos viendo la televisión durante horas.

Después, en nuestra vida de adultos, sentimos que no tenemos derecho a descansar y nos sentimos culpables cuando nos lo pasamos bien. Podríamos, incluso, llegar a lesionarnos practicando el deporte que nos gusta o atraer situaciones que nos estropeen la diversión.

Cuando era niña, mi madre era la única que se encargaba de mantenernos, a mis hermanos y a mí. Para poder hacerlo, cosía en una fábrica y por la noche trabajaba limpiando oficinas. El fin de semana, se ocupaba del mantenimiento de la casa con diferentes tareas (pintura, limpieza, costura, etc.), de manera que nunca paraba. A mí me parecía que era muy valiente.

A veces, cuando me levantaba a media noche y la veía todavía cosiendo o planchando, me ponía triste. Me sentía totalmente impotente para ayudarla.

En los momentos que se sentía agotada, nos decía: «mamá va a morirse», y yo tenía mucho miedo de que así fuera. Después, mi impotencia se transformó en culpabilidad porque pensaba que, si no nos hubiera tenido, no necesitaría trabajar tanto.

Esto sólo podía llevarme a sentirme culpable de vivir y, de rebote, a sentirme también culpable si me divertía y disfrutaba.

Para no experimentar este sentimiento de culpabilidad, hice lo mismo que hizo ella, asumiendo así su guión. También estuve sola, fui quien mantuvo a la familia y tuve dos, y a veces tres, empleos al mismo tiempo. Durante varios años trabajé más de 70 horas a la semana. Para mí, sin embargo, no era una cuestión de dinero. Lo hacía de forma totalmente inconsciente para anestesiarme y no sentir mi sufrimiento.

Si hacía un bonito viaje al extranjero, que mi madre nunca había podido hacer, mi culpabilidad por poder disfrutar se manifestaba de diferentes maneras: me ponía enferma, discutía con la persona que me acompañaba, perdía mi bolso, etc.

Este sentimiento de culpabilidad por disfrutar de la vida, puede crear muchas dolencias que nos impiden gozar de los buenos momentos que ésta nos ofrece. Por ejemplo, observé que, cada vez que iba a un hotel lujoso, sentía molestias en el estómago que me impedían disfrutar de una buena comida. Inconscientemente, todo lo que sentía que era demasiado para mí, en relación con mi madre o hermanas, me alteraba hasta tal punto que no podía aprovecharlo.

Hay muchas maneras inconscientes de querer liberarse de la culpabilidad. Pensemos en una madre que sufre en su relación de pareja y que dice a sus hijos: «si no fuera por vosotros, lo dejaría».

El niño que oye esta frase puede pensar: «si ella no nos hubiera tenido, no sufriría tanto ahora, nosotros tenemos la culpa».

Para no sentirse culpable, inconscientemente, buscará sufrir y desarrollará toda una serie de enfermedades; como hizo una mujer que me escribió contándome que le dolía el cuello, los hombros, los omóplatos, los riñones, además de ardor y nudos en el estómago.

Otros lo harán intentando salvar al mundo. Juegan el papel de salvadores y atraen, en consecuencia, a personas que asumen el papel de víctimas.

A menudo, la víctima y el salvador son las dos caras de la misma moneda. La persona que interpreta el papel de salvador en su trabajo, puede asumir el de víctima en su hogar o viceversa.

Por último, otra manera de intentar no sentirnos culpables es a través de los mecanismos de privación, es decir, cada vez que encontramos algo que puede hacernos felices, atraemos una situación que destroza nuestra felicidad. Por ejemplo:

– Me compro un nuevo coche que me causa tantos problemas que paso mi tiempo libre en el taller.
– Me compro la casa que deseo desde hace tiempo y un cambio en mi trabajo me obliga cada vez más a ausentarme, de manera que dispongo de muy poco tiempo para disfrutar de ella.

Los viajes malogrados, la falta de tiempo libre, la ausencia del cónyuge y la falta de dinero son, con frecuencia, mecanismos de privación.

EXISTEN PRINCIPALMENTE CUATRO SENTIMIENTOS DE CULPA DE LOS QUE SURGEN TODOS LOS DEMÁS

1. La culpabilidad por haber hecho sufrir o haber causado la muerte a una persona.
2. La culpabilidad por haber decepcionado a nuestros seres queridos.
3. La culpabilidad por no haber podido hacer nada para ayudar a un familiar nuestro.
4. La culpabilidad por haber recibido más que los demás.

1. La culpabilidad por haber hecho sufrir o haber causado la muerte a una persona

Mi hijo Mikhaël tuvo una bronquiolitis a las seis semanas de edad, precisamente en el momento en que yo padecía una gripe con dolores musculares.

Luego hubo una serie de incidentes, entre ellos una caída por una escalera a los nueve meses de edad que habría podido tener consecuencias nefastas. Sus sinsabores continuaron desde la guardería hasta la escuela.

Un día, me pregunté por la causa de esta serie de sucesos. Yo lo había pasado muy mal después de nacer Mikhaël. Tardé cerca de seis meses en recuperarme de las intervenciones quirúrgicas a las que fui sometida tras el parto.

Probablemente mi hijo se sintió culpable y pensó: "Mi nacimiento ha causado muchos sufrimientos a mi madre". Después de haber establecido esta relación, le conté lo que me había causado tales suplicios. Le dije que él nunca me había hecho sufrir sino que, al contrario, me había sentido muy feliz de su llegada. Esto fue suficiente para que los accidentes se terminaran.

La culpabilidad por haber hecho sufrir a las personas que amamos puede estar relacionada con la pena que hemos creído causar a nuestros padres al elegir cosas que iban en contra de sus aspiraciones, por ejemplo:

- Haberse casado con un hombre o una mujer que ellos no aceptaban;
- Haber dejado nuestros estudios cuando les había costado tanto pagarlos;
- Habernos separado o divorciado, pensando que esto hacía sufrir a nuestros padres, o haber privado a nuestros hijos de su padre o de su madre.

Yo desarrollé un cáncer uterino por una razón similar. Me había separado de mi cónyuge seis meses después del nacimiento de mi hija, y la había dejado con mi madre mientras buscaba un sitio donde vivir. Una bonita tarde de verano, mientras mi madre y yo mirábamos como jugaba Karina, me dijo: "¿Sabes?, yo me he sacrificado durante toda mi vida por mis hijos". Yo le respondí que no me gustaría nunca decir algo así a mi hija.

Se lo dije porque me sentía culpable al pensar que mi madre no había podido tener su propia vida por nuestra culpa. Además, me sentía egoísta y culpable por privar a mi hija de su padre a causa de la elección que había hecho.

Un tiempo después, descubrí que tenía pérdidas de sangre aunque no estuviera con la regla. Al principio no le di importancia y pensé que se trataba de cansancio. Pero unos meses después, sentí fuertes dolores en el útero y fui a la consulta de un médico. Los tests revelaron la presencia de células cancerígenas en el cuello del útero.

Me pusieron varios tratamientos y me sugirieron una histerectomía (extirpación del útero), añadiendo que, de todas maneras, no tenía prácticamente ninguna posibilidad de tener más hijos. Pero yo no me sentía preparada. Prefería soportar los dolores porque, en el fondo, esperaba tener otro hijo.

Después, conocí a mi segundo marido y me quedé embarazada. Traje al mundo a un niño. Mis problemas menstruales desaparecieron. Ya no me sentía culpable respecto a mi hija porque había vuelto a crear un hogar con un papá. Cinco años más tarde, me separé de nuevo.

A la semana siguiente de la separación, volvieron a aparecer los síntomas de cáncer en el cuello del útero. Esta vez reconstruí la historia de ese cáncer y, entonces, recordé lo que había pasado antes de que apareciera. Me liberé de la culpabilidad de haber creído que había impedido vivir a mi madre y comprendí el mensaje que quiso transmitirme cuando me dijo que se había sacrificado por nosotros. Para ella, amar significaba sacrificarse por aquellos a quienes amaba. Simplemente quería decirme hasta que punto nos había amado.

Respecto a la culpabilidad frente a mis hijos, acepté una de las lecciones que debía integrar en esta vida: el desapego. Esto explicaba los diferentes sucesos que había vivido, como la muerte de mi padre cuando do yo era pequeña, la ausencia de mi madre, etc.

Con frecuencia, nuestros hijos deben aprender las mismas lecciones que nosotros. Acepté que mis hijos también tenían que integrar esta lección en su camino evolutivo. Al dejar de sentirme culpable, los síntomas desaparecieron y todo se puso en orden. Logré curarme y, desde ese día, nunca he tenido una recaída.

La culpabilidad por haber causado la muerte a alguien puede tener relación con un aborto y puede implicar tanto a la mujer que ha decidido abortar como al hombre que la ha incitado a hacerlo.

A Marc se le cae el pelo. Llevaba más de seis meses con una mujer joven y, una bonita mañana, ella le dijo que está embarazada. Marc no tenía ningunas ganas de casarse ni de fundar una familia, de modo que la incitó a abortar y ella aceptó. Después del aborto, Marc se sintió muy culpable de haber utilizado su poder de persuasión para impedir que este pequeño ser viniera al mundo. Se veía como un verdugo. Dirigió esta culpabilidad contra sí mismo, con el deseo de destruir su belleza. Se liberó de esto cuando comprendió que, aunque había intentado convencerla, la elección final correspondió a su amiga, y que él no había matado a nadie. Lo único que quería es que este ser viniera más adelante. No lo rechazaba a él sino a la situación.

Andrea padeció un cáncer de ovarios tras un aborto.

La culpabilidad de haber causado la muerte también puede estar ligada a un acontecimiento en el que pensábamos que fuimos responsables de la muerte de alguien.

Suzanne tiene cinco años y quiere a su hermanita de dos años de una manera especial. Esta última padece tuberculosis pulmonar y sufre mucho. Un día, una tía que es enfermera viene para ocuparse de ella y le dice a Suzanne que vaya a su habitación a rezar al niño Jesús para que venga a buscar a su hermanita. Unas horas más tarde, cuando Suzanne sale de su habitación, la tía le dice que el niño Jesús ha respondido a su oración y que su hermanita ha muerto. Suzanne piensa que es responsable de la muerte de su hermana y se dice: "Si no hubiera rezado, ella no habría muerto".

Este sentimiento de culpabilidad, que ha alimentado durante años, le impide ser feliz y termina desarrollando un tumor pulmonar.

La culpabilidad por haber hecho daño o causado la muerte de alguien pude engendrar un sentimiento de culpa por vivir. Roxanne es joven e inocente. Su necesidad de afecto la empuja a mantener una relación basada, sobre todo, en la dependencia. Se queda embarazada y su familia la empuja a casarse. De pronto, se da cuenta de que no quiere a su novio y que no desea ser su esposa. Su familia la obliga a casarse y trae al mundo a un niño que es alérgico a la leche. Para un niño de pecho, la leche es sinónimo de vida. Este niño no quiere vivir porque ya lleva ese sentimiento de culpabilidad ante la vida.

Muchos niños nacidos de madres solteras o de mujeres que se han casado porque se han quedado embarazadas, en una época en que tener un hijo sin estar casada no era aceptado por la sociedad, se sienten culpables de vivir. Sobre todo si han visto que su madre era desgraciada en su relación de pareja o rechazada por su familia de origen o por su familia política.

Sentirse culpables de vivir también puede estar relacionado con el pensamiento de que, sólo por haber nacido, fuimos responsables de la gradual falta de salud de nuestra madre o de su muerte.

Georges es médico homeópata y naturópata, además de haber estudiado acupuntura y muchos otros métodos. A los 57 años, va siempre con un frasquito de medicamentos porque tiene problemas cardiacos, pulmonares, digestivos y otros. En realidad, ha sido a causa de sus problemas físicos que se ha interesado tanto en las diferentes prácticas médicas: quería "curarse a sí mismo". ¿Por qué ha tenido tantos problemas de salud? Georges es el décimo u onceavo hijo de una familia, en realidad no lo sabe porque tiene un hermano gemelo. La madre muere cuando nacen los gemelos. Georges interpreta: "Soy responsable de la muerte de mi madre. Si yo no hubiera nacido, ella no habría muerto. Por lo tanto, no merezco vivir". Y así se dedica a "sobrevivir" porque ha decidido que no tiene derecho a la vida.

2. La culpabilidad por haber decepcionado a un ser querido

Podemos pensar que hemos decepcionado a nuestros padres con nuestro nacimiento.

La madre de Francine tiene ya dos hijas cuando se da cuenta de que está otra vez embarazada. Esta vez, espera que sea un niño. Cuando nace Francine, sufre una decepción. Francine comprende: "He decepcionado a mi madre". Esto la llevará a no aceptarse completamente, primero como hija, actuando más como un chico, y después como mujer, no aceptando su feminidad, lo cual provoca en ella muchos problemas de orden ginecológico.

La madre de Luc está embarazada. Desea con todo su corazón tener una niña porque ya tiene tres niños. Cuando Luc nace, se siente tan decepcionada que se pone a llorar y a gritar que no quiere verlo. Luc ha tenido varios accidentes, tres de ellos muy graves. Después de casarse, comenzó a tener dolores en los testículos porque, inconscientemente, pensaba que había decepcionado a su madre y ahora piensa que decepciona a su mujer. Luc se sentía culpable por vivir. Esto explica los numerosos accidentes que tuvo desde que era niño, además de sentirse rechazado como chico y ahora como hombre.

Daniel tiene sida. Lo conocí hace algunos años en Bruselas durante una serie de conferencias. Me habían pedido que diera un seminario fuera de programa y Daniel se apuntó a ese seminario. Me sorprendió mucho que, ya al principio del taller, confesara que estaba afectado de sida ante todo el grupo. Los médicos le habían dado seis meses de vida. Padecía una bronquitis que no se curaba y adelgazaba de manera alarmante. A lo largo del seminario, se le invitó a que rescribiese la historia de su vida, la cual podríamos resumir en una sola palabra: rechazo.

Daniel se había sentido rechazado cuando nació porque su padre y su madre deseaban ardientemente una niña. Después, durante su adolescencia, sus padres, que ignoraban sus tendencias sexuales, decían: "Deberían quemar a los homosexuales en campos de concentración". Me dijo: "Me he quemado a mí mismo".

Después de este seminario, su bronquitis se curó. Vino a Québec para comenzar una terapia de 12 días. Durante esta terapia, exclamó: "Habría sido mejor que mi madre hubiera abortado cuando me tenía en su vientre". Daniel nunca había aceptado la vida. Trabajó sobre este aspecto y regresó a Bruselas en unas condiciones físicas excelentes.

Seis meses después de esta larga terapia, estuvo muy de cerca de la muerte. Se debilitó tanto que ya no lograba levantarse de la cama. Se sentía morir. En ese momento comprendió que podía elegir entre seguir sin aceptarse y rechazar la vida o decir por fin sí a la vida. Escogió la segunda opción. Después, pudo observar como surgía de nuevo su energía y mejoraba cada día que pasaba. Volví a verlo cuatro meses más tarde. La vida fluía de nuevo en él. Había ganado algunos kilos. Estaba más vivo que nunca. Ocho años más tarde, un amigo común me dijo que había montado su propia empresa y que se encontraba rebosante de salud.

El sida y la seropositividad son dos afecciones muy diferentes que no hay que confundir, incluso si algunos seropositivos han desarrollado sida a causa del miedo, la angustia o los tratamientos de AZT que han desgastado su sistema inmunitario.

El sida es una forma de autodestrucción relacionada con la culpabilidad de vivir. Para una auténtica curación, debemos trabajar en esa culpabilidad.

La culpabilidad por haber decepcionado a alguien muy importante para nosotros puede estar relacionada también con las elecciones que hemos hecho. Por ejemplo:

- Dejar a nuestra familia para vivir en el extranjero.
- Casarse con un hombre o una mujer de otra nacionalidad, color, religión o idioma.
- Vivir la homosexualidad cuando nuestros padres esperaban con tanta ilusión tener nietos.
- Haber dejado nuestra profesión, o a nuestro cónyuge para vivir libres como el viento.

Esto puede aplicarse también al hecho de haber engañado a la persona que nos amaba o haberle mentido.

Yolanda vino a mi consulta aquejada de un problema sexual. Ya no deseaba sexualmente a su marido y se cuestionaba sobre sus sentimientos hacia él. Había ido a un primer terapeuta que le había hecho creer que habían abusado de ella cuando era niña, pero que lo había olvidado ya que no se acordaba de ningún suceso de ese tipo. Le propuso una terapia liberadora que, muy pronto, adquirió más bien un tinte de abuso. Ella puso fin a esta terapia y buscó una terapeuta.

Yolanda no había sufrido ningún abuso sexual cuando era niña. Antes de su matrimonio, sus relaciones con Louis eran muy satisfactorias. Poco antes de casarse, su madre, que tenía unos principios religiosos muy estrictos, le preguntó si había tenido relaciones sexuales con Louis. Yolanda le respondió que no. Después se sintió muy culpable por haber mentido a su madre. Para castigarse, no se permitía sentir placer sexual.

Yolanda se liberó de su sentimiento de culpa. Reconoció que no había querido mentir a su madre, simplemente no había respondido a su pregunta para evitar los reproches alimentados por los principios religiosos de ésta y no ensombrecer el día de su boda. Transformó la antigua interpretación de este suceso, que era "he mentido a mi madre, soy culpable y, por consiguiente, no merezco sentir ya placer sexual", por "he evitado los principios religiosos de mi madre y, de paso, que se sienta triste; soy libre para vivir mi vida a mi manera y sentir placer". Yolanda me contó que, tras esta terapia, ella y su marido habían disfrutado de una nueva luna de miel.

3. La culpabilidad por no haber podido hacer nada para ayudar a un familiar

La culpabilidad por no haber podido hacer nada para ayudar a un familiar, está en estrecha relación con un sentimiento de impotencia, ya se trate:

- Del médico cuya esposa muere de cáncer.
- De ver a un familiar ahogándose sin poder intervenir.
- De enterarse del suicidio de algún familiar y pensar que habríamos podido ayudarlo.
- De ver que pegan a alguien que queremos sin poder intervenir.
- De asistir al deterioro de la salud de un ser querido sin poder ayudarlo, etc.

Ivonne tiene 70 años y padece insomnio desde hace 35 años. ¿Qué pasó hace 35 años? En esta época, Ivonne tiene tres hijos, entre ellos un chico de 10 años, Eric. Éste tiene un compañero, Simon, cuyos padres se van al extranjero durante dos semanas. Como los dos chicos son muy amigos y están muy unidos, los padres de Simon preguntan a Ivonne si podría ocuparse de su hijo durante las vacaciones. Ivonne acepta encantada. Durante las vacaciones, los dos chicos van a bañarse a un lago cerca del chalet de Ivonne. Simon, el amigo de Eric, se ahoga. Los padres de Simon no echaron nunca la culpa a Ivonne, pero ésta se ha dicho cientos de veces que no debería haberlos dejado ir solos al lago, que eran demasiado jóvenes, etc. Ivonne me contó que Eric, que tiene ya 45 años, está siempre enfermo (también se siente culpable).

El insomnio pasajero puede ser causado por el stress y las preocupaciones que provocan un predominio de nuestro sistema simpático, que nos mantiene despiertos. El insomnio crónico está relacionado casi siempre con la culpabilidad. Sin embargo, en las personas mayores, puede expresar su miedo a morir. De modo que, ante un problema de insomnio persistente, deberíamos buscar dónde se halla nuestro sentimiento de culpabilidad.

La culpabilidad por no haber podido hacer nada, es también la culpabilidad por no haber actuado en el momento adecuado o no haberse dado cuenta de algo muy importante.

Cuántas veces he tenido en terapia a personas que, llorando en mis brazos, me decían: "Nunca le he dicho que le quería". Esta persona era a veces su padre, su madre o su hijo muerto de manera inesperada.

Louis padece depresión crónica desde hace tres años. Está en terapia con medicación desde hace más de dos años. Como el médico de cabecera que le atiende ve que hay pocos resultados, me lo envía. ¿Qué surge en la consulta? Louis tenía un hermano que murió hace poco más de tres años. Está convencido de que ha aceptado su muerte. En el entierro, no derramó ni una lágrima. Pero, cuando se sumerge en esta emoción que se había ocultado a sí mismo, estalla en sollozos y dice: "Nunca le dije que le quería". Esto le hace sentirse profundamente culpable. No le había dicho que le quería y ya era demasiado tarde. Cuando Louis comprendió que los pensamientos son ondas que se transmiten y que su hermano sabía que le quería, se perdonó y se liberó de la depresión.[2]

La culpabilidad por haber recibido más que los demás.

La culpabilidad por haber recibido más que los demás está en estrecha relación con un sentimiento de injusticia. Consideramos que no es justo que hayamos recibido tanto cuando nuestra madre, nuestro hermano, nuestra hermana o nuestro amigo no han tenido quizá tanta suerte. Por ejemplo, hemos podido:

- Ser el hijo/a preferido/a.
- Haber tenido más privilegios que...
- Haber logrado todo más fácilmente.
- Haber sido más guapo/a, más inteligente que...

Liliana es la única chica de una familia de tres hijos. También es la más pequeña. Los padres de Liliana deseaban tener una niña en lo más hondo de su corazón. Cuando Liliana viene al mundo, se sienten sumamente felices por haber obtenido lo que querían. Además, Liliana es una auténtica belleza. Se convierte en modelo profesional, pero, cada vez que le ofrecen un contrato importante, su cara se cubre de acné y se ve obligada a renunciar a dicho contrato. Viene a mi consulta un poco desesperada porque, una vez más, acaba de malograr la

---

2. Lea el libro *Métamédecine, les outils thérapeutiques*: «Guérir de son passé» (*Metamedicina, las herramientas terapéuticas*: "Curar el pasado"), de la misma autora.

oportunidad que tanto esperaba: trabajar para una gran firma parisina. ¿Por qué a Liliana le sale acné cada vez que le ofrecen un contrato importante? Porque siempre se ha sentido culpable de haber sido más mimada y admirada que sus hermanos. Mientras acepte solamente pequeños contratos, no les superará. Pero si se hace famosa, tendrá todavía más privilegios respecto a ellos. Sin embargo, al sentirse culpable por tener demasiado, destruirá todas sus posibilidades. ¿Por qué el acné? Porque trabaja con la cara y con el cuerpo. El cuerpo siempre puede ocultarlo con la ropa, pero la cara no. Tras tomar conciencia de esto, su acné desapareció por completo y se fue a París. Puede que algún día vuelva a verla en una revista...

Maryse tiene tres hermanas. Es la preferida de su padre que habla de ella como si fuera una preciosa muñeca. Pero sus hermanas tienen celos y ella se siente culpable de ser guapa y de tener un magnífico pelo castaño con mechas rubias naturales. Durante la terapia me dice: "Ahora estoy gorda, casi no tengo pelo en la cabeza y, ¡por Dios!, todavía tienen celos de mí". Lo que Maryse no ha comprendido es que los celos, en el fondo, sólo demuestran admiración. ¿Podemos estar celosos de alguien a quien consideremos peor que nosotros? No, admiramos a quienes queremos. Cuando Maryse comprende esto, deja de hacerse daño, adelgaza y su pelo vuelve a crecer.

Muchas personas que han visto que sus padres eran desgraciados en su matrimonio, creen que no tienen derecho a ser felices con su pareja.

Algunas veces, en mis conferencias, pedía a los participantes que levantaran la mano si pensaban que podrían ser felices o seguir siéndolo si sus seres queridos sufrían. Muy pocas personas respondían afirmativamente. Entonces, les decía: "Por eso hay tanta gente infeliz en la tierra. La mayoría de las personas esperan a que su entorno sea feliz para poder serlo ellos. De esta manera, todo el mundo espera a todo el mundo".

Y, si tú, que estás leyendo estas líneas, decidieras ahora que tienes todo el derecho a disfrutar, a ser feliz y a tener éxito en tu vida, incluso si los que te rodean no tuvieran esa posibilidad, serías una persona feliz más en esta tierra y, sin duda, podrías ayudar a otra a que también lo sea. Éste es el gran contagio de felicidad que tanto necesita la tierra.

Nuestros sentimientos de culpa pueden dar lugar a una gran variedad de manifestaciones

- Percances: quemarse, cortarse, darse un golpe, destrozarse la ropa, rayar el coche, etc.
- Accidentes: caer y lesionarse, chocar contra otro vehículo, cualquier accidente que nos impida realizar una actividad que nos guste o que podría hacernos felices.
- Pérdidas: quiebra, despido, perder un objeto de valor (joyas), perder una importante suma de dinero, etc.
- Molestias: indigestión, estreñimiento, dolor de espalda, etc.
- Enfermedades: cáncer, artritis, sida y todas las enfermedades degenerativas.
- Malestar: insomnio, angustia, aturdimiento.
- Fracasar en lo que emprendemos.
- Conflictos en una relación que reúne todos los elementos para ser felices.

En resumen, nuestros sentimientos de culpa pueden dar lugar a todo lo que destruye nuestra alegría, nuestra salud, nuestra felicidad y nuestras posibilidades de éxito. Pueden llevarnos incluso a la cárcel.

Un día, viví una bonita experiencia en una cárcel donde estaba dando un taller. El grupo estaba formado por diez hombres condenados a cadena perpetua. Marc formaba parte de ese grupo. Es interesante comprobar que todos, sin excepción, se enfrentaban a sentimientos de culpa. Veamos el caso de Marc.

La madre de Marc sufrió mucho cuando él nació. El padre de Marc es a veces violento con su mujer y Marc no soporta que hagan daño a su madre porque le recuerda su propio sentimiento de culpabilidad (haber hecho sufrir a su madre cuando nació). Odia a su padre y también siente que él mismo, haga lo que haga, hace sufrir a su madre.

Marc toma alcohol, se droga y cuanto más se sumerge en ello, más culpable se siente: "Hago sufrir a mi madre". Un día, en un bar, un hombre (que le recuerda a su padre), intimida a una mujer. Sin pensarlo, Marc apuñala al agresor como si quisiera matar a su padre y a sí mismo por haber hecho sufrir a su madre. Ese día es el cumpleaños de su madre. Después de esto, se dice: "¡Un bonito regalo para mi madre!". Cuando comprende y acepta que eso formaba parte de lo que su madre tenía que vivir, que él no era en manera alguna responsable, se libera de ese profundo sentimiento de culpa. Poco después, me escribe: "Es como si me hubiera liberado de una carga de cien toneladas. Ahora sé que ya no estoy en la cárcel sino esperando la liberación, porque la verdadera cárcel estaba en mí".

¿Cómo librarse de nuestros sentimientos de culpa?

Hay tres etapas esenciales en un proceso de liberación.

– *La toma de conciencia.*
– *La aceptación.*
– *La transformación (acción).*

Podemos seguir estas tres etapas para liberarnos de nuestros sentimientos de culpabilidad.

¿Cómo tomar conciencia de nuestros sentimientos de culpa?

Comprueba si en el pasado has sentido:
– Que has sido malo/a.
– Que has sido responsable del sufrimiento de alguien cercano a ti.
– Que no has dicho la verdad y te han castigado duramente o alguien ha sido castigado en tu lugar, etc.
– Que te encontrabas impotente ante el sufrimiento de alguien a quien querías.

O si has pensado o dicho:
– Si no me hubiera engañado...
– Si hubiera estado ahí, quizá hubiera podido...
– Si lo hubiera sabido, no lo habría hecho...
– Habría sido mejor que no hubiera estado ahí...

Todos estos pensamientos revelan sentimientos de culpa.

En el presente, sé un observador de lo que ocurre. Cada vez que tengas un pequeño percance, ya sea que te pongan una multa, que te rayen el coche, que pierdas o rompas un objeto al que tenías cariño, etc., pregúntate: "¿De qué me siento culpable?".

Recuerdo especialmente en qué condiciones me pusieron mi última multa. Mi marido se quejaba de que no tenía trajes adecuados para sus nuevas actividades. Fui a verle al centro comercial en el que trabajaba. Al pasar delante del escaparate de una bonita tienda de ropa para hombre, lo arrastré hacia dentro sugiriéndole algunas prendas. Le molestaba decirme que no delante del vendedor, de modo que compró la ropa que le había sugerido. Pero, al salir de la tienda, me dijo: "Te había dicho que yo iba a ocuparme de esto. Siempre vas demasiado deprisa". Volví a casa y, aunque pasaba todos los días por una zona en la que había límite de velocidad, esta vez no presté atención. Oí la sirena de la policía e inmediatamente comprendí lo que pasaba. Había conducido a más de 100 km/h en una zona en la que la velocidad máxima permitida era de 70 km/h. Me pusieron una multa por el mismo importe que la factura que mi esposo había pagado.

Acepté la lección y comprendí que, si volvía a presentarse esa situación, le ofrecería un regalo. Así, no me sentiría culpable.

Lo más sorprendente de todo esto es observar la fuerza de materialización que poseemos. Si podemos atraer incidentes de este tipo con nuestros pensamientos, podemos crearnos también una vida maravillosa.

Por lo tanto, a partir de ahora, cada vez que tengas algún contratiempo, un accidente o una pérdida, averigua si, detrás de eso, no se esconde un sentimiento de culpabilidad. Lo mismo puedes hacer con cualquier molestia y afección que te impida hacer algo que te guste o que te haga feliz.

Por último, si tienes todo para ser feliz y no lo eres o si sientes que destruyes tus posibilidades de ser feliz o de tener éxito, mira a ver si no te sientes culpable por haber recibido más que los demás o si no alimentas un sentimiento de culpa por vivir.

Una vez que hayas detectado tus sentimientos de culpabilidad, comprueba si tenías la intención de hacer daño a la persona en cuestión. Sólo somos culpables cuando, conscientemente, hemos tenido intención de hacer daño y hemos pasado a la acción. A menudo, confundimos intención y causa.

Cómo liberarse de la culpabilidad

A veces hemos podido ser la causa desencadenante de que alguien viviera cierta emoción desagradable o sufriera, pero eso formaba parte de lo que esta persona tenía que vivir. Veamos un ejemplo:

Mélanie tiene seis años y su hermano pequeño nueve meses. A Mélanie le gusta mucho montar en bicicleta en el sótano de su casa. Un día, olvida cerrar la puerta que da al sótano. Su hermano pequeño entra y se cae de bruces contra el suelo de cemento. Comienza a sangrar por la nariz y por la boca, y lo llevan rápidamente al hospital. Mélanie piensa: "Es por mi culpa. Si hubiera cerrado la puerta, no se habría caído". Se siente enormemente responsable y culpable por lo que le ha pasado a su hermanito. ¿Es culpable? La respuesta es no.

Ella no ha sido más que la causa desencadenante. Probablemente, su hermanito llevaba una culpabilidad que ha dado lugar a este accidente. Este sentimiento de culpabilidad puede ser el de haber hecho sufrir a mamá con su nacimiento o incluso el de vivir.

Nunca somos responsables de lo que les pasa a los demás.
Sin embargo, podemos ser la causa desencadenante para
que vivan una situación que necesitan en su camino evolutivo.

Quizá pienses: "Sí, pero, ¿y si pego voluntariamente a alguien?". En ese caso eres culpable porque, si ha sido voluntariamente, es que tenías la intención de hacerlo. Sin embargo, la persona a la que has pegado también tenía algo que aprender de esta situación. Quizá lleve un sentimiento de culpa o tenga que aprender a hacerse respetar o, incluso, a ser menos dura consigo misma.

Volvamos a la noción de responsabilidad: integrar nuestra responsabilidad es dejar a los demás la suya, este es el camino para liberarnos de nuestros sentimientos de culpabilidad.

Sin embargo, tampoco hay que extrapolar y pensar: "A partir de ahora, puedo permitirme decir cualquier cosa o actuar de cualquier manera y si esto hiere a otro, es su problema".

Acuérdate de la gran ley de causa y efecto: no eres responsable de lo que experimenta otra persona, pero eres responsable de tus pensamientos, de tus elecciones y de tus actos. Si éstos están basados en el amor, cosecharás paz, armonía y felicidad. Por el contrario, si provienen del odio, del rencor o de la venganza, sólo te aportarán sufrimiento.

¿Cómo liberarse de la culpabilidad de vivir?

Corinne se sentía culpable de vivir. En un primer momento, me escribió para preguntarme si realmente era necesario conocer el origen emocional de nuestras enfermedades para poder curarnos.

Le respondí que era muy útil conocer el origen emocional de una afección si ésta era de orden emotivo, pero que conocer la causa no lo era todo. Para curarse, era necesario resolver el problema o liberarse de la emoción y del sentimiento que había originado la enfermedad.

En un segundo comunicado, me dijo: "Todo ha comenzado con un conjunto de cosas estresantes. Se han acumulado varias situaciones diferentes y difíciles, y ya no resisto más; mi corazón se acelera al más mínimo esfuerzo, he engordado y me siento desorientada. Me gustaría tanto volver a encontrarme en forma como antes, hacer deporte, perder peso y divertirme... Pero creo que todo eso ya no es para mí".

Yo le respondí: "Después de este cúmulo de dificultades, ¿has vivido un periodo de falta de motivación en el que no has tenido ganas de nada? Eso podría explicar en parte esa fatiga crónica que pareces arrastrar. Digo en parte porque me pregunto si, en el fondo de todo eso, no tienes un sentimiento de culpa por vivir".

Corinne me respondió: "Claudia, creo que acabas de poner el dedo en la llaga de algo de lo que todavía no era consciente, porque es cierto que no llego a disfrutar de la vida como me gustaría hacerlo. Hago todo lo posible para crearme las mejores cosas y, al mismo tiempo, tengo la impresión de estar al margen de la vida.

Después, Corinne pidió una cita conmigo. Veamos el trabajo que se hizo para ayudar a Corinne a liberarse de este sentimiento de culpa por vivir.

Corinne no había sido una niña deseada. El embarazo de su madre no evolucionó bien y el parto fue muy complicado. Su madre tuvo una hemorragia que estuvo a punto de costarle la vida. A eso hay que añadir que, el día del bautizo, el coche de su padre se averió en dos ocasiones. Corinne pensó: "No soy más que un montón de problemas para mis padres".

Luego creció y tuvo un hermano y una hermana. Cada vez que pasaba algo con sus hermanos, siempre la castigaban a ella, incluso si no tenía la culpa.

Un día quería tomarse un helado y cogió a escondidas unas monedas del bolsillo del pantalón de su padre. Las monedas hicieron ruido cuando salió saltando de la casa. Su padre lo oyó y le preguntó qué tenía en los bolsillos. Le respondió que eran pequeñas arandelas metálicas, pero su padre quiso verlas. Tuvo que enseñárselas y confesar su fechoría. Su padre, furioso, le dio una paliza y la tiró escaleras abajo.

Trabajamos con esta situación, ayudándola a relajarse y a visualizar la casa donde vivía, las habitaciones, la cocina, su habitación y la habitación de sus padres. Luego, el momento en que tomó las monedas del bolsillo del pantalón de su padre, el momento en que su padre la llamó, cuando le pegó y la echó escaleras abajo.

Entonces le pregunté que sentía esa niña ahí. Ella me dijo: "Ya no quiere vivir, piensa que nadie la quiere, que no es digna de ser amada".

Pedí a la Corinne adulta que estaba conmigo que fuera hacia esta pequeña de seis años para decirle que no había hecho nada malo, que simplemente tenía muchas ganas de tomarse un helado.

Pero la pequeña no quería que la consolaran, simplemente quería morirse, convencida de que era mala y de que nunca había aportado nada bueno a sus padres.

Tuve que llevarla hasta el momento de su concepción para que, esta vez, la Corinne adulta se dirigiera al alma que iba a encarnarse. La ayudé para que le dijera que iba a ser la pequeña Corinne que sus padres no querían tener en ese momento, pero que era muy importante que naciera ahora porque, más adelante, tendría cosas que aportar al mundo.

El alma aceptó el hecho de que no se trataba de que no la quisieran, sino que simplemente hubieran preferido que viniera en otro momento.

Después trabajamos sobre su nacimiento y el sufrimiento de su madre.

De nuevo, la invité a dirigirse a este bebé para que le dijera que no era culpable de lo que su madre había sufrido. El sufrimiento de su madre estaba relacionado con las emociones que vivía respecto a su marido. Ella se había sentido abandonada durante todo el embarazo y, en el parto, su marido no había estado a su lado para apoyarla. Se había sentido completamente sola. Eso era lo que había causado su sufrimiento. Pero ver a su hija le había dado fuerzas para reponerse.

La invité a verse en los brazos de su madre y a sentir la alegría de su madre al mirar a su hermosa niña.

Después, seguimos con el bautismo y le propuse que preguntara a este bebé si había sido culpa suya que su padre hubiera tenido dos averías en el coche o si éstas se debían a que el coche era viejo y estaba en mal estado. Me respondió que, en realidad, el coche era viejo y estaba en mal estado.

Y yo añadí: "Si hubieran ido a otro sitio, en lugar de a tu bautizo, ¿crees que no habrían tenido ninguna avería?". "No, habrían podido tenerla de todas maneras." "Entonces, ¿eres un montón de problemas o es el coche el que los tiene?" "No, es el coche."

Después, volvimos a la imagen de la niña caída al final de las escaleras. Esta vez, cuando Corinne se acercó a ella, la niña se refugió en sus brazos. Fui guiándola para que le dijera a esa niña que se había equivocado al pensar que su papá no se daría cuenta y que, la próxima vez, no lo haría así. Corinne le dijo que la quería y que no la juzgaba en absoluto. Añadió que todos los seres humanos cometen errores y que lo importante era poder perdonarse. La niña lo comprendió y dejó de pensar que no era digna de ser amada.

Luego dije a Corinne (la adulta) que tomara de la mano a la pequeña para llevarla hacia su padre. Le pedí que lo visualizara en un lugar donde estuviera solo. Después le dije que ayudara a esa niña a decir a su padre todo lo que sentía, asegurándole que él sólo veía a la pequeña, pero que ella, la adulta, estaba a su lado para protegerla.

Entonces, la pequeña le dijo a su padre: "¿Por qué no me quieres? La paliza que me has dado me ha quitado totalmente las ganas de vivir..., ya no quería levantarme, sólo tenía ganas de morirme... ¿Por qué piensas que soy tan mala?".

Vio que su padre se inclinaba para estar a su altura y le decía mientras le rodeaba la cintura con sus brazos: "Tú no eres mala pero, a veces, haces cosas que no están bien y, como yo me empeño en educar bien a mis hijos, hay cosas como la mentira y el robo que no puedo tolerar. Reconozco que he sido demasiado violento contigo, pero estaba muy enfadado al pensar que mi hija pudiera mentir y robar. Prométeme que no lo harás nunca más y yo te prometo ser menos duro contigo". Ella le respondió: "Sí, papá, te lo prometo", y añadió: "te quiero papá". Su padre le dijo a su vez: "Yo también te quiero, mi pequeña".

Con este trabajo, la conclusión memorizada que era "No querían que viniera al mundo" se convirtió en "Querían que viniera, pero no en aquel momento". La creencia "Sólo soy un montón de problemas" se sustituía ahora por "Mis padres han tenido problemas de los cuales yo no soy responsable" y "No soy digna de ser amada" en "Puedo ser amada, pero puedo cometer errores como todo el mundo".

Los días siguientes a la terapia, Corinne sintió un aumento de energía que no había experimentado desde hacía meses.

En resumen, para liberarte del sentimiento de culpa por vivir:

1. **Localiza un acontecimiento que haya podido llevarte a creer:**
   - que hubiera sido mejor que no llegaras, que no era a ti a quien querían;
   - que has causado sufrimiento, preocupaciones o incluso la muerte a una persona cercana a ti;
   - que no es justo que vivas porque la persona a quien querías o a quien ellos quizá querían más que a ti, murió.

2. **Entra en un estado de relajación y visualiza esos sucesos en tu interior como si los vivieras de nuevo.** Después, dirígete al niño/a que se siente culpable por vivir (por alguna de las razones mencionadas más arriba). Dile las palabras que necesita oír para dejar de sentirse culpable. Haz que te crea y que se convenza de que no tiene nada que reprocharse.

3. **Por último, tendrás que volver a creer que tienes derecho a ser feliz.** Al principio, cada vez que te sientas alegre y feliz, detente unos instantes y dite: "Esto es la vida, tengo derecho a toda esta felicidad porque, cuanto más feliz sea, más alegría y felicidad podré sembrar a mi alrededor".

Cómo liberarse de la culpa de haber decepcionado a uno o a varios seres queridos

Toma conciencia de que no eres tú quien ha decepcionado a otro sino que han sido las expectativas que éste se había creado.

Cuando yo estaba embarazada de mi hija Karina, me había convencido de que sería un niño, por una razón un poco simplista pero importante para mí. Tres días antes de nacer, tuve un sueño en el cual veía que tenía una niña. No me lo podía creer y me decía: "¡Una hija, es imposible, estaba segura de que tendría un niño!". Tuve un parto por cesárea. En la habitación contigua a la sala de operaciones, me dijeron: "Despiértese, ha tenido una niña muy guapa". Me pareció que continuaba soñando y me sentía muy decepcionada. Si me hubieran preguntado si quería verla, seguramente habría dicho: "No, no quiero verla". Pero esas palabras querrían decir simplemente: "Dejadme un poco de tiempo para que pueda reponerme de mi sorpresa y aceptar la idea". Karina nació por la noche. Al día siguiente, estaba deseando conocerla y, en el momento en que la vi, empecé a quererla (como niña, porque ya la amaba como bebé cuando estaba en mi vientre).

Y si me hubieran dicho: "Si quiere, se la cambiamos por un niño", habría respondido: "Nada de eso, me quedo con mi hija".

Nunca podemos decepcionar a nadie,
ni nadie puede decepcionarnos. Sólo las expectativas
que tenemos pueden hacernos sufrir una decepción.

Por consiguiente, nunca has decepcionado a un ser querido, quizá no has respondido a lo que deseaba, pero, con toda seguridad, le has aportado lo que necesitaba para su evolución.

¿Cómo liberarse de la culpabilidad de haber recibido más que los demás?

Cuando decimos: "Tengo todo para ser feliz pero no logro serlo", expresamos a menudo una culpabilidad por tener más que los demás y ésta puede estar relacionada con un sentimiento de injusticia.

Hemos podido pensar que no era justo tener tanto mientras nuestros familiares (madre, hermanos, hermanas, amigos) no lo han tenido. Para liberarse de ese sentimiento de injusticia, hay que saber lo que es o no es justo.

La ignorancia nos hace creer en la injusticia pero, en realidad, no hay nada justo o injusto. Sólo hay lecciones de vida que difieren de una persona a otra o de un colectivo a otro.

Ya hemos visto cómo la culpabilidad puede destruir nuestra salud y nuestras posibilidades de éxito y felicidad. Si una persona se siente culpable y se autodestruye y otra ama la vida y sabe que tiene derecho a ser feliz, ¿es injusto que la segunda se sienta colmada mientras la primera se hace daño a sí misma?

No, es una cuestión de frecuencia. Una persona vibra con la frecuencia de la culpabilidad, otra con la frecuencia de la alegría de vivir. No hay frecuencia de culpabilidad que pueda crear situaciones de sufrimiento en otros.

El sufrimiento puede estar también causado por las creencias:

- Creencias sobre lo que pensamos que valemos.
- Creencias de que, al sufrir en la tierra, accederemos a la liberación, al paraíso o a la vida eterna.
- Creencias de que, para ser discípulos de Cristo, hay que llevar su cruz, etc.

También están los miedos:

- Miedo a ser egoísta si tenemos más que los demás.
- Miedo a entristecer a un ser querido si somos más felices que él.
- Miedo de que los demás nos tengan envidia o sientan celos, porque esto equivale a no ser amados.

Cuando mi madre se separó, como no tenía dinero para asumir la custodia de sus hijos, tuvo que aceptar que la asistencia social los instalara en un convento. Una mañana, cuando yo tenía unos cinco años, mi madre me dijo: "Vamos a ir a ver a tu hermana pequeña".

En ese momento, mi madre estaba realizando los trámites necesarios para traerlos de nuevo a casa. Fuimos a visitar a mi hermana pequeña que estaba interna. Cuando la trajeron a la sala de visitas con un vestido demasiado grande para ella, me pareció que tenía un aspecto miserable. Ante ella, tenía la impresión de parecer una princesa. Pensé que era injusto que yo tuviera todo y ella nada.

A los seis años, yo misma me encontré en un internado lejos de mi madre y también viví situaciones que me hicieron sufrir.

Después, cada vez que en mi vida sentía que tenía más que los demás, especialmente respecto a esta hermana, lo destruía. No quería tener éxito ni ser feliz. Seguramente me habría dado permiso para tener todo si mi hermana también lo hubiera tenido, pero su situación me parecía a todas luces menos afortunada que la mía. Sin embargo, se trataba sólo de mi percepción, basada en las comparaciones que establecía entre ella y yo, porque ella no se consideraba desfavorecida.

Esta hermana estuvo presente en la presentación de mi primer libro en Montreal. Esa noche me pareció que estaba muy triste. Hubiera querido dedicarle algunas horas, pero mis amigos me habían organizado una fiesta, de modo que no pude quedarme con ella.

Cuando fui a verla, tres semanas más tarde, me dijo: "¿Sabes Claudia?, cuando te vi en esa fiesta, totalmente resplandeciente con todas esas personas que te admiraban, me dije: ¿Ves a tu hermana?, ha atravesado etapas difíciles y ha salido perfectamente de ellas. Haz como ella. Toma las riendas de tu vida y piensa que la vida puede aportarte algo mejor que lo que tienes".

Su decisión dio sus frutos. Pronto me anunció que había dado con un empleo y un salario superior a lo que esperaba y que, además, muchos otros cambios favorables se vislumbraban en su vida.

Eso me hizo comprender que, mientras me había negado a triunfar y a ser feliz, nunca la había ayudado. Ahora que yo sentía que estaba en mi derecho de serlo, podía ayudarla siendo un ejemplo para ella.

¿Cómo liberarse de la creencia de que lo que hemos recibido o de que nuestro éxito ha podido hacer sufrir a un ser querido?

Muchas veces nos sentimos culpables de ser el/la preferido/a. Esta culpabilidad hará que tendamos a no alcanzar nuestras metas o que nos resulte muy difícil aceptar cumplidos.

Jean-René siente una doble culpabilidad: haber hecho sufrir a su hermano por sus éxitos y vivir.

Jean-René es un brillante arquitecto de unos cincuenta años. Padece insomnio desde hace años y piensa que puede estar relacionado con el hecho de haberse declarado en quiebra. Sin embargo, hay una relación entre los dos sentimientos de culpa y lo que le ha sucedido, un sentimiento de culpa inconsciente desde niño.

Jean-René tiene siete años y un hermano dos años mayor que él. Un día, él y su hermano Louis se divierten con su padre. Éste les lanza la pelota y ellos juegan a atraparla con un guante de baseball. Louis no logra atraparla, mientras que Jean-René lo hace sin demasiada dificultad. Su padre se dirige entonces a Louis y le dice: "Eres un negado, tu hermano, que es más pequeño que tú, lo consigue; mientras tú, que eres mayor, eres incapaz de hacerlo".

Este comentario despreciativo de su padre hirió profundamente a Louis que fue a refugiarse a su habitación para llorar. Jean-René pensó: "Cuando logras cosas, entristeces a los demás". Su padre quiso continuar jugando con él, pero Jean-René ya no tenía ganas.

En su vida, Jean-René alcanzaba sus metas, siempre y cuando también las alcanzase la persona más cercana a él. En caso contrario, saboteaba de manera inconsciente sus posibilidades de éxito.

Su hermano se matriculó en arquitectura y Jean-René también. Ambos se ayudaron mutuamente.

Al terminar sus estudios, Jean-René encontró un excelente empleo en una gran empresa de arquitectos, mientras su hermano eligió trabajar por cuenta propia.

Justo en el momento en que los negocios de Louis comenzaban a estar en auge, murió en un accidente de coche.

Jean-René sufrió una gran conmoción porque se sentía muy unido a su hermano. Pensó que no era justo que él estuviera vivo y pudiera gozar de la vida cuando Louis estaba muerto.

Tras la muerte de Louis, Jean-René tuvo muchas dificultades tanto en su vida profesional como afectiva. Nunca había establecido la relación entre sus problemas y sus sentimientos de culpabilidad respecto a Louis por tener éxito y, a la vez, por vivir.

Para liberarse, tuvo que volver a lo que había vivido a los siete años y, después, ver al hombre que se sentía culpable de vivir porque su hermano estaba muerto.

Veamos brevemente el trabajo realizado.

En estado de relajación, Jean-René vuelve a ver la escena en la que juega a la pelota con su hermano y con su padre. Escucha a su padre decir a su hermano que es muy torpe y ve a su hermano que se va llorando mientras él piensa: "Cuando logro algo, los demás se ponen tristes".

Como adulto entra en la imagen y va hacia ese niño para preguntarle: "¿Qué es lo que pone triste a tu hermano, tu éxito o lo que le ha dicho tu padre?". El niño responde: "El comentario de mi padre".

"¿Si tu padre hubiera animado a Louis, en lugar de denigrarlo, crees que se sentiría triste?" "No, no creo." "Por lo tanto, ¿qué ha entristecido a Louis, tu éxito o lo que tu padre le ha dicho?" "Lo que le ha dicho mi padre porque no lo ha valorado."

Estas simples preguntas permiten transformar la antigua ecuación desfavorable "Cuando tengo éxito, pongo tristes a los demás" por "Cuando se dicen palabras hirientes, las personas se ponen tristes".

En otro momento, la parte adulta de Jean-René lleva al pequeño Jean-René hasta su padre para decirle lo que sintió cuando su hermano se fue llorando y su padre quería continuar jugando con él.

El pequeño: "Papá, al ver llorar a Louis, yo ya no tenía ganas de seguir jugando contigo".

Su padre: "Sí, ya lo sé, a veces no mido bien mis palabras; no quería hacerle daño, sólo quería decirle que podía hacerlo tan bien como tú. Me sentía orgulloso de ver cómo cogías la pelota y quería que él hiciera lo mismo. Me he comportado de una manera muy torpe, voy a ver a Louis para explicarle lo que le quería decir realmente. Volverá y continuaremos jugando juntos".

El pequeño: "Gracias, papá, ahora me siento mejor".

Por último, para ayudarle a liberarse de la culpabilidad de vivir respecto a su hermano, le llevé a un estado de relajación para que pudiera volver a verle[3] y decirle cómo se había sentido cuando él murió".

Veamos rápidamente lo que pasó.

Jean-René: "Louis, estoy muy contento de volver a verte, me sentí muy desgraciado cuando te fuiste. Creía que no tenía derecho a vivir ni a ser feliz".

Louis: "Jean-René, ¿si te hubieras muerto tú, habrías querido que yo dejara de vivir y de ser feliz?"

Jean-René: "No, al contrario, habría querido que vivieras y, más aún, que lo hicieras por los dos".

Louis: "¿Y qué crees que quiero yo? ¿Crees que me hace feliz que dejes de vivir y que no aproveches todo lo bueno de la vida?"

Jean-René: "No, pero habría preferido que me pasara a mí".

3. Esta técnica para visualizar a una persona muerta, se explica en el libro *Métamédecine, les outils thérapeutiques* (*Metamedicina, las herramientas terapéuticas*), de la misma autora.

170

Louis: "No digas eso. Cada uno tiene su propio camino; tú no puedes seguir el mío y yo no puedo seguir el tuyo".

Jean-René: "Tienes razón, lo comprendo y acepto tu muerte. Continúa tu camino y sé feliz. Nos encontraremos al final, reiremos juntos y compartiremos buenos momentos".

Jean-René aceptó la muerte de su hermano y dejó de culpabilizarse. Después de este trabajo, Jean-René me contó que sentía una alegría profunda como no había sentido desde hacía años.

Nunca seguimos a los que pierden, sólo a los que ganan.
No esperes a que los demás se sientan felices para serlo tú.
Son ellos los que necesitan que seas feliz para poder aprender a serlo.

¿Cómo liberarse de un sentimiento de impotencia unido a un sentimiento de culpa?

El sentimiento de impotencia despierta siempre emociones reprimidas que no han sido liberadas. Por ejemplo, una niña asiste a una escena violenta. Su padre pega a su madre y ésta llora, grita y suplica. La pequeña se siente sola con sus emociones y totalmente impotente para ayudar a su madre.

Después, cada vez que vea sufrir a su marido o a sus hijos, le resultará difícil soportarlo porque esto la llevará, inconscientemente, a la misma situación en la que se sintió impotente. Para dejar de tener esa sensación, hará más de lo necesario. Tomará decisiones por ellos o se sentirá resentida.

Las personas que se sienten impotentes ante el sufrimiento de los demás, se encuentran con frecuencia en uno de estos grupos:

– Eligen un trabajo para ayudar a los demás (médico, psicólogo, psiquiatra, terapeuta, etc.).
– Son incapaces de entrar en un hospital o de ver sangre. Cuando su marido o su hijo se ponen enfermos, intentan huir o se enfadan, llegando incluso a pegar a la persona que sufre.
– Tienen conflictos con su pareja si ésta se muestra demasiado autoritaria con sus hijos.

Tanto unos como otros, deben aprender a desligarse del sufrimiento de los demás.

Es sorprendente comprobar que los terapeutas, médicos, psicólogos, etc., se encuentran a menudo con que en su relación de pareja o en su relación familiar siempre hay alguien que sufre. Esto les lleva a decir o a pensar: "¿Cómo puedo ayudar tanto a otras personas cuando soy incapaz de aliviar a la que más quisiera ayudar?"

Para liberarse del sentimiento de impotencia, basta con aceptar que los sucesos experimentados por la persona que nos preocupa, son precisamente aquellos que tenía que vivir a fin de integrar sus lecciones de vida. La persona que se siente impotente, debe aprender a desvincularse de las experiencias de los demás.

Recuerdo a una mujer de 62 años que lloraba desde hacía más de 50 años por la muerte de su hermano y que continuaba creyendo que si hubiera estado con él en aquel momento, éste no se habría ahogado.

Ella tenía 12 años y su hermano 13. Eran muy buenos amigos. Vivían cerca de un lago y les gustaba mucho irse a bañar juntos. Un hermoso día de sol, su hermano le pidió que le acompañara al lago, pero ella estaba con la menstruación y no quería decírselo. Su hermano insistió y ella le respondió: "Ve tú solo, hoy no tengo ganas de bañarme". Se fue solo y se ahogó esa misma tarde. Ella se sintió tan culpable por no haberle acompañado que pensó: "Si hubiera estado con él, habría podido salvarlo".

Este sentimiento de culpa había arruinado gran parte de su vida. Pudo liberarse de él cuando aceptó que todo ello formaba parte de lo que su hermano debía vivir como experiencia en su camino evolutivo. Si no hubiera sido así, habría habido alguien para salvarle. Ella tenía que aprender a desapegarse de este ser al que tanto quería. Era su lección de vida.

Recuerda que el desapego no equivale a ser indiferente o no intervenir cuando se dispone de los medios necesarios. Desapegarse es comprender lo que el otro vive, aceptar la situación por la que pasa y aceptar su sufrimiento si no quiere ayuda, así como aceptar tu sentimiento de impotencia cuando no puedes hacer nada.

Si vuelves a sentirte impotente, busca qué despierta eso en ti y haz el proceso de desapego para liberarte.

Cómo liberarse de la culpabilidad

"Sintámonos libres,
sin límites.
Seamos una totalidad, curados y unidos".

"Sólo porque esperamos algo de alguien,
únicamente por eso sufrimos.
Porque el deseo aporta sufrimiento,
y el amor, alegría"

Joan Walsh Anglund

CAPÍTULO 8

Cómo liberarse del miedo y de sus repercusiones

"La ignorancia engendra el miedo,
el miedo engendra tensión en los músculos,
la tensión de los músculos engendra dolor.
Y, al contrario,
el conocimiento engendra serenidad
y paz.
La serenidad aporta calma y
la relajación física impide que el dolor
se extienda.

Fenger Drend Strup

Un día, un sabio peregrino que se dirige hacia un pequeño pueblo Hindú, encuentra en su camino al señor Cólera. El sabio le pregunta a dónde va tan temprano por la mañana. El señor Cólera le explica que ha recibido la misión de eliminar 500 almas de la Tierra. "Como habrá mucha gente entre los peregrinos y las condiciones higiénicas no serán muy buenas, es el lugar ideal para ejecutar mi misión", le dice.

Pero cuando el sabio vuelve de su peregrinaje, piensa que el señor Cólera le ha mentido puesto que, en lugar de las 500 almas que le había dicho que se llevaría, se llevó 1.500 y piensa: "¡Ah!, si le vuelvo a ver...". En ese momento se encuentra de nuevo con él y le dice: "¿Y las otras 1.000 almas?" Y el señor Cólera añade: "El señor Miedo también estaba allí. Fue él quien ha cogido las otras 1.000".

Esta historia, llena de sabiduría, demuestra que el miedo a la enfermedad puede causar tantos o más estragos que la enfermedad propiamente dicha.

En cuanto empezamos a alimentar pensamientos de miedo, imprimimos ese miedo en nuestras células. El campo vibratorio de los átomos emite entonces una resonancia que tiende a atraer hacia nosotros lo que más tememos.

Todo el mundo sabe que la persona que tiene miedo a los perros, los atrae. Esa persona pensará: "Parece que los perros me ven únicamente a mí y que yo soy la única que los ve". El verdadero peligro de estos pensamientos de miedo es que tienen un poder creativo en nuestra imaginación.

El miedo genera retención, todo nuestro cuerpo se contrae tanto por dentro como por fuera. La energía circula más lentamente: dudamos, esperamos, no nos atrevemos e imaginamos lo peor. Nos sentimos mal, tenemos palpitaciones, dolor de cabeza (nos preocupamos por lo que pueda pasar), dolor en las piernas (nos da miedo avanzar), entra en juego el nervio ciático (miedo a lo que pasará), nos contraemos y sufrimos estreñimiento (miedo a soltar). Luego, nos duelen los codos (nos da miedo tomar una nueva dirección), nuestra visión disminuye y se vuelve borrosa (miedo a vernos en una situación difícil) y nos sentimos cada vez más ansiosos y angustiados.

El miedo es el responsable de muchas molestias, enfermedades y fobias (claustrofobia, agorafobia), relacionadas con una experiencia pasada dolorosa o con algo que anticipamos. Esto explica que, en general, los niños tengan menos miedo que los adultos. Los padres dicen a menudo: "No conocen el peligro". Pero aunque, en principio, los niños tienen menos miedo que los adultos, no hay nada más fácil que asustar a los niños porque son muy influenciables e impresionables.

Por ejemplo, si contamos a un niño cuentos de hombres malos que se llevan a los niños que están fuera de casa a determinadas horas de la tarde, o cuentos de ogros y cocos, el niño tendrá miedo hasta que pueda discernir y comprender que estos cuentos sólo tenían como objetivo que obedeciera. Una vez adulto, se reirá de ello.

Sin embargo, hay miedos que están muy arraigados en nosotros por imágenes que hemos visto, cosas que hemos oído y experiencias que hemos vivido. Liberarnos de esos miedos no siempre es fácil. Cada vez que entramos en resonancia con ellos, el cerebro límbico, que los ha grabado en nuestra memoria emocional, estimula al hipotálamo que aliándose a su vez con el sistema neurovegetativo, desencadena una serie de reacciones que actúan sobre nuestros órganos.

A la madre de Annette le han practicado una colostomía. Le han fabricado un ano artificial en la pared abdominal para que pueda eliminar sus materias fecales. El marido de Annette piensa que es terrible y dice a su mujer: "Yo preferiría morir antes que tener que llevar una bolsa". Diez años después, le operan por un tumor en el intestino y precisa una colostomía. Morirá a los pocos días de operarse.

Mariette tenía una fobia, es decir, un miedo excesivo del que nunca se había atrevido a hablar, que le creaba un malestar indefinible cuando veía cuchillos o tijeras. Ese miedo se remontaba a su infancia cuando había acompañado a su padre a un matadero. Había visto abrir en canal, con cuchillos y tijeras, a animales que quería y les había visto sangrar. Esta imagen se había almacenado en su memoria emocional. Así que, cada vez que veía un cuchillo, se sentía amenazada o sentía una amenaza para las personas que amaba. Pudo liberarse por completo de su fobia volviendo a este suceso y desdramatizando lo que había vivido.

Ruth también tenía mucho miedo de los cuchillos, aún más, siempre se sentía amenazada y decía: "Todo me da miedo". Para ella, era una verdadera obsesión que le creaba muchas molestias. Durante su terapia, recordó un acontecimiento que había olvidado. Ella tenía unos cincos años. Su padre, que era alcohólico, se comportaba a veces de manera violenta, especialmente con su madre.

Una noche, antes de dormirse, su madre le llevó un gran cuchillo de cocina y le pidió que lo pusiera bajo su almohada por si su padre entraba en la habitación. Hasta ese momento, Ruth nunca había pensado que su padre pudiera hacerle daño. Pero el cuchillo bajo su almohada y la amenaza de que su padre podría querer matarla, la aterrorizaron.

La niña de cinco años no ha explorado suficientemente su lado racional para poder discernir: "¿Podría mi padre querer matarme realmente?" Cuando se lo pregunté a Ruth, me respondió: "No, ahora sé que mi padre, aunque a veces era violento, nunca hubiera matado a nadie y mucho menos a su mujer y a sus hijos".

Entonces, le propuse volver a vivir, en estado de relajación, el momento en que su madre le traía el cuchillo. Cuando pudo ver a su madre y sentir el miedo, le dije: "Muy bien, ahora vas a devolver el cuchillo a tu madre y a decirle: Mamá es tu miedo, coge tu cuchillo, yo sé que papá no me hará daño".

Recordemos que el inconsciente y el subconsciente no diferencian entre una imagen exterior o interior y que el cerebro límbico reacciona ante estas imágenes clasificándolas como experiencias a renovar o a evitar.

Ruth había grabado en su memoria emocional: "Estoy en peligro, tengo que estar siempre alerta". Eso es lo que el cuchillo le recordaba. Su cerebro reactivo, el límbico, la llevaba a huir de todo lo que le daba miedo porque esa experiencia estaba clasificada como "a evitar".

La nueva imagen ofrecida al inconsciente vino a sustituir la ecuación: "los demás = amenaza" por "los demás pueden tener sus miedos (era el miedo de su madre), pero yo sigo tranquila". La experiencia se clasifica entonces como "a renovar".

Ruth se sorprendió al observar que, tras la terapia, ya no reaccionaba de la misma manera y que cada vez tenía más confianza en sí misma y en los diferentes acontecimientos que sucedían en su vida.

En realidad, el animal y el ser humano, esencialmente, sólo tienen miedo a morir. Esto nos lleva de manera inevitable a protegernos continuamente. El miedo a sufrir es, en definitiva, el mayor mecanismo de protección que se pone en marcha frente al miedo de morir. Esto explica que el miedo a sufrir sea omnipresente y que todos los demás deriven de él.

¿Por qué nos da tanto miedo amar?

Seguramente hemos grabado, a causa de algún acontecimiento pasado, la siguiente ecuación: "amar = sufrir".

¿Por qué nos da miedo comprometernos?

Este miedo puede estar relacionado con el recuerdo de algo que ha restringido nuestra libertad. También pudimos haber sido testigos de la falta de libertad de nuestro padre o de nuestra madre y haber memorizado: "compromiso = amenaza para la libertad", "estar prisionero = sufrir".

¿Por qué nos da miedo perder nuestro trabajo o dejar a la persona que más queremos?

Esto puede estar relacionado con el hecho de habernos sentido privados de algo y para nosotros, "privación o escasez = sufrimiento".

¿Por qué nos da tanto miedo perder a los seres que amamos?

Quizá nos ha dolido una separación y nos hemos sentido solos o abandonados y estos sentimientos se asocian con el sufrimiento.

¿Por qué nos da tanto miedo morir?

El miedo a morir nos lleva a lo que para nosotros representa el final, la aniquilación y la separación de aquellos a quienes amamos. Por lo tanto, hemos podido grabar "morir = sufrir".

Como nos da miedo sufrir, cuando nos sentimos amenazados, ponemos en marcha mecanismos de protección.

Tomemos el ejemplo de una familia con cuatro hijos, cuyo padre es violento. Todos los miembros de esta familia le tienen miedo. Para sobrevivir, cada uno adoptará un mecanismo de protección diferente. La madre se callará y pedirá a sus hijos que hagan lo mismo: "Callaos, ya sabéis cómo es, no le provoquéis". Su mecanismo será olvidarse de sí misma por completo y hacer todo lo que su marido espera de ella, incluso arrastrarse ante él si es necesario.

El hijo mayor, intentará ser muy fuerte físicamente para poder vencer a su padre cuando sea adolescente y evitar que le pegue. Más tarde, tendrá un trabajo que exigirá una gran fuerza física. Su mecanismo es "ser el más fuerte para que nadie pueda levantarme la mano nunca más".

El segundo, por su parte, huirá, se escapará. Quizá sea bajo y delgado. Cada vez que se encuentre ante una situación conflictiva en su vida, se las arreglará para alejarse lo más rápidamente posible y, ya sea en su trabajo o en sus relaciones amorosas o sociales, reaccionará siempre huyendo y escapando. Se aislará y cambiará mucho de pareja, pasando de una compañera a otra, de un trabajo a otro, según haya o no conflictos. Su mecanismo es "sálvese quien pueda".

La hermana pequeña, sintiéndose prisionera, sin saber a dónde ir y sin poder ser físicamente tan fuerte como para neutralizar a su padre, tendrá hemorragias nasales. Si su padre le pega, aunque sólo sea ligeramente, sangrará por la nariz durante horas. El padre, al verla así, dejará de pegarle. Estas hemorragias nasales harán que su padre no se atreva ni a tocarla.

La hermana mayor optará por seducir a su padre y ser su preferida para evitar su violencia.

Todos han aprendido a sobrevivir gracias a sus mecanismos de protección, pero todos ellos sienten un miedo que les acompañará durante una buena parte de su vida y que podrá manifestarse mediante dolores de cabeza y estómago, migrañas, etc., cada vez que se sientan amenazados de nuevo.

Ghislaine es incapaz de soportar los gritos, ya sean de niños o de personas que están simplemente divirtiéndose. En su memoria emocional, los gritos equivalen a violencia. Si se encuentra en un entorno en el que hay gritos, este simple factor es suficiente para que tenga migrañas. Los gritos la llevan de nuevo a la violencia vivida durante su infancia.

Hay muchos mecanismos de protección. La obesidad también puede ser uno de ellos.

Ginette se volvió obesa a los 13 años. A esta edad, ya tiene un cuerpo de mujer muy atractivo, quizá demasiado para sus hermanos o su padre que se dedican a tocarla de una forma que la indigna. Ginette piensa: "Si me pongo muy gorda, ya no les gustaré y me dejarán tranquila".

Monique es una mujer muy guapa que quiere que la amen tal como es y no como un símbolo sexual. Cuando va por la calle le silban al pasar y esto le horroriza. Comenzará, pues, a engordar hasta que dejen de silbarle. Me contó que estaba muy sorprendida de que continuaran silbándole incluso al pesar 80 kilos. Todo cesó, sin embargo, cuando alcanzó los 90 kilos y se quedó estable en ese peso.

Madeleine vivió dos profundas decepciones afectivas, la última causada por su marido, el padre de sus dos hijos. Ya no quiere saber nada de los hombres y se protege de sus propios deseos de afecto. Se dice que, si engorda mucho, ningún hombre se interesará por ella. Así que sobrepasa los 100 kilos a fin de protegerse de cualquier relación afectiva que pueda causarle nuevos sufrimientos.

Después de casarse, algunos hombres y algunas mujeres se encuentran con un problema de sobrepeso para protegerse de la atracción hacia otras personas.

Marcel había utilizado las claves de la Metamedicina y esto le había dado muchas respuestas y resultados muy alentadores. Sin embargo, tenía un problema de sobrepeso que le incomodaba y no llegaba a encontrar la causa.

Cuando le pregunté: "¿Sería posible que tuvieras miedo a que te atraigan otras mujeres y tengas que separarte?". Marcel me contó que este problema de sobrepeso había comenzado, precisamente, después de un periodo conflictivo con su esposa. Tenía miedo de sentirse atraído por otra mujer. Y, si hubiera sido así, este problema habría impedido que tuviera una relación extraconyugal ocasional, ya que se sentía muy mal por su obesidad.

Una mujer que participaba en mis seminarios, decía que su sobrepeso era su "seguro de fidelidad" por razones parecidas a las de Marcel.

La obesidad puede representar una manera de protegerse de la atracción que otras personas podrían sentir hacia nosotros o nosotros hacia ellas, pero también existen otros mecanismos. Por ejemplo, el acné puede significar: "No te acerques. Si vas a decirme que me amas para dejarme después, no quiero".

Sin embargo, no hay que sacar la conclusión de que todos los problemas de peso están relacionados con una necesidad de protección. También puede relacionarse con este tipo de programaciones:

"Tengo que tener cuidado, engordo con mucha facilidad"
"Hasta el agua me engorda"
"No puedo comer postre porque siempre tengo un kilo de más".
"Soy como mi madre, toda nuestra familia es obesa"
Etc.

El simple miedo a engordar, que lleva a obsesionarse con las calorías, puede bastar para tener sobrepeso.

Para otras personas, el problema de sobrepeso puede servirles de excusa. Por ejemplo, la persona casada con un alcohólico se dice: "Si soy obesa y él me acepta como soy, yo también puedo aceptar su alcoholismo. Pero si estuviera delgada, le dejaría".

Su obesidad se convierte entonces en una razón para no dejar al hombre con quien no está a gusto. La realidad puede ser que esta mujer tiene demasiado miedo a encontrarse sola o a tener que buscar trabajo.

El problema de sobrepeso también puede provenir de la necesidad de ser visto/a, relacionada, casi siempre, con un dolor de vivir. Una persona que se diferencia de los demás, atrae las miradas. Esta necesidad puede ser totalmente inconsciente. (Ver el capítulo "El dolor de vivir").

Jeannette es obesa. Lo fascinante es que adelgaza cuando está embarazada. Su médico cree que se debe a su metabolismo pero, si lo miramos más de cerca, nos daremos cuenta de que Jeannette nunca ha ocupado el lugar que le correspondía.

Al ser la hija mayor, cree que está obligada a estar al servicio de los demás. Se ocupa de todo el mundo excepto de sí misma, salvo cuando está embarazada. Al preocuparse por el niño que lleva en su vientre, piensa en ella y reivindica sus necesidades, dejando los problemas a los demás. Pasa al primer plano en lugar de quedarse en el segundo, como hace normalmente. Por lo tanto, necesita menos espacio físico ya que ocupa el lugar que le corresponde. Una vez terminado el embarazo, vuelve a su costumbre de olvidarse de sí misma y engorda de nuevo. Es en ese momento, cuando toma conciencia de lo que sucede.

Muchas personas que tienen problemas de sobrepeso han sentido, en un momento u otro, que están de más, que no tienen su propio espacio. Pero, en realidad, era su necesidad de ser vistos lo que les llevaba a ocuparse de los demás olvidándose de sí mismos. Las personas que les rodean piensan que son muy amables. Esto es lo que más desean pero, como se olvidan de sí mismas, los demás también se olvidan de ellas. Es un círculo vicioso. Para salir de él, tienen que liberarse de su sentimiento de rechazo o abandono.

El miedo a sufrir puede llevarnos a querer escapar de una situación emocional que nos vemos incapaces de asumir, ya que tanto sufrimiento nos parece insoportable.

También podemos huir anestesiándonos, desvaneciéndonos, paralizándonos, angustiándonos, etc. La angustia es un excelente ejemplo.

Veamos el caso de una niña de seis años que está jugando a solas con su padre. De repente, éste se agarra a algo, respira muy deprisa, se pone la mano en el corazón y se derrumba en el suelo. Acaba de tener una crisis cardiaca y muere. La pequeña se ha sentido tan impotente que el miedo la ha petrificado. Más tarde, cada vez que se encuentre en una situación ante la cual se sienta impotente, volverá a este acontecimiento grabado en su memoria emocional. La angustia que la oprime significa: "No puedo soportar esto, ayudadme, sacadme de aquí para que no me muera".

La angustia es un malestar caracterizado por un miedo más o menos consciente a la muerte, acompañado de opresión dolorosa, palpitaciones y aturdimiento. La persona afectada no comprende lo que le pasa ni sabe qué hacer. La angustia puede llegar repentinamente, sin previo aviso. Puede ocurrir al tomar un ascensor, atravesar un puente o un túnel o ante cualquier situación que produzca inseguridad.

A menudo se origina con una situación traumática en la que la persona se ha quedado atrapada emocionalmente.

Cada vez que esta persona se encuentre ante una situación que le recuerde aquella en la cual se sintió atrapada, entrará en un estado de pánico que se expresará mediante angustia, aturdimiento, náuseas, desvanecimiento o parálisis.

Puede tratarse de una situación en la que mataron al padre delante de sus ojos, de una escena en la que pegaron a la madre y ésta sangró abundantemente o cualquier otra circunstancia en la que quedó paralizada y sin habla durante un instante.

Inconscientemente, la persona que ha vivido una emoción de este tipo, piensa que se morirá si va hasta el fondo del trauma. Y de eso es de lo que intenta escapar. La huída se convierte entonces en un mecanismo de supervivencia.

Anna se siente angustiada cuando hospitalizan a su hermano por un infarto de miocardio. Siente que se ahoga y no comprende lo que le pasa. Está convencida de que ha aceptado la enfermedad de su hermano y la operación que deben hacerle.

En realidad, el hecho de que lleven a su hermano al hospital en una ambulancia la sumerge, sin darse cuenta, en un suceso grabado a fuego en su memoria emocional. En aquel momento tiene cuatro años y hay guerra. Ella es judía. Se llevan a su padre, al que tanto quiere, en camiones donde van hacinados casi todos los miembros de su familia junto a otros judíos. Ella quisiera llorar y gritar "papá", pero tiene demasiado miedo y se esconde entre el gentío.

No solamente podemos huir sintiendo angustia sino mareándonos, desvaneciéndonos o paralizándonos. Estos son algunos ejemplos:

Cada vez que el marido de Louisette le dice cosas desagradables, ésta siente emociones negativas y se marea o se siente confundida. Inconscientemente, prefiere desaparecer antes que oír lo que entiende como: "Ya no te quiero", "me has decepcionado", etc.

Guillaume tenía cinco años cuando sus padres se separaron. Su padre obtuvo la custodia, y su madre les visitaba de vez en cuando. En una de esas visitas, llegó con bolsas llenas de comida. Su padre se enfadó muchísimo y pegó a su madre de tal forma que ésta comenzó a sangrar. Guillaume vio todo esto. Esas emociones tan fuertes para este niño hipersensible le llevaron a abandonar su cuerpo físico. Después, cada vez que sentía una fuerte emoción, huía de una realidad demasiado difícil de asumir. Ya adulto, Guillaume tenía mucho miedo de ser psicópata (para decir sus palabras exactas, "tenía miedo de volverse loco"), ya que habían internado a su madre en un hospital psiquiátrico.

Muchas personas como Guillaume, que han vivido traumas demasiado fuertes para su edad, se encuentran a veces tomando antidepresivos durante una gran parte de su vida o internados en un hospital cuando, si se les ayudara a volver a la emoción en la cual se han quedado paralizados, podrían superarla y liberar su mecanismo de protección que consiste en escapar de su realidad.

Maxime sufre un desvanecimiento en el colegio. Sus padres están muy preocupados puesto que es la segunda vez en poco tiempo. Maxime siempre ha estado sobreprotegido. Su madre lo amamantó hasta que tenía tres años y casi nunca lo llevó a la guardería. Maxime comienza a ir al colegio y se siente muy inseguro. Tiene problemas de vista causados por el miedo a estar lejos de lo que representa su seguridad. No quiere ir al colegio y lo expresa de manera agresiva pero, como se siente impotente para cambiar la situación, se escapa con los mareos.

Jean-Marc tiene dos años. Sus padres lo llevan de paseo en coche con sus hermanos. Está sentado en la parte de atrás cuando, de repente, la puerta del coche se abre y Jean-Marc sale despedido y se fractura el cráneo.

A los 21 años va en coche con unos amigos, sentado otra vez en la parte de atrás. El conductor ha bebido un poco y, de repente, por una falsa maniobra, pierde el control del vehículo. Jean-Marc se siente paralizado de miedo. Al día siguiente, se levanta con una parálisis facial.

La parálisis se caracteriza porque los músculos y los tendones dejan de funcionar. Puede afectar a la parte derecha o izquierda del cuerpo (hemiplejia), a un miembro (monoplejia) o a los dos miembros inferiores (paraplejia). También pueden estar afectados los nervios craneanos; entonces se habla de parálisis facial, ocular, faríngea, laríngea, etc. La parálisis con temblor (parálisis agitante) es el antiguo nombre de la enfermedad de Parkinson.

Al igual que la obesidad, la parálisis puede tener otras causas que el querer huir. Puede expresar no querer ir más lejos en la vida o un sentimiento de culpa. También puede estar relacionada con el deseo de que otras personas se responsabilicen y se encarguen de nosotros.

Marthe ha trabajado mucho durante toda su vida. Se ocupó de su madre, que murió a los 80 años. Piensa que es totalmente normal que los hijos se ocupen de sus padres cuando éstos son mayores. Tras la muerte de su marido, del que se ocupó hasta el momento de su muerte, se abandona y le dice a su hija: "Ahora te toca a ti cuidar de mí". Y deja de ocuparse de sí misma para que la cuiden y la atiendan, tal como ella hizo por su madre.

Huir no es la solución, porque aquello que nos da miedo y de lo que queremos escapar, nos persigue constantemente.

Por analogía, supongamos que veo mi sombra. Asustada y aterrorizada, empiezo a correr. La sombra siempre me sigue. Si me tranquilizo y me doy cuenta de que es únicamente mi sombra, dejo de tener miedo.

Esta sombra es simplemente la proyección de una fuerte emoción grabada en nuestro inconsciente. Cuando sale a la superficie, tenemos una excelente oportunidad para liberarnos de ella. Si huimos a través de la angustia, el mareo, el desvanecimiento o pidiendo que otros se ocupen de nosotros, volverá otra vez y no nos habremos liberado de ella.

El miedo a sufrir también puede llevarnos a querer tener el "control":

- *De las situaciones.* Por ejemplo, decimos a nuestro cónyuge cómo deseamos pasar el día de nuestro cumpleaños por miedo a sentirnos decepcionados.
- *De nuestros estados de ánimo.* Dejamos que sea únicamente nuestra cabeza la que identifique lo que nos sucede, en lugar de sentir nuestro sufrimiento.
- *De nuestro entorno.* Decidimos lo que los demás deben hacer o evitar.

Las personas que han crecido en un ambiente de miedo, crítica o violencia, han aprendido a utilizar, casi siempre, el "control" para sobrevivir. Sin embargo, cuando una situación se les escapa porque la sienten como una amenaza para su salud, relaciones afectivas o seguridad material, la ansiedad se apodera de ellas.

La ansiedad puede manifestarse, entonces, a través de taquicardias, tensión, calambres, un nudo en la garganta o en el estómago, sofocos, sudoración abundante o una sensación de frío con escalofríos en la espalda.

Si esta ansiedad se prolonga o se intensifica, puede dar lugar a fobias o incluso a neurosis fóbicas. Podemos distinguir:

- **Fobia a los objetos:** por ejemplo, instrumentos puntiagudos y cortantes como cuchillos y tijeras (ver las historias de Mariette y de Ruth).
- **Fobia a los animales:** es el miedo mórbido a los animales. Se origina con un suceso traumático que se ha visto en una película, que nos han contado o del que hemos sido víctimas. (También puede provenir de una encarnación anterior).
- **Fobia a determinadas situaciones:** la eritrofobia, por ejemplo, que es un miedo excesivo a enrojecer, está casi siempre relacionada con una situación traumática en la que hemos sentido vergüenza o en la que nos hemos sentido humillados.

La claustrofobia: es el miedo a no tener suficiente aire, a quedarnos atrapados en un espacio cerrado como un ascensor, el metro, un avión, una cueva o un túnel. La claustrofobia puede tener su origen en el momento del nacimiento. Un parto difícil o el cordón umbilical enrollado alrededor del cuello de un bebé, pueden explicar los síntomas de la claustrofobia. Muchas personas dicen que tienen miedo al agua pero, a menudo, se trata de una forma de claustrofobia. El miedo a no tener suficiente aire bajo el agua les produce pánico porque no controlan la situación y no sienten el fondo de la piscina, del lago o del mar bajo sus pies. El niño que ha visto como han rescatado a una persona ahogada, puede quedarse traumatizado hasta el punto de ser incapaz de nadar cuando no hace pie.

La agorafobia: es el miedo a encontrarse lejos de un lugar o de una persona que representa la seguridad. (El agorafóbico con frecuencia también es claustrofóbico). Esto lleva a la persona que la sufre a encerrarse en sí misma, y a aferrarse al lugar o a las personas con las que se siente segura. No se atreve a salir y se queda en casa, utilizando el teléfono para que le suministren lo que necesita. Es una manera de tener el "control". Si tiene que salir de casa, por ejemplo, porque debe ser hospitalizada o por cualquier otra razón inevitable, es una catástrofe. Entonces, le da miedo todo: los ascensores, la gente, los coches, etc. Cada vez hay más personas que padecen agorafobia. Algunas de ellas me han confesado que no sabían que la padecían hasta que, al leer mi libro, pudieron poner un nombre a sus síntomas. Lo que más temen esas personas es perder el "control" y volverse locas. Tras este fuerte estado de ansiedad, se esconde casi siempre una emoción traumática que no se ha liberado porque siempre se ha querido huir de ella o tener el "control". Pero cuando ya no pueden seguir utilizando esos mecanismos, la agorafobia vuelve a salir a la superficie y les hace sentir pánico.

Cuando Gertrude tiene dos años, se cae y se fractura el hombro mientras está al cuidado de una chica joven. La chica no dice nada de la caída por miedo a que le echen la culpa. Gertrude grita de dolor durante varios días hasta que sus padres la llevan al médico.

Ya adulta, Gertrude se casa con un hombre que tiene un grave problema psicológico, que incluso llega a amenazarla con un cuchillo cuando ella intenta dejarle. Vive durante años amenazada de muerte. Después, comienza a sentir un estado de ansiedad casi permanente. Su cuerpo ya no puede soportar tanto miedo, tristeza y tensión. La ansiedad se transforma entonces en agorafobia con angustia.

Gertrude había tenido mucho miedo de morir a causa del dolor que sintió a los dos años. Y éste era el mismo miedo que ahora la paraliza. Cuando este miedo reprimido vuelve a salir a la superficie, se siente aterrorizada y tiene crisis de ansiedad seguidas de una fuerte angustia expresada a través de su agorafobia.

Algunos sucesos traumáticos como el abandono a los pocos años de edad, una operación quirúrgica y posterior hospitalización, la represión de la tristeza ante la muerte de uno de los padres porque el niño se sentía culpable, un objeto con el que el niño se ha atragantado y que casi le hace morir, la mordedura de algún animal rabioso, haber estado a punto de ahogarse, son otras experiencias traumáticas que pueden provocar fobias, entre ellas la agorafobia.

- **Fobia a los medios de transporte:** el movimiento puede causar náuseas y vómitos cuando vamos en coche, autobús, tren, barco, avión, etc. Esta fobia se relaciona a menudo con el miedo a lo desconocido y, especialmente, a la muerte.

Una mujer que participaba en uno de mis seminarios, sufría mareos cuando viajaba en avión. Tenía que ir a Hawai con su marido y estaba desesperada pensando en el viaje. ¿Cómo iba a soportar 12 horas de avión? Antes de su salida le expliqué que, lo que le pasaba, estaba relacionado a menudo con el miedo a la muerte. Esto la intrigó. Durante los días siguientes, se acordó de que, cuando de pequeña estaba interna, todos los viernes por la tarde su padre iba a buscarla y que una parte del camino que debían recorrer era muy peligrosa. Con frecuencia, había visto accidentes allí y una vez, incluso, personas muertas en el asfalto. Su miedo provenía de esas visiones. Lo superó y su viaje transcurrió perfectamente. Cuando volvió me dijo que, de ahora en adelante, podría disfrutar de los viajes que hiciera con su marido.

- **La fobia a las ventanas:** es el miedo al vacío y a la nada, que produce sensaciones de vértigo.
- **La fobia impulsiva:** la persona afectada teme cometer un acto pernicioso como matar a sus hijos. Con frecuencia es una persona que se ha impuesto tal "control", que tiene miedo a las reacciones imprevistas que podría tener.

CÓMO LIBERARTE DE TUS MIEDOS Y DE TUS FOBIAS

Para transformar una actitud, una manera de reaccionar o, incluso, para liberarte de lo que te impide sentirte bien contigo mismo/a, hay tres etapas esenciales:

1. **La toma de conciencia:** No se puede intervenir sobre aquello de lo cual no somos conscientes. ¿Cómo podríamos liberarnos de un miedo que ignoramos?

2. **La aceptación:** La aceptación quiere decir reconocer y admitir lo que es. Esta segunda etapa corresponde a la relación de causa y efecto que se puede establecer sin sombra de duda. Las primeras etapas de recuperación de los alcohólicos anónimos consisten en aceptar que tienen un problema con el alcohol y en reconocer su incapacidad para solucionarlo por sí mismos.

3. **La acción:** La tercera etapa es la acción liberadora. Es decir, la acción que va a permitirnos transformar el miedo o el sufrimiento en confianza y bienestar.

Estas tres etapas son fundamentales en cualquier proceso de transformación o curación. Por lo tanto, puedes utilizarlas para liberarte de tus miedos y fobias.

La gran mayoría de los miedos que experimentamos, son inconscientes.

¿Cómo tomar conciencia de ellos?

Te propongo un ejercicio muy sencillo. Escribe espontáneamente todo lo que se te pase por la cabeza que comience por "no quisiera". Por ejemplo, no quisiera estar enfermo/a, no quisiera perder mi trabajo, etc. Después vuelve a leer cada una de las frases, sustituye "no quisiera" por "me da miedo" y tendrás una idea muy precisa de tus miedos.

Puedes volver a hacer este ejercicio incluso si conoces el contenido. Lo que importa, una vez que hayas descubierto el miedo que albergas, es que lo aceptes y sientas que tienes derecho a tenerlo. Admitir una dificultad o una debilidad es estar ya en camino de superarla.

Recuerdo un periodo de mi vida durante el cual muchas personas me encontraban arrogante y esnob. Sin embargo, no era más que la contrapartida o el mecanismo compensatorio que utilizaba para ocultar un sentimiento de inferioridad y el miedo a que no me quisieran.

Hablé con la responsable del centro de crecimiento personal al que iba y le dije que no me sentía bien con la idea que la gente tenía de mí porque yo no era lo que ellos imaginaban. Ella me respondió: "¡Y qué, tienes todo el derecho a parecer esnob!".

Nunca había pensado que tuviera derecho a tener ese aspecto. Lo acepté, diciéndome que lo importante no era lo que los demás pudieran decir de mí sino lo que yo pensaba de mí misma. Esta aceptación me permitió comprender la razón de mi actitud y estar en condiciones de superarla.

La acción se refiere al medio que puedes utilizar:

- Para enfrentarte a tu miedo.
- Para superarlo.
- Para adquirir más confianza en ti y en la vida.

La confianza es el mejor antídoto contra el miedo. Hay miedos a los que podrás enfrentarte, otros que deberás manejar y, por último, otros con los que deberás tomarte un tiempo para superarlos. Lo que importa, es que elijas el medio más adecuado para la situación que vives. Veamos algunos ejemplos:

Tienes un nuevo trabajo y te da miedo no estar a la altura. Puedes repetirte cientos de veces si hace falta: "tengo todo lo necesario para lograrlo y consigo todo lo que me propongo".

También puedes crear una imagen mental. Te relajas y visualizas que tu jefe te hace algún cumplido. Si no llegas a verte, intenta imaginar que lo oyes. El resultado es igualmente válido.

Acabas de comprar una nueva casa y tienes miedo de que te falte dinero. Puedes preguntarte: "¿Me ha faltado alguna vez lo necesario?". Convéncete de que, si hasta ahora jamás te ha faltado, no te faltará nunca. Y es exactamente así. Si alguna de tus lecciones de vida estuviera relacionada con la escasez frente a tus necesidades esenciales, hace mucho tiempo que te hubiera faltado dinero.

Otra manera de tomar conciencia de tus miedos consiste en estar atento a todo lo que te hace dudar o a lo que no te atreves a decir o hacer.

Por ejemplo, te proponen dar una charla sobre un proyecto que has puesto en marcha a fin de recolectar fondos para una obra humanitaria. Te sientes angustiado/a y no sabes si debes aceptar. Quieres ayudar, pero te sientes incapaz de dirigirte a un público numeroso.

Puedes detenerte y buscar el miedo que te produce esa angustia y te hace dudar.

Es miedo:

- ¿A que te critiquen?
- ¿A lo que los demás puedan decir o pensar?
- ¿A que te ridiculicen?
- ¿A meter la pata?

Quizá tengas en tu memoria emocional algún recuerdo de este tipo: un día tuviste que hablar ante toda la clase y lo hiciste fatal. Los alumnos se rieron y te sentiste totalmente ridículo/a.

Cuando actuamos motivados por el miedo, normalmente, nada de lo que podamos conseguir va a beneficiarnos. Por ejemplo, el miedo de perder a la persona que queremos puede hacer que seamos posesivos y asfixiantes. Eso es precisamente lo que provoca que el ser amado se aleje para poder respirar.

Recuerda que necesitamos respirar para que el amor sea sano y continúe vivo. Si lo asfixiamos, el amor muere. La confianza permite que el amor florezca. Para superar este miedo, acepta simplemente que los seres que se cruzan en tu camino están ahí para hacerte evolucionar y tú estás ahí para ayudarles en su evolución.

Retener al ser que amamos es empujarle a irse. Aprovechar los momentos en los que estamos con el otro, agradecer todo lo que compartimos cada día no puede más que reforzar el lazo que nos une. Si un día el ser que quieres debe irse (porque se muere o por cualquier otra razón), esos momentos privilegiados que han llenado tu vida, te permitirán amar a otro. Mientras que, si dedicas esos momentos a tener miedo, este ser podrá irse igualmente pero tu vida estará vacía y te engancharás a cualquier otra persona, esperando de nuevo poder llenarla. Todos reproducimos los mismos guiones hasta que alcanzamos la suficiente madurez afectiva para dejar de amar como un niño que depende de su mamá.

Para superar el miedo a lo que pueda pasar, acepta que, cualquiera que sea el cambio, siempre es para mejor. Incluso si, al principio, el cambio te lleva a tomar un poco de distancia, es sólo para poder avanzar mejor. A continuación tienes una afirmación que te ayudará a enfrentarte a situaciones que te produzcan inseguridad: **"Confío en mi situación actual porque Dios, el Espíritu mismo de la Sabiduría y del Amor, está conmigo para guiarme y sostenerme. Todo se soluciona**

ahora, de forma divina, para mí. Encuentro la solución perfecta para mi situación".

Respecto a la opinión de los demás, tienes que saber que, hagas lo que hagas, nunca podrás impedir que los demás piensen. Deja que otras personas no estén de acuerdo contigo aunque no los comprendas, pero actúa según lo que tú sientas y según tus aspiraciones. Porque no has venido a este mundo para responder a las expectativas de los demás sino para tu propia evolución.

El miedo a lo que piensen los demás está relacionado con el miedo de no ser querido ni apreciado. Al estimarnos y respetarnos, atraemos el amor y el respeto. Esta afirmación puede ayudarte: **"Soy una persona estupenda, diferente y tan importante como las demás. Me doy cuenta de que puedo hacer muchas cosas y de que los demás me aprecian. De ahora en adelante, actúo en base a mis aspiraciones y al respeto que me tengo a mí mismo/a".**

"Atreverse" es el mejor antídoto contra el miedo. Hay un proverbio hindú que dice: "Morimos por no atrevernos".

Frente a nuestros miedos, hay que saber que, primero y ante todo, es nuestra mente la que tiene miedo. La mejor manera de tranquilizar la mente es encontrar una solución.

Por ejemplo, tengo que dormir solo/a en una casa en el campo, porque mi compañera/o no puede estar conmigo en este momento. Mi mente tiene miedo e imagina lo peor; entonces, busco una solución para tranquilizarla. Invito a mi hermano, que no está trabajando en este momento, para que me acompañe. No es más que una solución entre muchas otras. Lo importante es recordar que la mente se tranquiliza cuando tiene una solución.

CÓMO LIBERARSE DEL ESTADO DE ANSIEDAD, DE LA ANGUSTIA Y DE LAS FOBIAS

Podemos influir sobre el estado de ansiedad y sobre la angustia mediante la respiración, porque cuando ésta es lenta y profunda oxigena el cerebro, tranquiliza el corazón y actúa sobre nuestro plexo solar (el centro emocional).

Para hacerlo, estés donde estés, detente e inspira por la nariz mientras imaginas que la fuerza y la paz penetran dentro de ti. Contén tu respiración unos instantes y, después, expira al máximo imaginando que la ansiedad, la angustia y el pánico se van totalmente de tu cuerpo para dar lugar a la calma y a la paz interior.

Una vez que hayas recuperado tu capacidad de actuar, tendrás que liberar la causa que ha originado ese estado de ansiedad, esa angustia o esa fobia. Mantener un pensamiento de miedo puede engendrar una forma-pensamiento obsesiva.

Se cuenta que, un día, un viajero se perdió, llegó al paraíso y se durmió bajo el "árbol de los deseos". Al despertar, se dio cuenta de que tenía hambre y pensó: "Cuánto me gustaría tener algo que comer". Inmediatamente, aparecieron ante él deliciosos manjares. Estaba tan hambriento que no se dio cuenta de dónde provenían. Comió y, una vez saciado, pensó: "Ojalá tuviera algo que beber". Dicho y hecho, las bebidas aparecieron también ante él. Una vez que se sintió harto y feliz, se preguntó: "¿Qué habrá pasado? ¿Estoy soñando o hay fantasmas que me están jugando una mala pasada?". Entonces, aparecieron unos fantasmas feroces, horribles y espantosos. El viajero se puso a temblar y, arrastrado por sus pensamientos, se dijo: "¡Ya está! ¡Ya está! ¡Van a matarme!" Y los fantasmas lo mataron.

Esos fantasmas sólo eran formas-pensamientos llamadas también elementales, a los que el ser humano da poder, incluso el poder de matarle. No tenemos más que mirar a alguien que padece agorafobia y piensa que se va a asfixiar realmente. Puede incluso llegar a morirse si cree que eso es lo que va a pasar. Por tanto, es primordial que esta persona tome conciencia de que sus miedos provienen de sus propias creaciones mentales.

Si padeces agorafobia, puedes:

– Rodearte de una luz blanca que te envuelva de la cabeza a los pies.
– Controlar tus emociones con la respiración.

Cuando te hayas calmado, puedes repetir esta afirmación hasta cien veces al día si es necesario, para ordenar a esta forma de pensamiento que se vaya.

"Soy el único dueño de mi vida y libero y suelto cualquier forma-pensamiento que no sea beneficiosa para mí o para mi entorno. Dios o la Energía de Vida y de Sabiduría está conmigo y todo va bien. Ahora estoy en plena posesión de mis capacidades".

También podemos crear formas elementales benéficas al mantener pensamientos que nos son favorables como:

- "Estoy protegido/a por la divinidad".
- "Ocurra lo que ocurra es siempre para mi mayor bien".
- "Soy una persona con suerte en la vida".
- "Todo lo que emprendo es un éxito".
- Etc.

Mantener estos pensamientos y creer en ellos firmemente, termina por crear un patrón elemental de protección y de éxito. Mi esposo acostumbra a decirme: "Tú tienes varios dioses buenos que trabajan para ti". ¿Cuántas veces habré salido victoriosa de situaciones que parecían estar en mi contra?

La ansiedad, la angustia y las fobias pueden también provenir de emociones fuertes en las que nos hemos sentido inmovilizados. En una situación de angustia, es mejor no quedarse solo. Pide ayuda a alguien en quien confíes, mientras sigues utilizando los ejercicios de respiración lenta y profunda. Si necesitas un tranquilizante, tómalo sólo de manera ocasional, mientras recibes la ayuda adecuada. El abuso de tranquilizantes crea depresión, además de debilitar la fuerza que necesitas para liberar la emoción responsable de la angustia que intenta salir a la superficie.

Cuando hayas recuperado cierto control, puedes intentar descubrir cuál es el elemento que desencadena el pánico. Si nunca has liberado emociones fuertes, te recomiendo que acudas a un terapeuta que sea capaz de acogerte en esa emoción.

Esto es de capital importancia. Tienes que tener plena confianza en el terapeuta para poder liberar la pena, el miedo o el pánico que albergas.

Imagina por un momento que sientes una emoción fuerte que necesitas sacar y el terapeuta te dice: " Ya basta por hoy" o "Ya llevamos una hora, ¿quiere pedir su próxima cita ahora?"

Lo vuelvo a repetir: la elección del terapeuta es esencial para liberar emociones reprimidas desde hace años, a veces desde nuestra más tierna infancia.

Podrías recurrir a la masoterapia o a movimientos de anti-gimnasia, porque esas emociones están también inscritas en la memoria celular del cuerpo. Puedes utilizar la relajación o simplemente la energía del amor y la receptividad del terapeuta. Sea cual sea el método que elijas, recuerda que hay que acoger esa emoción y no enfrentarse a ella o provocarla. No hacemos que las flores crezcan tirando de ellas.

Podemos afrontar el miedo pero la ansiedad, la angustia y las fobias deben manejarse. El enfrentamiento sólo serviría para endurecer la coraza protectora. El amor y la suavidad permiten que el caracol salga de su concha.

Si ya te has liberado de algunas emociones fuertes, podrás seguir tú solo con las etapas siguientes; si no, será mejor que acudas a un terapeuta competente.

Intenta encontrar la emoción de tu pasado en la cual te has quedado estancado. Cuando vuelvas a vivir ese doloroso suceso, contacta con el sentimiento que tenías en ese momento. Puede tratarse de un sentimiento de duda, abandono, desvalorización, etc. También puede ser una mezcla de varios sentimientos.

Tomemos como ejemplo la historia de Adelina. Adelina padece angustia e insomnio. Además, sus sueños son casi siempre dramáticos.

En su vida actual, teme siempre que su ex-marido vuelva, ya que fue muy violento con ella.

Le pregunté si había vivido en su infancia alguna situación en la que tuviera mucho miedo. Me contó que, cuando era niña, se sentía paralizada ante su padre que era inflexible y autoritario. Añadió que la mirada glacial de su padre la impresionaba hasta el punto de quedarse sin habla.

Le pedí que recordara algún suceso en particular en el que hubiera tenido mucho miedo de su padre.

Tenía nueve años y era un domingo de verano. Había ido a una larga excursión en bicicleta. Tenía que volver a las cinco de la tarde, pero hacía tan buen tiempo y se encontraba tan a gusto que no tenía ganas de volver. Llegó a casa con una hora de retraso. Su padre la esperaba furioso. La miró con esa mirada glacial que tanto miedo le daba y le dijo: "No haces más que tonterías, no se puede confiar en ti lo más mínimo". Ella corrió a refugiarse en su habitación.

En ese momento, pedí a la Adelina adulta que entrara en esa imagen para que pudiera ir hacia la pequeña Adelina que lloraba y temblaba de miedo. La guié para que pudiera acercarse muy suavemente y con mucha ternura a la niña.

Ella le acarició el pelo y le dijo: "Estoy aquí, no estás sola, ahora estoy aquí y voy a protegerte, nunca más permitiré que nadie te haga pasar miedo o te maltrate. No tengas miedo, déjame que te abrace".

La pequeña Adelina aceptó que la tranquilizara y la consolara. Una vez hecho esto, la Adelina adulta le dijo: "Dame la mano, vamos a ver a tu padre; vamos a decirle hasta qué punto estás paralizada por su autoritarismo".

La pequeña tenía mucho miedo pero sabía que la Adelina adulta estaría allí para protegerla. Visualizó a su padre solo en el salón. Su padre tan sólo veía a la pequeña, pero ésta sabía que la Adelina mayor estaba con ella para protegerla. Entonces, la pequeña le dijo a su padre: "¿Papá, puedo hablar contigo? Papá, me das tanto miedo que tengo pesadillas..., si pudiera, me iría a cualquier parte del miedo que tengo continuamente a tu mirada y a tus palabras siempre tan duras... Me duele tanto...".

Su padre se quitó las gafas y se dirigió hacia ella diciendo: "Dios mío, nunca había pensado que pudiera darte tanto miedo. Sé que, a veces, soy exigente y autoritario pero es porque te quiero y quiero educarte bien; me han enseñado que un buen padre da una buena disciplina a sus hijos. Siempre he pensado que era la manera correcta de actuar, nunca he querido traumatizarte. Hace un momento, cuando has llegado una hora tarde, he tenido tanto miedo de que te hubiera pasado algo que me he puesto furioso. Te pido perdón, no me daba cuenta de que te hacía tanto daño cuando lo único que quería era hacer las cosas bien".

La pequeña respondió: "Papá, nunca había pensado que me querías tanto ni que tu autoridad era una forma de preocuparte por mí, ahora te comprendo mejor, voy a intentar cooperar más contigo. Gracias papá, te quiero".

El padre respondió: "Yo también hija mía, ahora ve a hacer tus cosas".

¿Quizá te preguntes quien hace el papel del padre? Puede ser el terapeuta, pero si ya has hecho este trabajo alguna vez, puedes asumir los dos papeles, el de la niña y el del padre.

Con este proceso terapéutico, Adelina me dijo que se sintió aliviada y que se había quitado un enorme peso que arrastraba desde hacía años. Sabía que, a partir de ahora, ya no se quedaría paralizada ante una autoridad aplastante sino que sabría encontrar las palabras para conmover a esta persona.

Es bueno recordar que las personas que necesitan controlar tanto e imponerse a los demás, actúan así porque tienen miedo.

El control viene del miedo,
la serenidad de la confianza.

Volvamos a ver la historia de Anna, esta pequeña judía de cuatro años que había asistido a la detención de su padre y de los miembros de su familia. Se había sentido impotente por no poder intervenir y, a la vez, sentía que la vida era injusta: "Yo no he pedido nacer judía". Además, se sentía culpable por vivir ya que iban a matar a la mayoría de los miembros de su familia. También le daba miedo que se la llevaran a ella, de modo que se escondió entre la muchedumbre y se tragó su pena.

Era esta pena la que tenía que llorar, el grito de "papá" tenía que salir de ella. Por último, debía liberar esos sentimientos de impotencia, de injusticia y sobre todo de culpabilidad para poder sentirse por fin bien. Porque eran de esos sentimientos y de esa tristeza que le hacía tanto daño, de lo que intentaba escapar con sus crisis de angustia. Mientras no permitamos que nuestra tristeza, nuestra ira o nuestros gritos y los sentimientos que nos hacen daño emerjan, seguiremos intentando huir de ellos anestesiándonos con el trabajo, las actividades, el alcohol, la droga o los antidepresivos, pero, al mismo tiempo, estaremos continuamente atrayendo situaciones que los hagan resurgir y nos provoquen pánico, mareos, desvanecimientos, parálisis, angustia, arritmia o fobias.

La única manera de liberarnos es volver a vivir los acontecimientos que nos hicieron sufrir a fin de desdramatizarlos y transformar nuestra comprensión sobre ellos.

Recuerda que el miedo a sufrir hace
más daño que el propio sufrimiento.

El miedo a sufrir puede afectarnos durante años, mientras que volver al sufrimiento raras veces dura más de unos instantes. Sólo unos instantes para ser libre hace que merezca la pena arriesgarse, pero siempre de forma controlada, es decir, no hay que hacerlo de cualquier manera ni con cualquiera. Porque, si no nos sentimos bien acogidos en ese momento emocional, podemos quedarnos de nuevo atascados y después será más difícil liberarnos.

Todo esto se puede hacer por etapas, a medida que vayamos encontrando nuestra fuerza y estemos listos para elegir el camino de una auténtica curación en lugar del de un simple alivio.

CAPÍTULO 9

Cómo superar la ira

El hombre sereno saborea la existencia.
Por el contrario, el ser irritado reacciona, pierde las
riendas de su vida, se vuelve ciego y se deja arras-
trar por los procesos psico-biológicos.
La vida es sufrimiento. Parece paradójico, pero
realmente solo un buda goza de la vida.
Osho Rajneesh.

L a ira puede revestir diferentes aspectos:

- la crítica;
- la exasperación;
- la frustración;
- la rabia.

Aunque se exprese de una manera u otra, la ira siempre resulta una emoción perturbadora.

Cualquier emoción da lugar a una reacción que puede exteriorizarse (gritos, llanto, insultos, violencia verbal o física, etc.) o reprimirse.

Además, cuando se siente una emoción, se produce una agitación interior que tiene repercusiones más o menos fuertes sobre nuestro organismo dependiendo de la naturaleza e intensidad de dicha emoción.

Estas repercusiones pueden ir desde un simple malestar hasta una enfermedad como el cáncer. La ira sigue el mismo proceso que cualquier otra emoción.

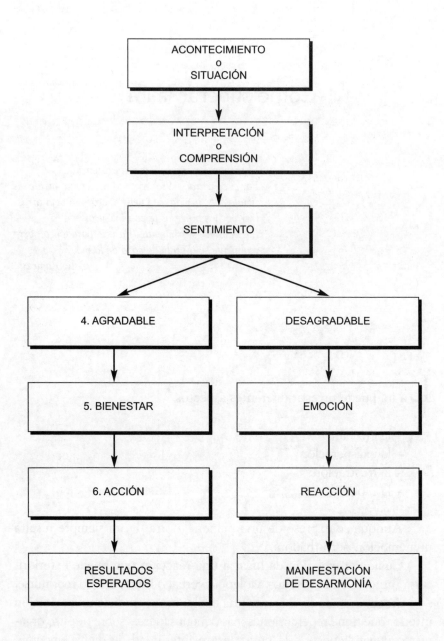

¿Cómo nace una emoción?

1. Se nos presenta una determinada situación o acontecimiento. Los dos hemisferios de nuestro neocórtex evalúan la situación y sacan una conclusión.
2. La conclusión resultante determina la interpretación o la comprensión que se dará al acontecimiento o a la situación.
3. A su vez, esta comprensión da lugar a un sentimiento agradable o desagradable.
4. Si el sentimiento es agradable, se clasifica en la memoria emocional como experiencia a renovar y da lugar a un estado de bienestar. Si, por el contrario, se percibe como desagradable, suscitará una emoción porque provoca un trastorno (conmoción interior). Entonces, se clasifica en la memoria emocional como experiencia a evitar.
5. Esta emoción desencadena una reacción que puede expresarse o no exteriormente, pero que repercutirá en el organismo.
6. La reacción exterior provocará manifestaciones enérgicas (gritar, llorar, pegar, etc.). Por su parte, la repercusión interior se manifestará en nuestro organismo (descenso de energía, palpitaciones, fiebre, dolor de garganta, dolor de estómago, diarrea, etc.).

Veamos un ejemplo.

Dos niños están jugando. Uno de ellos mezcla productos de limpieza y fabrica un explosivo para crear un cohete. El líquido salpica al otro niño, más pequeño. Cuando viene la madre, ve que la camisa de éste, a consecuencia de la salpicadura del producto, está agujereada. Se lanza sobre el mayor y le pega tanto como puede.

¿Qué es exactamente lo que ha desencadenado esa ira en la madre?

1. El suceso: sorprende a su hijo mayor con una mezcla explosiva que ha quemado la ropa de su hermano.
2. La interpretación: "Habría podido quemarle los ojos o habrían podido quemarse los dos".
3. El sentimiento: la madre se siente desamparada pensando lo que habría podido pasar.

4. La emoción: se pone furiosa.
5. La reacción: se lanza sobre el hijo mayor para pegarle porque le hace responsable de la situación.
6. La manifestación: se siente conmocionada y no comprende por qué ha pegado así a su hijo. No acostumbra a hacer eso en absoluto.

¿Por qué ha tenido esa mujer una reacción tan enérgica cuando el líquido sólo había alcanzado la camisa del más pequeño?

La madre se ha sentido tan desamparada porque esta situación está en resonancia con un recuerdo grabado en su memoria emocional. Puede tratarse de un accidente que le costó la vista a su hermano o a su padre o, simplemente, del recuerdo de un vecino que se quedó inválido al actuar de manera inconsciente.

Algunos sentimientos que experimentamos pueden dar lugar a la ira. Por ejemplo, sentirse:

- rechazado
- ridiculizado
- explotado
- maltratado
- no respetado
- denigrado
- ignorado
- incomprendido
- víctima de una injusticia

Frente a la ira, podemos elegir diferentes actitudes:

- *Considerar que las circunstancias o los demás son responsables de nuestra ira.* Actuando así, volveremos a reaccionar de la misma manera en el momento en que nos asalte de nuevo un sentimiento que pueda provocarnos ira.
- *Liberar la ira dando siete vueltas a la manzana,* corriendo, golpeando una almohada o un objeto, gritando tan fuerte como podamos... Esta actitud nos puede ayudar a desahogarnos de manera temporal pero, en cuanto algo nos conmocione de nuevo, volveremos a sentir la ira.
- *Utilizar la energía de la voluntad para no volver a sentir esa ira.*

Louise y Jean están casados desde hace algunos años. Al principio de su relación, Jean hacía todo lo posible para complacer a Louise, olvidándose por completo de sí mismo. Louise estaba convencida de que había encontrado al hombre más maravilloso de la tierra. Pero, tras algunos años de matrimonio, Jean comienza a mostrarse cada vez más distante y silencioso. Louise no comprende lo que le sucede. ¿Qué ocurre con Jean? Mil y un pensamientos atraviesan la mente de Louise, como ¿se habrá enamorado de otra mujer? Intenta averiguarlo y le pregunta: "¿Qué te pasa?". Pero él responde con evasivas: "No me pasa nada...". Su actitud está en contradicción con su respuesta y Louise insiste: "Vamos Jean, no estás como antes; pasa algo, está claro". Jean añade: "Déjame tranquilo, es todo lo que te pido", y se cierra cada vez más, levantando poco a poco un muro de silencio entre ellos. Esto hiere a Louise al máximo. No puede más e intenta romper ese muro provocando a Jean con palabras hirientes que la llevan a una explosión en la que la ira y las acusaciones provocarán un auténtico drama. Ella prefiere con mucho el enfrentamiento al silencio porque no puede soportar este último. Herido por esta explosión de ira, Jean se va dando un portazo. Pasa el tiempo y Louise no tiene noticias de su marido. Comienza a preocuparse y se pregunta: "¿A dónde puede haber ido?". No comprende lo que ha podido pasar con su pareja. ¿Cómo un ser tan maravilloso puede volverse tan frío y cerrado? Jean vuelve por la noche y le dice que lo ha pensado mucho y ha tomado una decisión: se va definitivamente. Louise, desamparada, le pide perdón, se agarra a él, le suplica que le de una última oportunidad y promete no comportarse nunca más de esa manera.

Louise es realmente sincera cuando promete eso a Jean. Sin embargo, cuando se encuentre de nuevo frente a ese sentimiento de indiferencia por parte de su esposo, a su cerrazón y mutismo, reaccionará comportándose de la misma manera, con ira.

Ninguna fuerza de voluntad puede impedir una explosión de rabia provocada por un sentimiento que nos resulta doloroso. También es muy importante comprender que no hay que intervenir directamente sobre la emoción de rabia en sí, sino sobre el sentimiento responsable de ésta.

¿CÓMO MANEJAR LA IRA?

Al principio, tendrás que sentirla, sin negarla ni reprimirla. Muchas personas piensan que no deben vivirla.

¿Qué nos ha llevado a prohibirnos sentir esa emoción?

Puede que cuando éramos niños nos dijeran en algún momento en que estábamos enfadados: "Eres malo", "eres un diablo", "tienes mal carácter", "te pones feo cuando te enfadas", "es horrible estar enfadado". Quizá hayamos escuchado como se lo decían a un hermano, a una hermana o a un compañero. Entonces interpretamos: "estar enfadado = ser malo". Como no queremos que los demás piensen que somos malos, no nos permitimos sentir esa emoción.

También es posible que hayamos sido testigos de escenas violentas y hayamos pensado que expresar la ira nos haría ser como esa persona violenta. Y no queremos parecernos a ella por nada del mundo.

Hemos podido tener miedo a perder el control de nuestras reacciones. A menudo he escuchado decir a algunas personas: "Pensaba que podría llegar a matar si sentía esa rabia". Un hombre decía a sus familiares: "si alguna vez me veis muy enfadado, sobre todo no me toquéis".

*Lo que da lugar a las explosiones violentas es
la ira que reprimimos, no la que canalizamos.*

Tener derecho a estar enfadado tampoco significa tomarla con los demás o desahogarse diciendo palabras hirientes. Supone más bien reconocer la emoción que albergamos y, en lugar de acusar a los demás, admitir que estamos muy enfadados. Podemos muy bien decir a alguien: "estoy muy enfadado ahora" o "esta situación me enfada muchísimo".

*Cuando sentimos que tenemos derecho a vivir nuestro enfado,
concedemos también ese derecho a los demás.*

Además, si expresamos nuestro enfado a alguien que no tiene nada que ver con él, debemos excusarnos y decir algo así: "Siento haber sacado mi enfado contigo, no se dirigía personalmente a ti, sino a la situación que he vivido a través de tu empresa...".

Después, busca el sentimiento que ha dado lugar a esa ira. Puedes preguntarte: ¿cómo me he sentido en esa situación?

Si tienes la impresión de no haber sido respetado, ve un poco más lejos y mira si anteriormente has vivido otras situaciones en las que te han faltado al respeto.

Veamos un ejemplo: una niña utiliza el sofá del salón como cama. Su hermano mayor está viendo la televisión hasta muy tarde. La pequeña tiene sueño, pero teme demasiado a su hermano para decirle nada. Una vez adulta, cada vez que sienta que no se respetan sus necesidades, volverá a sentirse enfadada. Pero, en esas ocasiones, no reprimirá su enfado sino que estallará. Su enfado será su forma de delimitar su territorio. Mientras no aprenda a hacerse respetar, se sentirá enfadada cada vez que tenga que reivindicar sus derechos.

¿Cuántas veces dejamos de respetarnos por miedo a entristecer a otras personas, a decepcionarlas o a no ser queridos? De hecho, muchas veces no nos atrevemos a pedir nada porque nos sentimos culpables de vivir. Pongamos el ejemplo de una persona que todas las mañanas va contigo en tu coche para ir al trabajo. Esta persona te hace esperar en el coche porque siempre se retrasa. Cada vez que la esperas, te enfadas pero no se lo dices. Sin embargo, un día, será la gota que colmará el vaso y tu enfado acumulado saldrá de manera explosiva. Respetarte consiste en poner límites antes de que esta acumulación te haga explotar. En este caso, se trata de decir a esa persona que deberá buscarse otro medio de transporte si no está preparada a la hora prevista.

Cuanto más nos respetamos, menos rabia sentimos.

En una tercera etapa, comprueba si tu sentimiento de ira puede estar en resonancia con algo que te haya herido en el pasado.
Si es así, libéralo. ¿Cómo? Volvamos al ejemplo de Louise y Jean.

¿Cómo puede Louise liberarse de sus explosiones de ira cuando se encuentra ante el mutismo de Jean?

Louise puede preguntarse cómo se siente cuando Jean se cierra en sí mismo durante días.

Respuesta: "Siento que ya no existo, que no valgo nada para él".

Louise continuará preguntándose: "¿He sentido ya esto en el pasado?"

Respuesta: Sí, cuando necesitaba hablar con mi madre de lo que me preocupaba y ella me decía: "Déjame tranquila, no tengo tiempo, estoy cansada..." o también cuando quise que asistiera al espectáculo en el que yo actuaba y ella no vino con el pretexto de que tenía demasiadas cosas que hacer.

Luego, Louise volverá a una de esas situaciones en las que sintió la indiferencia de su madre. Se dirigirá a la pequeña Louise, que está triste y enfadada a la vez, y le dirá que ya no está sola porque, ella, la adulta está ahora ahí para escucharla y le dirá que se siente muy orgullosa de ella. Que cada vez que necesite hablar de algo, ella estará a su lado para escucharla.

Cuando la pequeña Louise sienta que alguien se interesa en lo que piensa y en lo que hace, se sentirá amada.

Luego, la Louise adulta va a llevarla con su madre para que le diga todo lo que siente. (Éste es el momento adecuado para soltar el enfado que siempre ha sentido y nunca se ha atrevido a expresar). Visualizará a su madre sola en algún lugar y disponible para escucharla.

La pequeña Louise: "Mamá, necesito hablar contigo; por favor, escúchame".

La madre: Sí, ¿qué es tan importante?

La pequeña Louise: "Mamá, ¿por qué nunca te interesas en mí, en lo que hago o en lo que me gustaría contarte? Nunca tienes tiempo, siempre estás demasiado ocupada o demasiado cansada. Sin embargo, cuando se trata de mi hermana o de tus amigos, siempre tienes tiempo. Si supieras lo sola que me siento, estoy terriblemente sola; tengo la impresión de que nadie sabe realmente lo que siento. Es verdad que me das todo, pero no tengo lo esencial. Hay días que tengo ganas de desaparecer, de morirme, de terminar de una vez por todas".

La madre: "Louise, mi pequeña, nunca hubiera pensado que podías sufrir hasta tal punto. Estaba convencida de que eras feliz; tu padre y yo te damos todo lo que quieres. No pensaba que el hecho de no haber ido al espectáculo de danza pudiera dolerte tanto. Yo me decía que estarías con tus amigas y que te lo pasarías bien, ¿qué importancia tenía si yo iba o no? Si hubiera sabido que era tan importante para ti, habría ido. Perdóname por no haber intentado comprenderte mejor. Es verdad que, a veces, estoy demasiado absorta en mis preocupaciones y que, en esos momentos, el mundo no existe para mí. A partir de ahora estaré más atenta".

La pequeña Louise: "Te perdono mamá y soy muy feliz porque, por fin, has comprendido que más que cosas materiales, lo que necesitaba era que me escucharas y me quisieras. Te necesitaba sobre todo a ti".

La madre: "Cariño, siempre te he querido, aunque quizá no de la manera que necesitabas".

La pequeña Louise: "Es verdad, mamá, pero, a partir de ahora, será diferente".

La madre abraza a la pequeña Louise y la estrecha contra su corazón. Después, la Louise adulta podrá decir a la pequeña: "Si los demás se cierran, recuerda que yo siempre estaré contigo para acogerte".

En cualquier emoción, la comprensión (la conclusión) que tengamos de una situación o de un acontecimiento, nos producirá un sentimiento agradable o desagradable. Y los sentimientos que nos duelen engendran, a su vez, emociones que desencadenan reacciones cuyas consecuencias sufrimos.

La ira puede provocar una hipertensión que caliente en exceso la sangre y provoque fiebre, ardores, úlceras, inflamación y, a veces, incluso afecciones de hígado o estómago.

Por lo tanto, a partir de ahora, cuando tengas una sensación de ardor o una inflamación tipo otitis, laringitis, bursitis, bronquitis, vaginitis, etc., busca la ira que has sentido para poder liberarte de ella.

La simbología del cuerpo ayuda a establecer la relación entre la afección y su localización. Una otitis, una bronquitis o una vaginitis no tienen el mismo significado por la sencilla razón de que los órganos asumen funciones diferentes. La otitis se refiere más a la rabia que sientes por lo que escuchas, ya que afecta al oído; la bronquitis a la que sientes por no tener tu espacio, mientras que una vaginitis puede referirse al enfado que sientes hacia tu compañero sexual.

¿Cómo liberarse de la crítica, de la decepción, de la frustración, del rencor y del odio?

Normalmente, lo que criticamos en los demás es una parte de nosotros que no aceptamos. Por ejemplo: critico a las personas que encuentro injustas, pero ¿soy justa si doy siempre más importancia a los demás que a mí? Critico a las personas que mienten, sin embargo, quiero creer que todo va bien en mi vida cuando, en realidad, no es así, ¿soy acaso más auténtica que ellas? Critico a las personas que no se preocupan de sus asuntos, pero, ¿soy respetuosa si me paso el tiempo dando consejos a personas que no me lo piden?

Uno de los participantes de un seminario, me preguntó como podía llegar a hacer las paces con su cuñado al que no podía soportar porque pensaba que era deshonesto. Me dijo: "¿significa esto que yo soy deshonesto?"

Yo le respondí: "No es que seas deshonesto, pero, ¿podría ser que cuando actúas honestamente te sientas bien y cuando no lo haces totalmente te sientas mal?". Me respondió que, efectivamente, así era. Lo que le molestaba de su cuñado era lo mismo que no le gustaba de sí mismo.

Me preguntó: "¿Cómo puedo aceptar eso en mi cuñado para que sigamos hablándonos?". Yo le dije: "¿Podría ser que tu cuñado, en su camino evolutivo, esté aprendiendo que aprovecharse de los demás no es bueno para él?". El sonrió porque acababa de comprender que cada uno de nosotros vive determinadas experiencias para descubrir cuál es la vía que conduce al amor, a la felicidad y al éxito. Normalmente, tomamos otros caminos que nos alejan de nosotros mismos hasta que reconocemos el que los budistas llaman: Dharma.[1]

A veces, nos situamos en el otro extremo para no actuar como la persona a quien criticamos. Por ejemplo, podemos dejar que los demás invadan nuestro territorio porque hemos rechazado a alguna persona violenta y no queremos actuar como ella. Entonces, reprimimos nuestro enfado y hacemos que esa violencia se vuelva contra nosotros.

Si hemos criticado a nuestra madre porque era desordenada, consagraremos una gran parte de nuestro tiempo a ordenar la casa para no ser como ella, en lugar de relajarnos.

A partir de ahora, si ves que criticas a alguien, analiza qué criticas de ti mismo. Aprende a aceptarte, siente que tienes derecho a ser diferente y a no ser siempre impecable. Pregúntate si lo has hecho lo mejor que has podido y sé más indulgente contigo mismo. De esa manera, también serás más tolerante con las personas que te rodean o con las que conozcas.

---

1. Para conocer la vía del Dharma, *lea Rendez-vous dans les Himalayas* (*Cita en el Himalaya*), Tomo II, de la misma autora.

Liberarse de la decepción y de la frustración

La necesidad de ser amados hace que nos pongamos en manos de los demás, tanto para tener una opinión sobre nosotros mismos como para obtener lo que necesitamos para ser felices.

Si lo pensamos bien, seguro que muchas veces hemos esperado la aprobación o el reconocimiento de personas que no se aprecian o que nunca se han valorado a sí mismas. Al querer responder a lo que pensamos que los demás esperan de nosotros, terminamos por no saber ya quienes somos en realidad. Nos comparamos con aquellos o aquellas que consideramos mejores y no nos valoramos a nosotros mismos. Al actuar así, nos sentimos decepcionados y no valoramos lo que hacemos. Queremos ser perfectos y preguntamos a los demás lo que piensan de nosotros. Cuando no nos responden como queremos, nos sentimos decepcionados y frustrados.

A menudo, la decepción proviene de la idea o de la expectativa que tenemos frente a un acontecimiento venidero como, por ejemplo, un cumpleaños, Navidad, etc. Cada vez que creamos una expectativa respecto a una persona o a un acontecimiento, nos situamos en una posición en la que corremos el riesgo de sentirnos decepcionados. Para evitar este tipo de decepción, más vale tener claro qué deseamos y comprobar si eso es posible. Hay que comprender que cuantas menos expectativas tengamos, menos nos arriesgaremos a sentirnos decepcionados.

Una gran cantidad de decepciones y de frustraciones provienen también de nuestra incapacidad para darnos lo que necesitamos para ser felices y esperar que los demás lo hagan por nosotros.

El hecho de desear que los demás respondan a nuestras necesidades para poder ser felices hace que, automáticamente, esperemos algo de ellos. Si éstos responden a nuestras expectativas, nos sentimos felices. Si no, nos sentimos decepcionados, frustrados, tristes o enfadados y queremos vengarnos. Además, no nos damos cuenta de que esas expectativas limitan la libertad de los demás y los asfixian. Entonces, se alejan de nosotros para poder respirar y volver a sentirse libres.

¿Cómo dejar esta dependencia y liberarnos de las decepciones y frustraciones que sólo nos traen complicaciones, tristeza y enfado?

Éste es un esquema representativo:

La Metamedicina

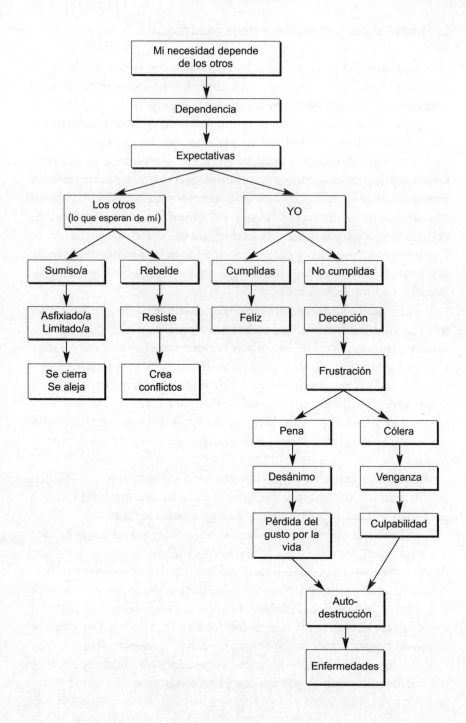

Simplemente, transformando lo que pensamos de nosotros mismos, es decir dándonos derecho a ser diferentes, a no responder a las expectativas de los demás y a hacernos cargo de nuestra propia felicidad. Mientras creamos que no podemos ser felices si nuestra madre, nuestro padre o nuestros hijos no nos quieren, nos sentiremos siempre decepcionados y frustrados a pesar de todos los esfuerzos que hagamos para que nos amen.

Si comprendemos que al darnos a nosotros mismos lo que necesitamos para ser felices, en lugar de ser un vaso vacío esperando que los demás lo llenen, podemos llenar nosotros mismos nuestra copa y ser capaces de dar, los demás nos respetarán y querrán compartir esta felicidad con nosotros.

Al sentirnos llenos, nos desapegamos de lo que los demás pueden aportarnos y nuestra vida es plenamente satisfactoria. Entonces, sentimos un gran bienestar.

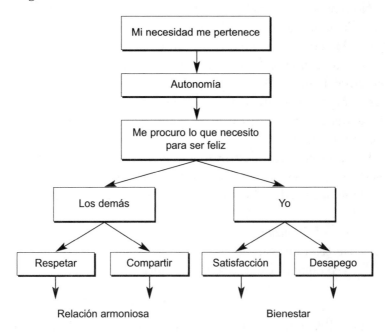

Liberarse del rencor y del odio

Un hombre, que iba de pie en el metro, recibió un golpe violento en la espalda. Muy enfadado, se volvió para pegar a quien lo había golpeado. Entonces, se dio cuenta de que había sido un ciego que, al buscar una barra para sujetarse, le había dado con su bastón. El hombre se olvidó de su enfado y ayudó al ciego.

Si podemos entender que, a menudo, quienes nos hacen daño están ciegos, nos será más fácil liberarnos de nuestros enfados, nuestro rencor y nuestro odio. Cuántas veces he recibido en mi consulta a personas que sentían rencor hacia uno de sus progenitores por la impaciencia mostrada a través de algún gesto o palabra que les había herido. Cuando les preguntaba si ellos también habían sido impacientes alguna vez o si habían dicho cosas sin pensar que pudieran haber ofendido o herido a sus hijos, respondían afirmativamente. Entonces, seguía preguntándoles si les gustaría que su hijo sintiera rencor hacia ellos durante toda su vida por esos momentos en los que no habían controlado sus gestos o sus palabras o por alguna forma de actuar que le hubiera herido, sin haber sido conscientes de ello. Siempre respondían que "no" y se volvían más comprensivas.

No hay personas malas, sólo personas que sufren o que son ignorantes. Cristo mismo decía: "Padre, perdónales porque no saben lo que hacen". ¿Hemos comprendido ese gran mensaje de amor? Es fácil querer a los que son amables con nosotros, piensan como nosotros o nos dicen cosas bonitas. Pero el verdadero amor es querer a quienes nos hacen daño por ignorancia o a causa de su propio sufrimiento, intentar comprender lo que estas personas viven y tenderles la mano sin esperar nada a cambio.

El odio y el rencor destruyen más a la persona que los siente y los alimenta que a aquellas que provocan ese sentimiento en nosotros.

El mejor remedio es perdonarse y perdonar a los demás.[2]

El mejor remedio contra la ira consiste en
respetar nuestras necesidades, poner límites y atrevernos
a expresar lo que sentimos, en lugar de escondernos
por miedo a no ser queridos.

Para ello, tenemos que amarnos y responsabilizarnos de nuestra felicidad, no de la de los demás. De hecho, ésta es nuestra primera responsabilidad porque, cuando nos sentimos en armonía, no podemos hacer daño a nadie. Sólo podemos irradiar alegría, amor y comprensión.

---

2. Para saber cómo perdonar, lea *Métamédecine des relations affectives, guerir de son passé* (*Metamedicina de las relaciones afectivas, curar el pasado*), de la misma autora.

CAPÍTULO 10

Cómo superar la vergüenza y sus manifestaciones

Cada dificultad es una oportunidad para dar un paso más en busca de lo positivo, incluso en las situaciones más 'difíciles' que parecen no tener salida.

André Harvey

¿Sientes vergüenza?

La mayoría de nosotros lo negamos si nos lo preguntan. ¡Pero cuidado! ¿Los árboles te impiden ver el bosque? Mira un poco hacia atrás y tómate un tiempo para responder a las siguientes preguntas:

PREGUNTA	SÍ	NO
EN EL PASADO		
1 ¿Tu familia era muy modesta o pobre?		
2 ¿Te ponías ropa usada de otras personas?		
3 ¿Comías de la caridad o de organismos dedicados a ello?		
4 ¿Eres hijo/a ilegítimo/a?		

PREGUNTA	SÍ	NO
5 ¿Tu padre o tu madre eran alcohólicos, estaban o habían estado en la cárcel o padecían alguna enfermedad mental?		
6 ¿Tuviste un hermano o hermana deficiente o disminuido psíquico?		
7 ¿Algún profesor o profesora te acusó o ridiculizó delante de tus compañeros de clase?		
8 ¿Te hiciste pis en clase o vomitaste en algún lugar público?		
9 ¿Tuviste relaciones sexuales con alguna persona de tu entorno familiar?		
10 ¿Abusaron de ti sexualmente?		
11 ¿Sentiste que eras malo porque hiciste daño a otra persona (compañero, hermano o hermana) o porque el castigo fue tan desproporcionado que, realmente, creíste que habías hecho algo muy malo?		
12 ¿Se burlaban de ti porque eras demasiado alto, demasiado bajo, demasiado gordo, demasiado delgado, tenías granos, tartamudeabas o simplemente porque eras tímido y apagado?		
13 Si eres mujer: ¿han comparado tu pecho con una plancha o con el de una vaca lechera?		
14 ¿Te quedaste embarazada antes de casarte en una época en la que eso representaba una vergüenza para la familia?		
15 Si eres hombre: ¿han hecho comparaciones sobre tus órganos sexuales?		
16 ¿Has tenido alguna enfermedad de transmisión sexual?		
ACTUALMENTE		
17 ¿Eres homosexual?		
18 ¿Eres alcohólico/a?		
19 ¿Eres obeso/a?		
20 ¿Eres tímido/a?		
21 ¿Tienes miedo al ridículo o a que te ridiculicen?		
22 ¿Tienes miedo a que te humillen?		
23 ¿Tienes miedo a no tener suficiente dinero o a estar sin blanca?		

PREGUNTA	SÍ	NO
24 ¿Tienes miedo a que te vean desnudo/a?		
25 ¿Eres perfeccionista?		
26 ¿Para ti el respeto es algo esencial y no aceptarías que te faltaran al respeto ni tus hijos ni cualquier otra persona?		
27 ¿Padeces alguno de estos síntomas?		
1. Manchas en la cara		
2. Enrojecimiento del cuello cuando hablas		
3. Incontinencia urinaria		
4. Diarrea crónica		
5. Gonorrea o herpes		
6. Vitíligo		
7. Celulitis, varices		
8. Seropositividad o sida		

Éstas son unas cuantas situaciones que han podido crearte vergüenza. Ni que decir tiene que, cuantas más respuestas afirmativas hayas marcado, mayor puede ser la vergüenza que sientas. ¿Por qué no sentimos esa vergüenza actualmente? Porque hemos adoptado mecanismos compensatorios para no sentirnos inferiores. Utilizamos muchos mecanismos de compensación. A continuación expongo algunos de ellos:

– *Cuanta más vergüenza sentimos por haber vivido de la caridad de otros, más generosos queremos ser.*
– *Cuanta más vergüenza sentimos por vestirnos mal, más deseamos llevar ropa bonita y joyas.*
– *Cuanta más vergüenza sentimos por vivir en una casa modesta, más queremos una mansión lujosa y, si es posible, más de una. Si no podemos obtenerla, desplegaremos todo nuestro talento para hacer algo bonito en nuestro apartamento.*
– *Cuanto más humillados nos hemos sentido por nuestras notas escolares, más buscamos el éxito.*

- *Cuanto más aplastados nos hemos sentido por el autoritarismo, más queremos dominar a los demás.*
- *Cuanto más nos han humillado y ridiculizado, más intentamos que los demás nos respeten.*
- *Cuanto más malos nos hemos sentido, más buenos queremos ser con los demás.*
- *Cuanto más mediocres nos hemos sentido, más queremos que se nos reconozca.*

A estos elementos, podemos añadir otros que se refieran directamente a lo que hemos vivido. Estos mecanismos compensatorios nos han hecho olvidar probablemente nuestros sentimientos de vergüenza, pero la vida se encarga de volverlos a traer a la superficie.

¿Cómo lo hace? Simplemente mediante experiencias que encontramos a lo largo del camino. ¿Quién de nosotros no ha conocido a alguien rico que, por una mala inversión, ha perdido todos los bienes materiales que había acumulado y se ha visto obligado a declararse en quiebra? ¿Quién de nosotros no ha intentado huir de su entorno familiar, muerto de vergüenza, tras haberse comportado de una manera violenta? Porque eso es lo que hace la vergüenza: nos lleva siempre a querer huir, a escondernos o a aislarnos. A veces son nuestros hijos los que nos producen vergüenza, como en el caso de la mujer que se siente avergonzada de estar embarazada antes de casarse y cambia de ciudad o de país para no sentirse así. Y, después, ya bien instalada en la nueva localidad y respetada por sus conciudadanos, ve en el periódico que su hijo está implicado en un importante caso de tráfico de drogas; o ve que la policía viene a su casa para llevarse a su hija porque ha participado en una serie de robos.

Para algunos padres, también puede tratarse de tener un hijo homosexual o transexual. Para otros, que han sentido vergüenza por ir mal vestidos, será ver que su marido o sus hijos se visten mal o van con harapos.

Cuando nos da miedo revivir la vergüenza que aflora de nuevo a través de nuestros seres queridos, nos volvemos muy "controladores" con ellos. Queremos que nuestro marido lleve lo que le hemos comprado o lo que le hemos elegido para una fiesta. Incluso llegamos a tirar la ropa que consideramos de mala calidad para sustituirla por otra de mejor calidad, y muchas otras cosas más...

También nos puede dar mucho miedo depender de los demás. Entonces, preferimos organizarnos solos. Esto explica nuestra dificultad para pedir ayuda.

El sentimiento de vergüenza puede hacer que tengamos ganas de dejar todo, de irnos lejos, de volver a comenzar nuestra vida. Podemos sentirnos indignos de cara a nuestra familia o a nuestros amigos por haber elegido cosas contrarias a las que deseaban para nosotros. Por ejemplo:

- haber roto nuestro matrimonio para tener una relación homosexual;
- haber tenido un amante;
- y más...

Quien se desprecia y se rebaja a sí mismo, puede sentir miedo a mostrarse tal como es ante los demás. Esta autocensura puede llevarle a padecer acné, diarrea crónica y, a veces, anorexia.

El niño que nace con una deficiencia física puede sentir lo que la gente experimenta cuando lo mira. Puede sentirse culpable de haber nacido y, por esa razón, avergonzarse de estar aquí. Quiere ser perfecto para que su madre se sienta orgullosa de él pero, a la vez, desea camuflar su sentimiento de vergüenza y su culpabilidad por vivir, y esto puede llevarle a la anorexia.

La vergüenza va casi siempre acompañada de un sentimiento de culpa, que se remonta a la culpabilidad de vivir.

Este sentimiento nos lleva a querer escapar con el alcohol, la droga, el trabajo, la comida, la seducción o, incluso, refugiándonos en la mente.

Por nada del mundo queremos sentir lo que eso despierta en nosotros. Esto explica que nos produce tanto miedo una relación profunda en la que el otro pueda descubrir las fisuras que tanto tememos mostrar. Entonces, nos convencemos de que preferimos la soledad y las relaciones ocasionales.

A veces, la vergüenza también nos lleva a la destrucción.

Jeannot tiene cinco años y va a la escuela de preescolar. Pregunta a la profesora si puede ir al lavabo porque lo necesita con urgencia, y la profesora le dice que espere al recreo. Jeannot no puede más y se hace pis en los pantalones. La profesora se enfada mucho, manda a los demás niños a jugar y lleva a Jeannot al lavabo para ayudarle a limpiarse. Desde el patio, los niños pueden ver por la ventana abierta, como la profesora, muy enfadada, lava a Jeannot. ¡Jeannot siente muchísima vergüenza! En la adolescencia, descubre que los chicos le atraen. De nuevo, se avergüenza de sí mismo por su homosexualidad. A los 23 años, se le diagnostica sida.

Por último, la vergüenza puede llevarnos a guardar, durante años, secretos que nos pesan y que terminarán manifestándose a través de una hipertensión.

Elyse dejó a su hijo en un orfanato. Cuando sus padres, al volver de un viaje, descubrieron que estaba embarazada, la escondieron y le ordenaron que nunca más hablara de ello. Elyse se liberó de su problema de hipertensión cuando se atrevió a compartir este importante secreto.

¿Cómo abandonar el sentimiento de vergüenza?

1. Toma conciencia de él mediante los síntomas que experimentes (enrojecimiento, hipertensión, manchas en la cara) o mediante tus reacciones de huida para no sentir vergüenza.
2. Desdramatiza lo que has vivido.

Por ejemplo: tienes ocho años y preguntas a tu profesor si puedes ir al lavabo. Te responde que esperes y que, mientras tanto, salgas a la pizarra. Una vez allí, con el miedo que sientes en ese momento, el esfínter de tu vejiga se afloja y una marea de orina se extiende a tus pies. El profesor te insulta ante toda la clase y a ti te da tal vergüenza que quieres morirte o desaparecer.

Cierra los ojos y, mediante una visualización, mira a ese niño que eras. Dile que ese accidente le hubiera podido pasar a cualquier niño en la misma situación. Explícale que el esfínter de los niños no es tan contráctil como el de los adultos y que quizá el profesor no lo sabía.

Si el niño llora, consuélale. Dile que su profesor no pensaba en lo que decía, que probablemente reaccionó así porque se sentía culpable de no haberte dejado ir al lavabo. Abraza a ese niño y dile que sólo fue una experiencia y que no hay nada vergonzoso en ello.

3. Libérate del tabú responsable de ese sentimiento de vergüenza

Antes, una mujer que se quedaba embarazada sin estar casada, estaba marcada por la vergüenza. Actualmente, esto ya no pasa con las madres solteras o con las que viven en pareja sin casarse. ¿Cuál es la diferencia entre antes (hace 30 ó 40 años) y ahora? La única diferencia reside en el tabú. Es el tabú lo que provoca el sentimiento de vergüenza.

Veamos una experiencia en la que ha habido caricias sexuales, masturbación o relaciones con otras personas del entorno familiar (hermano, hermana, padre, amigos, etc.). En este caso es el tabú lo que causa la vergüenza más que las experiencias de descubrimiento del cuerpo, la sexualidad o la necesidad de ser tocado.

Una mujer de más de 50 años, se sentía avergonzada por unas caricias que se habían producido cuando tenía siete años. Un vecino la había llamado con un pretexto cualquiera y le había pedido que le masturbara. Había perdonado a este hombre, sin embargo no llegaba a perdonarse a sí misma por lo que había hecho. Le pregunté cómo se hubiera sentido si aquel hombre le hubiera pedido que le rascara la espalda. Ella me respondió: "no me habría sentido culpable ni avergonzada" Por lo tanto, en este caso, lo que provoca la vergüenza no es la caricia en sí sino el tabú que existe respecto al tipo de caricia.

Sin embargo, hay una gran diferencia entre una caricia sexual y un incesto o una violación.

4. Volver a sentirte digno/a.

Muchas personas que han pasado por un incesto o por una violación, tienen a veces la sensación de que la persona que ha abusado de ellas, les ha quitado su dignidad. Pero esto no ha sido porque las hayan tocado o hayan abusado de ellas, sino que han dejado de sentirse dignas porque la vergüenza las envolvía por completo.

Libérate de ese sentimiento de vergüenza y vuelve a sentir tu dignidad. Acepta que la persona que abusó de ti no se daba cuenta del daño que te hacía o que, quizá, necesitaba muchísimo afecto y lo buscaba en la sexualidad. Muchas veces, el violador es únicamente un niño que ha vivido una separación afectiva de su madre. Cuando toma a una mujer a la fuerza, en él actúa un niño que retiene ahora a una mujer porque antes no ha podido retener a su madre. Su gesto expresa: "Mamá, no me abandones más".

Sean cuales sean las experiencias que vivamos, aunque nos causen infinito dolor, siempre llevan la lección que necesitamos asimilar.

En ese caso, quizá tenías que aprender:

- a perdonar;
- a hacerte respetar;
- a superar el miedo a no ser amada.

Algunos niños no pueden negarse a las proposiciones de sus padres porque temen que éstos dejen de amarlos y protegerlos si se niegan.

5. Comprende las proyecciones de los demás.

Si en el pasado uno de tus familiares o un amigo se burlaba de ti diciendo: "eres gordo, feo, tienes los ojos juntos, pareces un esqueleto o un leproso (porque tenías granitos), etc.", es posible que, actualmente, te de mucho miedo relacionarte con los demás por temor a sentirte humillado de nuevo.

Lo que debes saber, es que las críticas sólo son proyecciones para no ver lo que nos duele o no aceptamos de nosotros mismos. Si, por ejemplo, alguien dice: "creo que los jóvenes de hoy son cada vez más violentos", está proyectando en los demás para no ver su propia violencia. Lo que expresa es: "no soy yo, son los demás los que son así". Y lo mismo pasaba cuando eras niño. El que intentaba humillarte o ridiculizarte, proyectaba en ti su propio sentimiento de vergüenza. Era una manera de no sentirse él mismo humillado o denigrado. Por ejemplo, el niño delgado puede ridiculizar al que está gordo. El que lleva gafas, se burlará del que tiene granitos. A veces, un niño que se siente humillado y rebajado por su padre, se calma humillando a su vez a un compañero de clase.

Haz un ejercicio de relajación y ve al encuentro de ese niño o adulto que te humillaba. Perdónale comprendiendo lo que sufría en ese momento. Acoge y acepta ese rasgo que te diferenciaba de los demás. Comprende que todo el mundo es diferente y que cada persona tiene puntos fuertes y débiles. Encuentra todas las cualidades positivas que poseías y siéntete orgulloso de lo que eras y de lo que eres ahora.

6. **Habla con una persona de confianza acerca de los secretos que nunca te has atrevido a revelar a nadie.** Con frecuencia, lo que guardamos en secreto es lo que más vergüenza nos da.

7. **Libérate del sentimiento de culpa que acompaña, casi siempre, al sentimiento de vergüenza.**

¿Cómo? Comprobando tu motivación: únicamente somos culpables cuando queremos hacer daño o perjudicar a alguien, a través de nuestras palabras, acciones o experiencias. Sin esta motivación, no podemos ser culpables.

8. **Perdona los gestos, palabras o sentimientos que te han producido vergüenza**

Para llegar a ello, acepta que todo lo que has hecho es sólo una experiencia en tu camino evolutivo. Por ejemplo: si has engañado a tu pareja y te avergüenzas de ello, acepta que ha sido una experiencia para buscar el amor. Quizá necesitabas comprobar si podías gustar todavía a alguien. Puede que el hecho de haberte sentido abandonado o aislado, te haya empujado a buscar consuelo en brazos de otra persona.

En lugar de culpabilizarte, puedes extraer lecciones que te ayuden a crecer y a abrirte al amor.

No existe nada bueno ni malo.
Solo experiencias agradables o desagradables que son
nuestras maestras en la escuela de la vida.

9. **Afronta las situaciones que te provocan vergüenza antes que huir de ellas**

Por ejemplo, te has peleado con tu vecina. Te has enfadado tanto que le has dicho cosas que no pensabas y te sientes avergonzada por haberte comportado así delante de otros vecinos. La reacción de huída sería vender tu casa para dejar de vivir en ese barrio. Enfrentarte a la situación consiste en ir a disculparte con tu vecina por haber reaccionado de esa forma y pedirle que no te guarde rencor por haberte dejado llevar por la ira. Todas las personas sienten ira en determinados momentos de su vida.

10. **Acepta:**
– no ser siempre impecable;

- no ser perfecto;
- no destacar en todo;
- cometer errores;
- tener experiencias dolorosas;
- equivocarte al elegir;

Pero considera cada circunstancia de tu vida como una oportunidad para asimilar lecciones esenciales para tu evolución.

11. **No te identifiques con lo que los demás puedan decir o pensar porque cada uno percibe las cosas según sus propios deseos y temores.**
Lo que importa es que estés de acuerdo contigo mismo y reconozcas tu valor y los aspectos que necesitas mejorar. Escuchar tu conciencia superior o a tu guía interior que se expresa siempre mediante un sentimiento de certeza y paz, puede ayudarte.

12. **Por último, toma conciencia de tus reacciones porque, casi siempre, están en resonancia con una emoción muy presente en tu memoria emocional.**
Si te liberas de esta emoción y actúas de la manera adecuada, ganarás en salud y en bienestar.

CAPÍTULO 11

¿Cómo reconstruir la historia de ese malestar o enfermedad que se manifiesta?

El proceso de curación comienza en el momento en que tomamos conciencia de lo que ha causado un malestar o una enfermedad.
Para volver a encontrar la armonía y el equilibrio sólo queda dar con la solución apropiada y actuar en ese sentido.

Para reconstruir la historia de tu afección, te sugiero que comiences por escribirla. Es más fácil pensar sobre algo concreto.

Primera etapa: ¿qué representa el órgano o la parte del cuerpo afectada?

Para conocer el simbolismo, consulta el índice al final del libro que te indica dónde encontrar la descripción de este órgano en el simbolismo del cuerpo. Por ejemplo:

– Los hombros representan nuestra capacidad de llevar y soportar obligaciones y responsabilidades.
– El estómago representa nuestra capacidad de aceptación.
– El hígado representa la adaptación.

Segunda etapa: ¿cuál es el significado de la afección que tienes?

Si se trata de un malestar o de una enfermedad en particular, mira de nuevo el índice. Por ejemplo, si se trata de una laringitis, puedes consultar inmediatamente lo que se refiere a la inflamación de la laringe.

Si se trata de artritis, ésta puede estar localizada en los dedos, en la columna vertebral, en las rodillas, en los tobillos, etc.

La artritis en los dedos no tiene el mismo significado que la artritis en las rodillas por la sencilla razón de que los dedos y las rodillas asumen funciones diferentes. Por lo tanto, tienes que tener en cuenta la afección (en este caso la artritis) y el órgano afectado.

Si el síntoma no figura en el índice, por ejemplo: picores en la planta de los pies, mira lo que se dice sobre los pies. El significado referente a los picores se encuentra en el capítulo "La piel, los cabellos y las uñas".

De todas formas, para facilitarte la tarea y la búsqueda, aquí tienes un resumen de las principales manifestaciones que puedes experimentar.

Si no encuentras el problema exacto que tienes, elige el que se parezca más.

MANIFESTACIONES	POSIBLE SIGNIFICADO
Accidente	Culpabilidad, necesidad de detenerse o freno necesario para nuestra evolución
Alergia	Lo que no aceptamos o lo que despierta un recuerdo triste o nostálgico
Angustia	Huída para no sentir la emoción que intenta salir a la superficie
Articular (dolor)	Falta de flexibilidad, sentimos que nuestras acciones no tienen ningún valor
Artritis, artrosis	Nos sentimos desvalorizados
Ruídos internos (acúfenos)	Presión a la que nos sometemos para controlar nuestras emociones o alcanzar un objetivo
Fiebre, ardor, quemazón, todo lo que nos irrita, ardiente, purulento	Rabia, contrariedad o irritación hacia nosotros mismos, hacia una persona o hacia una situación
Cáncer	Conmoción emocional intensa o desbordamiento emocional

¿Cómo reconstruir la historia?

MANIFESTACIONES	POSIBLE SIGNIFICADO
Calambres, pinzamientos	Tensión que nos provocamos o que nos provoca una situación
Picores	Ansiedad, nerviosismo, impaciencia o exasperación
Dolor o punzadas	Miedo, culpabilidad, auto-castigo o necesidad de atención
Inflamación, edema	Sentirnos limitados, detenidos en lo que deseamos hacer o realizar
Entumecimiento	Hacerse insensible a un deseo o a una situación
Epilepsia	Dificultad para asumir la vida, huida de una situación dolorosa y mecanismo de supervivencia
Sofoco	Deber realizar esfuerzos cuando nos falta motivación o estamos desanimados
Ahogo	Necesidad de espacio, de autonomía, de que nos acojan o de tener derecho a ser nosotros mismos y poder vivir
Aturdimiento, desvanecimiento	Sufrimiento al que no vemos salida y del que queremos huir
Fatiga	Pérdida o ausencia de motivación
Fibromialgia	Agresividad contra uno mismo
Esclerosis múltiple	Desvalorización y excusa
Frío, frialdad	Inseguridad, soledad, sentimiento de estar solos con nuestras penas o con las responsabilidades que se tienen que llevar; a veces se asocia a la muerte, como en el caso de la alergia al frío
Gases en el estómago (acidez)	Inseguridad, miedo, inquietud
Gases intestinales, hinchazón	Miedo a soltar, nos aferramos a aquello que nos hace sentir más seguros pero que no es beneficioso para nosotros
Movilidad excesiva de una articulación	Somos demasiado flexibles y demasiado influenciables, dejamos nuestras ideas de lado o posponemos nuestras decisiones
Pesadez, peso, anquilosis	Sentimiento de impotencia ante lo que no podemos aceptar o ante lo que nos ocurre

MANIFESTACIONES	POSIBLE SIGNIFICADO
Enfermedades degenerativas	Abdicación ante una situación en la que no vemos ninguna solución
Malestar general (dolor generalizado)	Confusión general, no sabemos situarnos. Sólo sabemos que estamos mal en una situación, pero no vemos ninguna solución
Náuseas	Algo que no podemos recibir, admitir o aceptar y que rechazamos
Necrosis o gangrena	Una parte de nosotros ya no quiere vivir
Osteoporosis	Desvalorización de uno mismo
Parálisis, narcolepsia	Huida por no tener que hacer frente a una situación que encontramos difícil y nos hace daño
Piedras, cálculos	Acumulación de miedos o pensamientos duros hacia uno mismo o hacia los demás
Hemorragias	Pérdida de la alegría en nuestra vida
Manchas rojas o marrones	Humillación, vergüenza
Tics nerviosos	Gran tensión interior que proviene de emociones reprimidas
Temblores	Nerviosismo, miedo o gran tensión interior
Vértigo	Miedo a perder pie, gran inseguridad frente a situaciones desconocidas
Vitiligo	Pérdida afectiva y sentimiento de haber sido engañados

Tercera etapa: localiza la afección

El dolor afecta a:

- Un órgano particular, por ejemplo: la garganta, el estómago o las rodillas
- Un conjunto de órganos de un sistema, por ejemplo: el útero, las trompas y los ovarios
- Una parte de un órgano, como el dedo de una mano, el dedo del pie, la parte superior del esófago, la parte central de la espalda,

etc. Veamos, por ejemplo, la artritis en los dedos. Habrá que tener en cuenta los dedos afectados. La artritis que afecta al dedo corazón puede indicar que no nos valoramos sexualmente. Mientras que la artritis en las manos puede tratarse de un sentimiento de desvalorización frente a lo que hacemos.

- Si afecta a un órgano par como los ojos, orejas, senos, brazos, piernas u ovarios, ¿están afectados los dos o sólo uno?
- Un órgano que se encuentra en el lado derecho o izquierdo del cuerpo.

Una afección en una persona diestra afectará, en primer lugar, al órgano del lado dominante (ojo derecho, oreja derecha, orificio nasal derecho, brazo y mano derechos, pero a la pierna izquierda). Los órganos pares del lado izquierdo de una persona diestra, se relacionan con el aspecto femenino o yin, es decir, emocional. Los situados a la derecha, hablan del aspecto masculino o yang, con una connotación lógica y racional. Para un zurdo es al contrario.

Tras muchos trabajos sobre la relación entre el predominio manual y la organización funcional cerebral, los investigadores han llegado a la conclusión de que los zurdos estarían menos afectados que los diestros por la especialización funcional hemisférica cerebral.

Es decir, que los hemisferios comparten sus competencias de una manera menos tajante y contrastada que en el caso de los diestros. Por eso, a un zurdo le resulta más fácil ser ambidiestro. Esto podrá hacer que confundamos un zurdo adaptado con una persona diestra.

Una buena manera de distinguir a un diestro de un zurdo, es observar como aplauden uno y otro. El diestro golpea su mano derecha sobre su izquierda y el zurdo hace lo contrario.

Cuarta etapa: busca el momento en que aparecieron los primeros síntomas, teniendo en cuenta el contexto en que te encontrabas

Si se trata de un nuevo malestar, analiza las 24 horas anteriores a la aparición de la afección. ¿Has tenido alguna emoción particular o algún sentimiento de impotencia, de injusticia, de indignación o quizá has sentido tensión, inseguridad, confusión, etc.?

Debes tener en cuenta el momento en que aparece el malestar: por la mañana, durante el día, por la tarde o por la noche.

La mañana corresponde a nuestro nacimiento o a una nueva situación que vivimos, mientras que la noche se relaciona con lo que es inconsciente y se desborda porque ha sido negado o reprimido. Un malestar que surge durante el día se refiere a lo que vivimos actualmente en nuestro entorno (familiar, escolar, laboral o social). Cuando se manifiesta por la tarde, se refiere a lo que se ha acumulado durante el día o a lo que nos preocupa en relación con lo que pueda pasar.

En caso de enfermedad, intenta remontarte de uno a tres meses antes de la aparición de los primeros síntomas. Busca la situación emocional que podría haberte causado el trastorno y descríbela con los sentimientos que hayas experimentado en aquel momento. Por ejemplo:

- La pérdida de un ser querido.
- Una separación o un divorcio.
- Pérdida del trabajo.
- Una gran decepción.
- Una traición.
- Una importante pérdida de dinero.
- Un cambio.
- Un conflicto importante.
- Una situación que has considerado injusta.
- Una conmoción emocional.
- Un miedo terrorífico.
- Una gran culpabilidad.
- Etc.

Si se trata de un malestar o de una enfermedad que ya has tenido antes, intenta recordar la edad que tenías y el contexto en el que estabas en el momento en que el malestar o la enfermedad se manifestaron por primera vez.

Quinta etapa: investiga si ese malestar o enfermedad podría estar en resonancia con un acontecimiento similar vivido en el pasado

¿El malestar aparece de modo intermitente o se manifiesta en una situación particular o en un lugar preciso?

La situación particular puede ser:

– Cada vez que una persona te llama por teléfono.
– Cada vez que tu madre viene a verte.
– Cada vez que se aborda un tema especialmente delicado para ti.

El lugar preciso puede referirse a:

– Tu entorno familiar.
– Tu entorno laboral.
– Cuando te encuentras en un vehículo (coche, avión, barco).
– La ciudad o el campo.
– Etc.

¿Se ha manifestado ya antes este malestar o esta enfermedad?

Si la respuesta es sí, ¿cuándo se manifestó por primera vez y en qué situación?

¿Hay alguna analogía entre la situación actual y la pasada?

Veamos un ejemplo: la primera vez que viajé a la India, padecí amibiasis (infección por una ameba patógena que crea una fuerte diarrea). Fui a ver a un médico, tomé unos medicamentos para curarme y la infección desapareció.

Unas semanas más tarde, la amibiasis volvió a manifestarse con mucha intensidad. Esta vez, me cuestioné sobre los sentimientos y las emociones que alberqué durante la primera infección. Me sentía confinada en un ashram. Estaba esperando un billete de avión para poder irme. La segunda vez, me sentía confinada en la habitación de un hotel en Delhi. Estaba esperando que me llegara el dinero para poder continuar mi viaje.

Fui más lejos al preguntarme si, en el pasado, me había sentido confinada en algún lugar y había reaccionado teniendo diarrea. Y, efectivamente, recordé que cuando tenía nueve años mi madre me envió a un campamento de verano. Como el campamento estaba muy lejos de nuestra casa, me sentí prisionera y tuve una fuerte diarrea.

De esta manera, cada vez que me sentía confinada en una situación, mi cuerpo sintonizaba con una frecuencia apta para acoger a un huésped (bacteria, parásito) y expulsarlo. Lo que yo rechazaba era la manifestación de esta influencia.

¿Ha habido algún periodo durante el cual el malestar haya desaparecido?

– ¿Qué diferencia hay entre el momento en que se manifestó ese malestar y el momento en que desapareció?

Una persona padecía psoriasis en las piernas y en los brazos cuando trabajaba, pero desaparecía cuando estaba de vacaciones o durante sus embarazos. Ella lo atribuía al hecho de que descansaba más durante las vacaciones y los embarazos. Entonces, redujo sus horas de trabajo y descansó más. Como la psoriasis no desaparecía, decidió comenzar una terapia y descubrió que, cuando trabajaba, se obligaba a responder a las expectativas de todos los clientes. Detrás del deseo de complacer a sus clientes, se escondía el miedo de no estar a la altura. Cuando estaba de vacaciones o durante sus embarazos, no tenía este miedo. Cuando descubrió la causa, cambió de actitud, dejó de exigirse tanto y la psoriasis desapareció.

Sexta etapa: ¿qué ventajas sacas?

– ¿Tomarte el descanso que tanto necesitas?
– ¿Quedarte en casa para estar con tu marido y con tus hijos?
– ¿Cambiar de trabajo o dejar uno que ya no te gusta?
– ¿Dejar una situación en la que te sientes atascado?
– ¿Dejar para más tarde un trabajo que no te interesa y no sabes como hacer?

- ¿Dejar a los demás una responsabilidad que te sientes incapaz de asumir o que te angustia?
- ¿Comprobar los sentimientos de los demás hacia ti?
- ¿Ser el centro de atención?
- ¿Tener una excusa para rechazar algo ya que no te atreves a decir no por miedo a no ser amado?
- ¿Estar más cerca de tu familia o de tus hijos?
- ¿Obtener el perdón que deseabas?

Cuando tomes conciencia de las ventajas que obtienes de tu malestar o de tu enfermedad, observa cuál es el precio que pagas por ello y busca una solución mejor para obtener los resultados que deseas sin tener que ponerte enfermo.

Séptima etapa: ¿qué te impide hacer este malestar o esta enfermedad?

Por ejemplo:
- Emprender proyectos o simplemente hacer las cosas que te gustan y te hacen feliz. Si ese es tu caso, busca el sentimiento de culpa en relación con el placer, con tener varios seres queridos o la culpabilidad por vivir.
- Ser autónomo. Reconoce tu dependencia afectiva o tu dificultad para recibir. No te preocupes tanto por ser amado y preocúpate más bien por aprender a amarte y a darte todo lo que necesitas para ser feliz. Si siempre te ha dado miedo pedir ayuda o deber algo a los demás, sé lo suficientemente humilde para decir que necesitas ayuda o para aceptar que alguien pueda ocuparse de tus necesidades.
- Hablar. ¿Te sientes culpable de hablar demasiado o necesitas escuchar más?
- Oír. ¿Te has cerrado a los demás cuando, en realidad, te interesaría estar más atento y abierto?
- Actuar (trabajar, afrontar una situación). ¿Quizá quieras huir cuando lo mejor sería que miraras la situación bajo todos los ángulos para encontrar las soluciones adecuadas?

Octava etapa: ¿a qué actitud mental puede parecerse este malestar o esta enfermedad?

- ¿A una falta de atención?
- ¿A una influencia?
- ¿A una programación?
- ¿A una huída?
- ¿A una necesidad de ayuda que te sientes incapaz de formular?
- ¿A una autodestrucción?
- ¿A un sentimiento de injusticia?
- ¿A un sentimiento de vergüenza?

(Ver los capítulos anteriores para liberarte).

Novena etapa: ¿qué quiere que comprendas este malestar o esta enfermedad?

Por ejemplo:
- ¿Que necesitas superar el miedo a expresarte y a avanzar?
- ¿Que tienes que ser más flexible?
- ¿Que necesitas adaptarte a la situación?
- ¿Que necesitas abandonar algo, desapegarte?
- ¿Que tienes que dejar de presionarte?
- ¿Que debes confiar más en ti y en la vida?

Si una vez franqueadas todas estas etapas sigues sin entender la causa de tu afección o la lección que debes asimilar, pide a tu conciencia superior que te guíe en esta comprensión. Luego, estate atento a la respuesta que podrá llegarte a través de una comprensión repentina, un libro, una conferencia o simplemente una charla con un amigo.

Décima etapa: ¿qué solución o forma de actuar te beneficiaría una vez detectada la causa de tu malestar o de tu enfermedad?

El árbol de curación del budismo te recomienda:
- ver claramente dónde está el mal;

– decidir curarte;

– actuar;

– hablar con el único fin de ser curado;

– que tu forma de vida no esté en contradicción con el tratamiento;

– que tu tratamiento se realice a un ritmo soportable;

– que pienses en ello continuamente;

– que aprendas a meditar con profundidad.

FICHA DE AUTO-ANÁLISIS

Órgano afectado: ....

Significado simbólico: ....
....

Lateralización (izquierda o derecha): ....
....

Manifestación (quiste, hemorragia, dolor, malestar, etc.): ....
....

Aparición de los primeros síntomas (edad, lugar, mes, año): ....
....

Duración (desde cuando): ....
....

Situación o suceso en resonancia: ....
....

Causa probable: ....
....

Acción o decisión a adoptar: ....
....

Lección integrada: ....
....

Observaciones consecutivas a la acción o a la decisión adoptada: ....
....
....

Aquí tienes algunos ejemplos:

FICHA DE AUTO-ANÁLISIS

Órgano afectado: .... pierna ....

Significado simbólico: ...... capacidad para avanzar en la vida ....

Lateralización (izquierda o derecha): ...... izquierda (lado emocional) ......

Manifestación (quiste, hemorragia, dolor, malestar, etc.): ...... dolor en el ......
nervio ciático ....

Aparición de los primeros síntomas (edad, lugar, mes, año): ....
.... 27 años, Montreal ....

Duración (desde cuando): ...... desde hace 3 años ....

Situación o suceso en resonancia: ...... compra de un coche ....
.... (pago aplazado en 5 años) ....

Causa probable: ...... miedo a no tener suficiente dinero ....
.... Inseguridad financiera ....

Acción o decisión a adoptar: ...... confianza. Pongo en manos de la ....
.. energía divina todos mis miedos, pidiéndole que atienda a mis ..
.. necesidades. Dejo de preocuparme ....

Lección integrada: ...... el miedo bloquea la energía mientras que la ....
..... confianza hace que circule libremente. ....

Observaciones consecutivas a la acción o a la decisión adoptada: ....
.... desaparición del dolor en los días siguientes a esta decisión. ..
....

¿Cómo reconstruir la historia?

FICHA DE AUTO-ANÁLISIS

Órgano afectado: ......_garganta_......

Significado simbólico: ......_representa la comunicación_......

Lateralización (izquierda o derecha): ......

Manifestación (quiste, hemorragia, dolor, malestar, etc.): ......_faringitis_......

Aparición de los primeros síntomas (edad, lugar, mes, año): ......

Duración (desde cuando): ......_desde hace 3 días_......

Situación o suceso en resonancia: ......_conflicto con el responsable de_ ......_mi departamento_......

Causa probable: ......_ira contenida_......

Acción o decisión a adoptar: ..._recordar lo que me ha llevado a ese_...... .._estado de ira. Transformar la comprensión de su propósito_..... .._Expresar mi descuerdo a mi responsable, sin miedo a sus_......... .._comentarios o a encontrarme sin trabajo_......

Lección integrada: ..._aprender a expresarme y a recibir críticas sin_ ...._sentirme denigrada por ello_......

Observaciones consecutivas a la acción o a la decisión adoptada: ...._tranquilidad interior y desaparición de los síntomas_......

FICHA DE AUTO-ANÁLISIS

Órgano afectado: ...... intestinos ....

Significado simbólico: ...... capacidad de absorber y soltar ....

Lateralización (izquierda o derecha): ....

Manifestación (quiste, hemorragia, dolor, malestar, etc.): ...... diverticulitis ......
....

Aparición de los primeros síntomas (edad, lugar, mes, año): ....
.... septiembre de 1993 ....

Duración (desde cuando): ...... 7 meses ....

Situación o suceso en resonancia: ...... comienzo una relación con Pierre,
.... en la que me siento limitada. No me encuentro bien en esta
.... situación pero temo que se suicide si pongo fin a la relación

Causa probable: ...... sentimiento de estar atascada en una situación.
...... que quiero dejar

Acción o decisión a adoptar: ... hablar sinceramente con Pierre y ....
.. dejarle su libertad de elección ....
....
....

Lección integrada: ... dejar de responsabilizarme de la felicidad de ...
.. los demás. Asumir mis elecciones y dejar a los demás la ....
responsabilidad de su vida.

Observaciones consecutivas a la acción o a la decisión adoptada: ....
... curación y desaparición de los divertículos ....
....

Undécima etapa: ¿qué has observado o cómo has mejorado después de actuar conforme a la solución acordada?

Si no observas ninguna mejoría o desaparición del malestar o de la enfermedad, es que no has encontrado la causa de tu problema o que te quedan cosas por aprender. Continúa buscando y pide ayuda a tu conciencia superior.

Duodécima etapa: ¿qué lección puedes sacar de esta afección?

Agradece la lección que este malestar o esta enfermedad te ha permitido asimilar y no dejes que este factor de desequilibrio vuelva a alterar tu salud.

TERCERA PARTE

EL SIMBOLISMO DEL CUERPO Y EL CUESTIONAMIENTO ADECUADO

"Una idea es un ser incorpóreo que no existe en sí mismo,
pero que da forma a la materia amorfa y
se convierte en la causa de esa manifestación."
Plutarco

El cuerpo humano no ha sido creado a capricho de los dioses. Cada parte, cada órgano desempeña un papel concreto en el mantenimiento, adaptación y protección de todo el organismo.

Si conocemos el simbolismo del cuerpo, es decir, lo que representa cada uno de sus tejidos y órganos, podemos descodificar el lenguaje utilizado en sus manifestaciones de desequilibrio.

Además, con el cuestionamiento adecuado, seremos capaces de plantearnos las preguntas más apropiadas para desentrañar la causa probable de nuestro malestar o enfermedad.

El simbolismo del cuerpo nos ayuda a realizar la introspección necesaria a fin de buscar las causas que han dado lugar a las manifestaciones de desequilibrio. Por consiguiente, es indispensable tener en cuenta el contexto en el que ha surgido el malestar o la enfermedad porque, para una misma manifestación, puede haber diferentes causas, según se trate de una u otra persona. De la misma manera, una causa similar puede manifestarse de diferentes formas de un individuo a otro.

CAPÍTULO 12

El sistema óseo y locomotor

El cuerpo posee una constitución estática y dinámica a la vez, es decir, una estructura que garantiza una buena estabilidad y que, al mismo tiempo, nos permite desplazarnos. Esta estructura es el esqueleto. Asimismo, dispone de un motor que hace posibles los movimientos mecánicos o los desplazamientos, es decir, un sistema dinámico que también incluye una función poco móvil: la de equilibrar nuestra postura cuando estamos en reposo. Ese motor es la musculatura.

LOS HUESOS

Los huesos representan los sistemas organizacionales en los que vivimos, es decir, la autoridad y el sustento material, afectivo y social. También representan nuestra propia estructura de pensamientos, principios y creencias.

Osteopatía. El problema en los huesos y en la médula, denominado osteopatía, denota, según su localización y su patología:

- falta de flexibilidad hacia uno mismo o hacia los demás; si afecta a las articulaciones, puede que nos exijamos ser perfectos o sumamente eficaces y nos denigremos si no llegamos a serlo.

– si hay una fractura, indignación contra la autoridad.

– si se trata de escoliosis, osteoporosis, dolores óseos o articulares, cáncer de huesos, de médula o esclerosis múltiple, un sentimiento de impotencia y depreciación.

– falta de apoyo afectivo o material si afecta a la columna vertebral.

– y por último, culpabilidad respecto al placer si nos impide realizar actividades que nos harían felices.

Fractura de huesos. La rotura de un hueso puede indicar que nos rebelamos contra una situación, una persona o una ley que no podemos evitar. La localización del hueso fracturado también es reveladora. Veamos algunos ejemplos:

– rotura de clavícula: la rebelión estaría relacionada con pensar que se nos ha impuesto algo.

– rotura de rótula: puede expresar que no queremos ceder ante una persona o situación en la que nos sentimos dominados.

– rotura de pierna: indica rebelión cuando no podemos avanzar en la dirección que deseamos.

Si la fractura es el resultado de un accidente, es posible que quisiéramos poner fin a una situación que ya no podíamos soportar y para la que no veíamos ninguna solución. Si esta fractura aparece cuando nos estamos divirtiendo, es posible que creamos que no tenemos derecho a disfrutar de la vida.

– Antes de la fractura, ¿me he rebelado contra alguien o contra una situación que para mí represente la autoridad?

– ¿Me encontraba en una situación en la que no me sentía bien?

Luxación. Desplazamiento (dislocación) de dos extremidades óseas de una articulación hasta dejar de tener contacto entre ellas. Una subluxación también es un desplazamiento que deja las extremidades óseas parcialmente en contacto.

Una luxación parcial o total habla de una oposición (los huesos ya no están alineados), nuestro cuerpo expresa "no estoy de acuerdo".

Luxación del hombro

– ¿No estoy de acuerdo con que me dejen llevar toda la carga, toda la responsabilidad?

Luxación de la mandíbula, maxilar o temporomandibular:

– ¿He querido expresar mi desacuerdo con la manera en que se dirigieron a mí?

Luxación de la cadera

En el recién nacido: El niño podría haber expresado con su cuerpo su desacuerdo respecto a la forma que ha tenido de llegar a este mundo. Por ejemplo, si se ha empujado el vientre de la madre para obligarle a nacer o si se utilizaron otros medios para extraerlo más rápidamente.

En el adulto:

– ¿Me opongo a alguien que para mí representa la autoridad y que quiere imponerme sus puntos de vista o su manera de hacer?
– ¿Me he opuesto a una persona que quería ocupar mi lugar?

Conmoción cerebral y fractura de cráneo. Si el cerebro sufre una sacudida a consecuencia de un golpe violento en la cabeza, se puede fracturar el cráneo y provocar desvanecimientos o vértigos. Esto puede provenir de un sentimiento de culpabilidad respecto al propio poder de decisión o a consecuencia de una desvalorización intelectual.

– ¿Me he sentido culpable de hacer sólo lo que quiero o de haber impuesto mis ideas?
– ¿Tengo tendencia a pensar o a decir que no valgo nada, que nunca llegaré a nada o que no comprendo nada?

Osteoporosis. Se trata de una disminución de las láminas óseas que provoca que los tejidos óseos se vuelvan porosos. La osteoporosis puede provenir de un sentimiento de desaliento cuando nos sentimos desvalorizados y, a veces, aplastados, durante bastante tiempo por una persona cerrada con quien no logramos comunicarnos. Las personas que la padecen sienten a menudo que han sufrido durante toda la vida.

- ¿Qué es lo que me ha llevado a desvalorizarme?
- ¿Qué podría hacer para mejorar mi autoestima?

Osteomielitis. Es una infección ósea que, normalmente, expresa enfado contra la autoridad.

- ¿Me he enfadado mucho o he sentido rabia hacia alguien que representara la autoridad para mí?

Cáncer de huesos. El cáncer de huesos es una mortificación que hace que los huesos se vuelvan frágiles y quebradizos. A menudo está relacionado con un profundo sentimiento de desvalorización porque nos hemos sentido incapacitados, desprovistos de todo o sin ningún valor.

Elisabeth está casada con Jean-Marc desde hace casi once años. Tienen dos hijos. Durante el último año, Elisabeth se ve obligada a viajar continuamente por exigencias de su nuevo empleo. Un día que tiene que ir a otra ciudad en avión, se presenta en el aeropuerto y ve que se han cancelado todos los vuelos a causa de las condiciones atmosféricas. Elisabeth espera en el aeropuerto para tomar el primer vuelo que salga hacia su destino. Como parece que el problema no se soluciona, vuelve a su casa por la tarde. Al entrar en su habitación, ve a su marido con otra mujer. Para ella es un shock. Ademas, su marido le dice que ya no la quiere y que había decidido dejarla. Elisabeth se queda atónita. Se encuentra impotente y sin valor ante el hombre a quien ama y se viene abajo.

Unos meses después, va al médico porque le duele un pecho. Diagnóstico: cáncer de mama en el seno izquierdo. Después, durante todo un año, cada vez que quiere hablar con su ex-marido acerca de los niños o de asuntos que les conciernen a ambos, tropieza con la cerrazón de éste, aumentando así su indignación y su sentimiento de impotencia. Se siente desvalorizada de nuevo y su cáncer llega a los huesos.

- ¿Me he sentido desvalorizado en algo que tenía mucha importancia para mí en mi vida?

Las articulaciones

Una articulación es un conjunto de elementos que unen entre sí uno o varios huesos. Nuestras articulaciones permiten que nuestro cuerpo se mueva. Sin articulación, estaríamos inmóviles como un árbol.

Las articulaciones representan pues la acción y la flexibilidad.

Un dolor en una articulación tendrá que ver con la acción que ésta realice. Por ejemplo, las acciones ejecutadas con nuestras manos o brazos gracias a nuestros hombros, codos, muñecas y dedos, están relacionadas, la mayoría de las veces, con nuestro trabajo y con todo lo que realizamos manualmente. Mientras que las que ejecutamos con la cadera, rodillas, tobillos y dedos del pie tienen que ver con lo que hacemos para avanzar en la vida.

Según esto, si no somos lo suficientemente flexibles hacia los demás o con nosotros mismos en aquello que realizamos, podemos experimentar dolor en alguna de las articulaciones del brazo.

Para ser más precisos, no tener la suficiente flexibilidad o no valorar lo que hacemos con las manos, podrá afectar especialmente a los dedos o muñecas.

Si nos da miedo avanzar, no somos lo bastante flexibles para cambiar de orientación o no valoramos la dirección tomada, sentiremos el dolor en las piernas y sus articulaciones.

Artritis. Este término general se refiere a cualquier inflamación aguda o crónica de nuestras articulaciones, pudiendo distinguir entre las artritis reumáticas o reumatismos inflamatorios y las artritis infecciosas.

Artritis reumática. Es la más importante de las afecciones articulares y afecta siempre a varias articulaciones. Con frecuencia está relacionada con una rigidez mental (pensamientos fijos) porque no nos aceptamos o somos demasiado exigentes con nosotros mismos o con los demás. Esta falta de comprensión o de tolerancia hacia nosotros mismos o hacia nuestro entorno nos lleva a desvalorizarnos y a criticar a los demás.

Gisèle padece una artritis reumática que le afecta al cuello y a la espalda. No trabaja fuera de casa. Su marido asume todos los gastos y está muy ocupado con su trabajo. Para evitar sentirse culpable por quedarse en casa, piensa que debe hacer todo ella misma.

Durante años, se siente como una criada. Cada vez que sus hijos, que estudian fuera, vuelven a casa, asume también ese papel con ellos para sentirse querida.

En una de las visitas de su hijo mayor, ella se controla y no le prepara ninguno de sus platos favoritos que, normalmente, él se lleva a casa. Entonces, él le dice: "Te estás volviendo vieja y egoísta". Esto la hiere en lo más profundo y piensa: "Después de todo lo que he hecho por ellos durante tantos años, ésa es su forma de agradecérmelo. Soy una egoísta cuando, en realidad, nunca he pensado en mí".

El resentimiento que sentía hacia su familia por verse como una criada, aumenta con este suceso y se manifiesta en forma de artritis reumática en las articulaciones del cuello y de la espalda.

Cuando conocí a Gisèle, llevaba más de dos años padeciendo esta afección. Le pregunté quién le había impuesto que fuera la criada de su familia y me respondió: "Únicamente yo. Mi marido me decía a menudo que contratara a una asistenta, pero me daba demasiado miedo que pensaran que era una vaga".

Era ella misma quien se obligaba a hacer todo, pero echaba la culpa a su familia. Entonces le dije: "¿Cómo habrías reaccionado si tu hijo te hubiera dicho: "Mamá, tú siempre me preparas platos deliciosos para que pueda llevármelos a casa, no comprendo por qué no has hecho nada esta vez. ¿No te estarás volviendo un poco egoísta con la edad?". Ella respondió: "Habría comprendido que se extrañara de que mi actitud fuera totalmente diferente y que se preguntara por qué actuaba así". Era eso exactamente. Gisèle lo comprendió y se liberó de esta emoción que la paralizaba. Aprendió a hacer las cosas por gusto y no para no sentirse culpable o para comprar el cariño de los demás. Aceptó la idea de contratar a una asistenta para tener un poco de tiempo para ella y la artritis desapareció.

- ¿Tengo tendencia a compararme con los demás y a desvalorizarme?
- ¿Me he sentido humillado o denigrado, y he creído por ello que no soy digno de que me amen?

– ¿He creído que tenía que ser perfecto para que me quisieran?

Poliartritis reumatoide. Afecta a varias articulaciones, generando dolor, inflamación o rigidez. En los casos graves, las articulaciones pueden llegar a deformarse. La poliartritis puede estar relacionada con un sentimiento de culpabilidad o desvalorización general de uno mismo.

– ¿Me he sentido culpable de no haber podido hacer nada para ayudar a una persona que sufría mucho?
– ¿Me siento culpable de vivir cuando la persona que amaba ha muerto, o de tener todo para ser feliz mientras mi madre no lo ha sido nunca? (Ver: "Culpabilidad de vivir").
– ¿Pienso que soy menos capaz que los demás y que, haga lo que haga, nunca llegaré a igualarles?

Espondiloartritis anquilosante o reumatismo vertebral. Es una afección inflamatoria crónica de la columna vertebral con anquilosis dolorosa, que afecta especialmente a las articulaciones localizadas entre el sacro y los huesos iliacos.

Si afecta a las vértebras dorsales, se trata, con frecuencia de una desvalorización general con necesidad de apoyo. Si afecta principalmente a las articulaciones situadas entre el sacro y los huesos iliacos, puede tratarse de una desvalorización de tipo sexual, es decir que puede referirse tanto a nuestro sexo como a nuestra sexualidad.

Érika padece espondiloartritis anquilosante desde que tenía 14 años. Es la hija pequeña.

Érika nunca se ha sentido bien con su sexo. Según ella, debería haber sido el chico que sus padres tanto ansiaban. Por lo tanto, hará todo lo posible por complacerles y compensar la decepción que sufrieron cuando nació.

Artritis gotosa o gota. La gota se manifiesta, por una parte, mediante crisis agudas con dolores articulares y, por otra, con afecciones crónicas causadas por la sobrecarga de depósitos de uratos en los tejidos. En la mayoría de los casos, comienza con un dolor en el dedo gordo del pie. Este dolor aparece casi siempre por la noche para acabar atenuándose por la mañana. *El dedo gordo del pie representa la personalidad (el ego).* La artritis gotosa puede denotar una actitud demasiado dominante modulada por la inseguridad. Se puede tener tanto miedo de perder a una persona, que se continúa la relación a pesar de sus aspectos desagradables. Por ejemplo: me pone mala cara, pero al menos está ahí.

- ¿Acostumbro a decir a las personas cercanas a mí lo que deben hacer y lo que no?
- ¿Tengo tendencia a forzar las cosas o a empujar a los demás en la dirección que deseo que tomen para poder sentirme segura?

Artritis infecciosas. Las artritis sépticas afectan generalmente a una sola articulación que suele ser importante, como la rodilla o la cadera. Esta forma de artritis puede estar relacionada con el hecho de sentirse depreciado por una autoridad ante la cual se adopta exteriormente una actitud sumisa pero que, por dentro, nos provoca rabia e indignación.

Camille padece una artritis infecciosa en la rodilla. De niña, siente que es injusta la posición que ocupa el hombre respecto a la mujer. Ve que su madre se somete tanto a su padre como a las leyes eclesiásticas que prohíben cualquier método anticonceptivo a las mujeres.

Una vez adulta, Camille vuelve a vivir una situación parecida en su trabajo. Para conservar su empleo, debe someterse a unas líneas directivas que considera desvalorizantes e injustas, algo que no puede soportar durante mucho tiempo. Deja su trabajo con mucha rabia, convencida de que ha sido víctima de una profunda injusticia.

- ¿Me he sentido desvalorizado por alguien que representara la autoridad?
- ¿Me he sentido víctima del "control" que otros han podido ejercer sobre mí?
- Si esto afecta a la rodilla: ¿la rabia o la indignación hacen que me niegue a dar la razón a esa persona o a esa situación?

Artrosis. La artrosis es una lesión crónica, degenerativa y no inflamatoria de una articulación. Puede afectar a una sola articulación o a varias simétricamente. Se habla entonces de poliartrosis. Las articulaciones afectadas de artrosis son dolorosas y frías, se deforman y hacen crujir los huesos. Casi siempre significan que nos hemos endurecido o que hemos cerrado nuestro corazón; nuestros pensamientos se han vuelto fríos y duros hacia una persona, una situación o la vida misma.

François tiene artrosis en las vértebras cervicales. Hace 10 años que le duele el cuello. No puede girar la cabeza hacia la derecha sin sentir un fuerte dolor. Cuando se somete a un reconocimiento médico, le diagnostican artrosis en las vértebras cervicales. Tras años de tratamientos, el último con un quiropráctico, François confiesa que se siente impotente frente a este problema. Es feliz en su casa y en su trabajo. No hay nada que haga suponer la existencia de una situación que le ha llevado a endurecerse para no tener que afrontarla. Durante la terapia, confiesa que, hace unos 10 años, se peleó con uno de sus hermanos al que quería mucho. Se ha alejado de él y no quiere volver a abrirle su corazón. Endurece sus propios sentimientos. ¿Por qué no puede girar la cabeza hacia la derecha? Porque se niega a mirar la situación bajo otro punto de vista. Se empeña en echar la culpa a su hermano.

Laurette padece artrosis en las piernas y en la cadera. Vive durante 37 años con un hombre tiránico que le impide tener amigas o ir a ver a su familia. Un día no puede más y le deja. Termina encontrándose en un pequeño apartamento, sola y enferma. Hace responsable a su marido de haber arruinado su vida y está resentida consigo misma por haberse casado con este hombre cuando, en realidad, quería a otro. Toda esta amargura hacia sí misma, hacia su pasado y hacia su ex-marido la llevan a endurecerse tanto que no puede avanzar ni ver la vida con otros ojos.

– ¿Siento algún rencor que me haya llevado a cerrar mi corazón a alguien o que me haya endurecido frente a una situación?

Depósitos de calcio en las articulaciones. Pueden ser consecuencia de una dureza de pensamientos que mantengo hacia alguien o hacia alguna situación en la que haya surgido una autoridad que no quiero aceptar.

– ¿Deseo que alguien a quien guardo rencor se muera o se arruine?

LOS MÚSCULOS

Los músculos representan el esfuerzo y la motivación. Están formados por células especializadas que transforman la energía química en energía mecánica. En otras palabras, podría decirse que transforman el pensamiento en acción. Forman una reserva de energía. Por eso tienen una función de recuperación, para volver a disponer de esa reserva.

Miopatías o enfermedades musculares. A menudo están relacionadas con una pérdida de motivación, sobre todo cuando hay pérdida de tono muscular (miatonía) o de fuerza muscular (miastenia), o con no valorar los esfuerzos realizados.

- ¿Siento que todos los esfuerzos que he hecho en un determinado proyecto o empresa son inútiles?

Fatiga. Cuando no es el resultado de un exceso de actividad, se asocia a una falta o a una pérdida de motivación. También puede ser una manera de querer huir de lo que nos pesa o de lo que nos hace daño. Nos gustaría poder dormir y ver que todo ha cambiado al despertarnos.

- ¿Por qué ya no me motiva hacer ese trabajo o continuar en la línea en la que me he comprometido?

Es el momento de lanzarse a un nuevo desafío, de ponerse un nuevo objetivo, una esperanza a la que aferrarse.

Mialgias o dolores musculares. Se dice que el miedo paraliza. Y esto es particularmente cierto en lo que concierne a los músculos. Por eso, la mayoría de los dolores musculares están relacionados con el miedo. Por ejemplo, un dolor en los músculos de las piernas se traduce, casi siempre, en el miedo a avanzar, a ir hacia delante. Las mialgias pueden denotar también una gran fatiga, una necesidad de descanso.

- ¿Tengo miedo de no llegar, de que me falte tiempo o dinero?

Calambres. Cuando el miedo es más intenso provoca calambres, que son contracciones involuntarias y dolorosas de un músculo. Los calambres están, pues, relacionados con la tensión causada por el miedo; dependiendo de su localización, indican el tipo de tensión. Por ejemplo, los calambres en los dedos se asocian a menudo con la tensión que experimento cuando me preocupo por los detalles y busco la perfección. Mientras que los calambres en la cabeza son un signo de que estoy demasiado tenso porque tengo demasiadas preocupaciones.

– ¿De qué tengo miedo?
– ¿Qué me produce tensión en este momento?

Desgarro muscular. Es la ruptura violenta de numerosas fibras musculares.

– ¿Estoy indignado porque mis esfuerzos no producen los resultados que deseo?

Miositis. Es la inflamación de un tejido muscular. Con frecuencia expresa la rabia frente a determinados esfuerzos que debo realizar o frente a un trabajo que me siento obligado a cumplir pero que no me motiva.

Fibromialgia o fibrositis. Es una sintomatología de dolores músculo-esqueléticos difusos. De hecho, los pacientes que padecen Fibromialgia dicen que les duele "todo el cuerpo". Padecen trastornos de sueño profundo con sensaciones de hormigueo y entumecimiento con irritación crónica del colón. A menudo, la fibromialgia se origina porque la persona no se siente valorada ni comprendida a pesar de todos sus esfuerzos. Todo ello se intensifica con la creencia de que es ella quien tiene la culpa.

La persona que la padece puede pensar "nunca lograré que me entiendan..." y, al mismo tiempo, creer que ella no es digna de ser amada. Esto la lleva a ser dura consigo misma, llegando a veces a forzarse y a reprimirse.

Laurence tiene once años cuando su padre comienza a abusar de ella. Le dice que es ella quien despierta su pasión. Como Laurence es coqueta, cree realmente que es culpa suya y se siente responsable de las pulsiones de su padre.

Laurence crece y un día, en un seminario, aprende que es importante perdonar a la persona que nos ha hecho sufrir y comunicárselo. Entonces, va a ver a su padre para decirle que le ha perdonado todo lo que él la ha hecho sufrir cuando era adolescente. El padre se lo toma muy mal y la acusa de inventar mentiras para desacreditarle. Cuenta a su familia de qué lo acusa su hija y forma un gran revuelo, de manera que su familia la culpa a ella y se niega a volverla a ver.

Ella intenta contarlo todo, pero tropieza con la cerrazón de su familia que, una vez más, piensa que es culpa suya. Ella se dice: "No debería haber hablado nunca de esta historia, debería haberme callado". Como se siente culpable, no deja de hacerse reproches. Es entonces cuando aparecen los síntomas de la Fibromialgia que la hacen sufrir de una manera espantosa.

- ¿Me siento desvalorizado e impotente cuando intento que me comprendan?
- ¿Creo que soy culpable de las dificultades que tengo en mis relaciones con los demás?
- ¿Soy duro conmigo mismo hasta el punto de querer pegarme, de tan culpable que me siento?

TENDONES Y LIGAMENTOS

Los tendones y los ligamentos representan nuestras relaciones porque sirven para unir un músculo con un hueso, dos huesos o dos órganos. Un problema en los tendones o en los ligamentos puede indicar el deseo de romper con un entorno o con una persona que ejerce cierta influencia sobre nosotros o de cuya autoridad dependemos.

LOS HOMBROS

Los hombros representan nuestra capacidad de responsabilizarnos o de hacernos cargo de algo. Si nos duelen los hombros, hay que buscar aquello que nos parece demasiado pesado de llevar. Es posible que nos impongamos una sobrecarga de trabajo para cumplir con los plazos convenidos a fin de ser amados, o que queramos alcanzar determinados objetivos para ser reconocidos.

Algunas personas han grabado en su memoria emocional que, para que les quieran, tienen que asumir muchas responsabilidades. A menudo son los hijos mayores de una familia quienes piensan esto. A veces, podemos sentirnos tan impotentes ante el sufrimiento de los demás, que queremos responsabilizarnos y llevar sus problemas sobre nuestros hombros para que ellos puedan ser felices. Éste es el caso de Jeannette.

A Jeannette le duelen los hombros. Al principio, ella creía que se debía a su trabajo, pero, actualmente, lleva ya seis meses desempleada y el dolor se ha hecho más intenso. Esto hace que venga a mi consulta. Durante la terapia, me dice que siempre ha visto a su madre triste. Le habría gustado tanto ser ella quien sintiera esa pena para poder liberar a su madre..., pero nunca ha podido hacerlo. Actualmente, se responsabiliza de los problemas de su hija. La llevo a reconocer que querer encargarse de la pena de su madre nunca ha servido para ayudarla, sino que le ha creado un enorme peso. Jeannette acepta desprenderse de los problemas de su madre y de su hija y decide dejar a ellas sus responsabilidades y confiar en que la vida siempre pone en nuestro camino a la persona, el libro o la conferencia que necesitamos para liberarnos de nuestro sufrimiento, si ése es nuestro deseo.

- ¿Me responsabilizo de la salud, de la felicidad de los demás, del éxito de la empresa para la que trabajo o del progreso escolar de mis hijos?
- ¿Creo que no tengo ningún valor porque no obtengo los resultados que desearía conseguir?

LAS AXILAS

Las axilas forman la cavidad situada bajo el hombro, en la unión del brazo con el tórax. Esta zona permite el paso al pedículo vasculonervioso, a las arterias y a las venas auxiliares del conjunto de ganglios que drena la linfa. La axila es un lugar de transición que nutre a los miembros superiores y a la pared anterolateral del tórax y del pecho.

- ¿Retengo aquello que puedo dar a los demás? Por ejemplo: ¿mis conocimientos o el placer que puedo proporcionarles cuando canto o toco un instrumento?

EL TRAPECIO

El trapecio es el músculo de la espalda que une el omoplato con la columna vertebral. Sirve para elevar el hombro. Tener dolor en esta zona puede indicar que tenemos miedo a la reacción del otro frente a nuestras demandas o negativas. Esto nos lleva a cargar con un lastre en lugar de expresarnos. Por ejemplo, antes de pedirle a mi pareja que participe en las labores caseras y arriesgarme a tener problemas con ella, las hago yo. O también: antes de que mi madre me haga sentir culpable por negarle algo, hago lo que me pide. Si sentimos quemazón en esta zona, es que la situación nos indigna.

- ¿Qué lastre estoy llevando por miedo a pedir o a negarme a hacer algo?
- ¿Tengo miedo de que no me quieran si digo lo que necesito o si rechazo algo?

Tendinitis. Es un deterioro microscópico que afecta a la solidez de los tendones y predispone a fracturas en caso de traumatismo. La mayoría de las veces está relacionada con el deseo de pasar a otra cosa pero, como no tenemos suficiente confianza en nosotros mismos, seguimos en un trabajo o en una relación que nos hace sufrir.

- ¿Estoy ya cansado de mi trabajo?
- ¿Si pudiera elegir, qué haría en esta situación?

Bursitis. Es una inflamación de la bolsa serosa del hombro o del codo. Indica una ira controlada que nos hace decir o pensar interiormente: "Le pegaría". Por ejemplo, ver que mi hijo de 20 años se pasa el día viendo la televisión sin hacer nada, mientras que nosotros no tenemos tiempo de descansar o de relajarnos un poco. Esta indignación controlada puede estar en resonancia con un suceso en el cual nos hemos sentido humillados.

Un participante afectado de bursitis me confesaba que nunca se enfadaba; le extrañaba mucho que le hiciera esa pregunta. Para él, la ira equivalía a una explosión de agresividad y violencia. Como no se permitía ninguna forma de agresividad, estaba convencido de que eso no le concernía.

Cuando le pregunté si había sentido alguna contrariedad en su vida, me dijo: "¡Ah, sí, contrariedades tengo muchas!".

Micheline tiene una bursitis. A finales de otoño compró un billete para la temporada de esquí. Pero el invierno fue muy lluvioso y las condiciones para esquiar, lamentables. Cuanto más avanzaba la temporada de esquí, más se arrepentía de haber comprado el billete. Se habría dado de bofetadas por haber gastado tanto dinero inútilmente.

– ¿Reprimo y conservo mi enfado frente a una situación, una persona o conmigo mismo?

LA CLAVÍCULA

La clavícula es un hueso largo en forma de S alargada, que forma la parte anterior de la cintura escapular.

Dolor en la clavícula. Puede estar relacionado con el hecho de que se nos impongan decisiones o consejos a los que debemos someternos, impidiéndonos así expresar nuestras necesidades y sentimientos.

A André le duele mucho la clavícula. Tuvo un padre que le repetía continuamente: "Yo soy quien paga, quien administra y, por lo tanto, decido todo. Tú no tienes nada que decir. Si no te interesa, puedes irte".

Cuando es adulto, André sigue sin atreverse a decir lo que no le gusta y, cuando se arriesga a hacerlo, su mujer le dice: "Si no estás contento, búscate otra mujer que te convenga más y déjame en paz". Se siente tan impotente para hacer que le comprendan, que cada vez le duele más la clavícula.

– ¿Me siento dominado o aplastado por las órdenes, ideas o expectativas de los demás?

- ¿Siento un muro frente a mí cuando otro me impone sus ideas y se cierra para no escuchar las mías?

Fractura de clavícula. Es señal de indignación respecto a alguna imposición. Expresa: "Estoy harto de tus decisiones o de tus caprichos".

EL OMÓPLATO

El omoplato es un hueso plano y delgado situado en la parte posterior del hombro.

Dolor en el omoplato. Puede indicar que nos imponemos mucho trabajo, que vemos siempre todo lo que hay que hacer en lugar de relajarnos un poco y divertirnos.

- ¿Me resulta difícil disfrutar y gozar de la vida?
- ¿He visto que mis padres trabajaban sin cesar y nunca tenían tiempo para divertirse?

EL ESTERNÓN

El esternón representa nuestro escudo, corresponde a cómo nos imponemos a los demás.

Lastimarse el esternón o tener dolor en él.
- ¿Me da miedo ocupar demasiado lugar?

LAS COSTILLAS

Las costillas son como un corsé que protege los órganos más vulnerables. También representan la protección que damos a los demás.

Fractura de una costilla
- ¿Me he sentido culpable de abandonar a quienes cuentan conmigo?

LOS BRAZOS

Los brazos representan nuestra capacidad de tomar y de hacer. Son la prolongación del corazón, puesto que nos permiten abrazar a quienes amamos. También sirven para ejecutar órdenes, es decir, trabajo. Pueden dolernos los brazos si sentimos que hemos soportado demasiado y que somos nosotros quienes debemos hacer todo.

- ¿Qué no he admitido o aceptado?
- ¿De qué lamento haberme responsabilizado?
- ¿Me siento indignado respecto a una situación que no he aceptado?

Sensación de quemazón en los brazos. Puede expresar indignación frente a una situación que no admitimos.

A Nicole le queman los brazos. Ha trabajado durante más de 15 años en una empresa dirigiendo un equipo de ventas. Sus jefes, sin darle ninguna explicación, le retiran su equipo para dárselo a otra persona, relegándola a un nuevo puesto que ella no quiere en absoluto. Se siente decepcionada y frustrada. Deja su trabajo y ofrece sus servicios a la competencia. Cuando se va, las ventas disminuyen de manera alarmante y los responsables, al darse cuenta, quieren contratarla de nuevo.

Cada vez que la llaman por teléfono, siente una insoportable quemazón en sus brazos. Su indignación proviene de que no han sabido apreciarla en su justo valor y piensa: "Ahora que me he ido, se dan cuenta de todo lo que he hecho durante 15 años". Esto la pone furiosa.

Picores en los brazos. Se asocian a menudo con la impaciencia frente a lo que hacemos. Podemos pensar que tardamos demasiado tiempo, que no vamos lo suficientemente deprisa.

Un cliente que sentía picores en los brazos me dijo que le parecía que no tomaba las riendas de su vida con la rapidez necesaria. También puede tener que ver con que alguno de nuestros hijos nos parezca incapaz de decidirse por una carrera o que no quiera asumir sus responsabilidades. Los picores podrían manifestarse también en el pecho.

- ¿Qué desearía que fuera más rápido respecto a un trabajo o respecto a la responsabilidad para con nosotros mismos?

Entumecimiento de brazos. Los entumecimientos expresan el deseo de volvernos insensibles. Si afecta a nuestros brazos, podemos preguntarnos:

– ¿Hacia quién quiero volverme insensible frente a mi deseo de estar en sus brazos?

Una mujer me contaba que, desde su divorcio, se le entumecían los brazos por la noche. Había decidido cerrar su corazón a los hombres, lo cual la excluía de estar en sus brazos. Sin embargo, sabía a ciencia cierta que lo necesitaba. Y era eso lo que quería entumecer a fin de no sentirlo más.

Edema en los brazos. Cuando nos sentimos limitados en lo que deseamos hacer, nuestro cuerpo puede manifestarlo ocupando más espacio con un edema.

– ¿Quién o qué me impide hacer lo que realmente quiero?
– ¿Qué otras opciones tengo?

LOS CODOS

Los codos representan el cambio de dirección. Un dolor en el codo puede significar falta de flexibilidad con uno mismo, con los demás o con una situación en la cual no nos sentimos valorados. Una persona a la que le dolía el codo, sentía que no tenía ningún valor porque no encontraba a nadie que le correspondiera. Otra estaba indignada consigo misma por seguir reaccionando con ira después de haber seguido un largo proceso terapéutico.

– ¿Siento que no me valoro a causa de un cambio de orientación que he tomado o que desearía tomar?
– ¿Me da miedo encontrarme solo y envejecer desprovisto de todo?

Epicondilitis. Es la inflamación de los tendones que se insertan en la apófisis externa del extremo inferior del húmero. Esta afección está en estrecha relación con la indignación que podemos sentir frente a alguien que nos ata o nos crea dependencia.

Viviane tiene una epicondilitis en el brazo derecho. Al principio, piensa que es algo puramente físico pero, tras haber intentado múltiples tratamientos, pomadas, inyecciones y medicamentos, acepta la idea de que quizá haya una causa que ignora. A Viviane no le gusta su trabajo, pero se siente segura con él. Además, no sabe muy bien qué otra cosa hacer. Esta afección le permite tomarse una baja y tener tiempo para realizar actividades que le gustan, sin tener problemas económicos. Es significativo comprobar que su brazo se hincha más y le duele más los días que tiene cita con el médico. Tiene que aceptar que este permiso le sale caro y buscar una solución para su deseo de cambio.

– ¿A quién o qué deseo dejar?

Psoriasis en el codo. La psoriasis es una enfermedad de la piel que se caracteriza por la aparición de manchas rojas cubiertas con abundantes escamas, blanquecinas, secas y quebradizas, localizadas sobre todo en codos, rodillas y cuero cabelludo.

La psoriasis afecta especialmente a las personas que se encuentran con problemas tras haberse separado de sus seres queridos o de aquellos con quienes podían contar. Además, la mayoría de las veces, a este conflicto se le añade la dificultad para mantener buenas relaciones con esta persona o con su entorno.

Julie trabaja como secretaria en una empresa y tiene psoriasis en los codos. Cuando llegan las vacaciones, la segunda secretaria se va y deja sola a Julie. El trabajo se acumula. Cuando le preguntan si ha terminado un informe, ella responde que no. Detrás de ese "no", oculta su enfado. Le gustaría mucho que la gente se diera cuenta del trabajo extra que tiene que realizar a consecuencia de la ausencia de su compañera. Se siente obligada a hacer todo y no se siente comprendida ni apoyada por nadie. Pero es ella quien se impone esa sobrecarga de trabajo porque cree que, para que la quieran y la aprecien, tiene que responder a las expectativas de los demás. Esto afecta a sus codos porque no es lo suficientemente flexible consigo misma ni con la nueva situación.

– ¿Me he sentido incomprendido, sin el cariño ni el apoyo de alguien a quien estimaba?

- ¿Me he sentido obligado a mantener el contacto con personas que no me gustaban?

LAS MUÑECAS

Las muñecas representan la flexibilidad para ejecutar las órdenes que recibo.

Dolor de muñecas. A menudo indica una resistencia ante lo que nos piden que hagamos. Puede tratarse de una nueva tarea que nos disgusta o del miedo a no estar a la altura del proyecto que nos han confiado.

A Ginette le duele la muñeca. Era la secretaria-recepcionista de mi despacho. Cuando comencé con la redacción de mi segundo libro, le di la nueva responsabilidad de pasar mis textos al ordenador. Después de algún tiempo, empezó a sentir un fuerte dolor en la muñeca derecha. Ella pensó que aquello se debía a la cantidad de horas que se pasaba tecleando en el ordenador. Pero pensó que, si ésa era realmente la causa, también debería dolerle la muñeca izquierda. Se dio cuenta de que sentía esto como una sobrecarga de trabajo impuesta que no deseaba hacer en absoluto, pero que no tenía otra elección. Cuando comprendió que podía cambiar de actitud y ver esta nueva tarea como una excelente ocasión para aprender, su dolor desapareció. Entonces, se alegró de pasar varias horas al día delante del ordenador porque sentía que, a su manera, contribuía a ayudar a los demás con aquel libro.

- ¿Qué es lo que no me gusta de lo que me piden que haga?
- ¿Qué actitud puedo adoptar para ser más flexible?

Quiste en las muñecas. El quiste que aparece tras un traumatismo físico (accidente, cirugía, etc.) puede, con frecuencia, compararse con el envío de un equipo de reparación que procede al arreglo de los tejidos in situ.

Si no hay traumatismo físico, puede tratarse de una tristeza acumulada. El quiste en las muñecas puede expresar el desconsuelo que sentimos por no haber podido hacer lo que hubiéramos deseado o por realizar un trabajo que no nos aporta ninguna satisfacción.

– ¿Es realmente el trabajo que deseo hacer?

Fractura de muñeca. Indica que nos rebelamos contra las directivas impuestas.

– ¿Me han dado órdenes que me disgustan porque son contrarias a lo que pienso y a lo que he elegido?

LAS MANOS

Las manos representan nuestra capacidad de dar, de recibir y de ejecutar una o varias funciones. El dolor en las manos puede significar que nos sentimos inseguros en la tarea que estamos realizando.

– ¿Tengo miedo de dar (mano derecha) o de recibir (mano izquierda)?
– ¿Me siento inseguro en lo que hago?

Eccema en las manos. Las personas que lo padecen sienten a menudo que no están en el lugar adecuado, que no hacen lo que les conviene, sienten que su entorno les pone impedimentos o las desanima a implicarse en un trabajo que es importante para ellas. Si la piel sangra y tiene tendencia a agrietarse, puede haber algo más que eso. Podría tratarse de una pérdida de alegría por sentirnos obligados a hacer algo que no nos satisface en absoluto, o por no poder hacer lo que nos gustaría.

Un hombre que tenía eccema en las manos me decía: "Sé que cuando esté donde tengo que estar, ya no tendré eccema en las manos". Cuando por fin hizo lo que siempre había deseado, su eccema desapareció por completo. La inseguridad puede impedir que nos realicemos en el ámbito que nos gusta.

Caroline siempre tiene eccema en las manos a principios de otoño. Cuando llega el verano, el eccema desaparece. Caroline dice que esto se debe a que el sol le va bien. Le pregunto qué hace en otoño que no haga en verano. Me dice que en otoño va a sus clases a la universidad, donde estudia Bellas Artes. Es lo que le apasiona, pero su familia y su entorno no dejan de desanimarla y le dicen: "No creas que vas a poder mantenerte y ganar dinero haciendo garabatos. ¡Piensa en ello! Por cada artista que tiene éxito, hay 10.000 que se mueren de hambre". Esto le crea una gran inseguridad y un miedo a implicarse demasiado y no poder vivir de ello.

– ¿Qué me impide hacer lo que deseo realmente?
– ¿De qué tengo miedo?

LOS DEDOS

Los dedos representan los detalles diarios. Los perfeccionistas tienen a menudo problemas en los dedos.

Heridas, quemaduras y cortes en los dedos. A menudo están relacionados con la culpabilidad por pequeños detalles que hacemos diariamente. Nos reprochamos ir demasiado deprisa, retrasarnos, no haber utilizado el instrumento adecuado, no haberlo hecho mejor, etc.

A continuación, veamos uno de los ejemplos más comunes. Van a venir unos amigos a cenar a casa, pero nos hemos retrasado en la preparación de la cena. Nos sentimos culpables por ello y nos cortamos al trocear las verduras o nos quemamos con la cacerola.

Calambres en los dedos. Corresponden a la tensión provocada por la idea de querer que todo sea perfecto, hasta en los más mínimos detalles.

Hacer crujir los dedos. Puede indicar una agresividad reprimida.

Picores en los dedos. Indican impaciencia con uno mismo por detalles mínimos. También representa lo que pedimos a los demás. Si no hacen las cosas a nuestra manera o según nuestras expectativas, nos sentimos muy impacientes y esto se puede manifestar con picores en los dedos.

Marie se rasca los dedos hasta llegar a sangrar. Cuando era niña, pensaba que tenía que ser perfecta para que la quisieran. Fue muy criticada por su madre, tan perfeccionista como ella. Está casada desde hace cinco años con Paul y, cada noche, se acuesta con las manos vendadas. Sus picores la llevan a arrancarse la piel de los dedos. Marie quería ser el ama de casa, la cocinera, la amante y la madre perfecta. Se imponía tantas obligaciones para ser perfecta que no tenía ni un segundo para relajarse y divertirse. Buscaba la perfección hasta en los más mínimos detalles y se impacientaba continuamente consigo mima y con las personas de su entorno. Además, se sentía culpable por gritar a sus hijos y a su marido, quienes hacían todo lo posible por ayudarla. Se liberó de sus picores cuando comprendió que no necesitaba ser perfecta para que la quisieran y que, si continuaba buscando la perfección, corría el riesgo de que sucediera lo contrario. Aflojó la presión a la que se sometía y se concedió un tiempo para ella, dejando que su familia pudiera respirar. Comprendió a su madre y la perdonó. Los picores desaparecieron. Cuando vuelven, Marie sabe lo que pasa y se relaja de nuevo haciendo que todo se calme.

Rigidez en los dedos. Puede estar relacionada con el miedo a equivocarse, también puede indicar la rigidez o la inflexibilidad en detalles pequeños. Este fenómeno está especialmente asociado con problemas de artritis.

- ¿Me da miedo la crítica?
- ¿Tengo miedo de que me desvaloricen, de no ser amada o apreciada si lo que hago no es perfecto?
- ¿Tiendo a exigirme demasiado?

El pulgar

El pulgar sirve para presionar, para empujar, para apreciar (el pulgar levantado hacia arriba) o para menospreciar (el pulgar hacia abajo). *Representa la presión y el apoyo; es símbolo de intercambios. El pulgar corresponde a los pulmones.* Un dolor en el pulgar nos habla de la calidad de nuestras relaciones. ¿Nos sentimos demasiado presionados o no tenemos suficiente apoyo? Herirse en el pulgar pude significar que nos sentimos culpables de empujar demasiado a los demás. En el niño, el pulgar hacia dentro es un signo de introversión y pude significar un deseo de morir puesto que asfixia los pulmones que son la vida.

El índice

El índice representa la autoridad. Una persona que apunta con el índice es, a menudo, alguien que ha rechazado la autoridad, expresándola a su vez. Un amigo a quien comentaba esto me dijo: "Es el dedo de mi padre".

El índice corresponde al intestino grueso. Por eso, los niños que tienen miedo de desagradar a alguien que representa la autoridad padecen, con frecuencia, cólicos, colitis o estreñimiento. Si el índice duele o si hay alguna herida, indica un problema con la autoridad. Hacerse un corte en el dedo índice puede estar relacionado con la culpa que sentimos por la autoridad que ejercemos sobre los demás.

El corazón

El corazón representa la sexualidad y el placer, corresponde al aparato genital. La sexualidad y la creatividad van a la par. Cuando a una persona le duele el dedo corazón o se hace daño en él, puede ser un signo de desvalorización sexual o de tristeza respecto a lo que nos hace felices.

Un hombre que había perdido el extremo de uno de los dedos corazón en un accidente, me dijo que su empleo le había privado del placer de estar con su familia durante más de 15 años.

El anular

El anular representa las relaciones, las uniones. Es el dedo donde se pone el anillo de compromiso. Cuando duele significa que hay o ha habido dificultades en una relación de pareja.

El meñique

El meñique representa la familia y corresponde al corazón. Si duele es señal de desequilibrio en la familia y de falta de amor.

LA ESPALDA Y LA COLUMNA VERTEBRAL
CON SUS 33 VÉRTEBRAS

La espalda y la columna representan la protección, el apoyo y el soporte, pero también la postura que tomamos ante la vida, nuestra actitud.

Escoliosis. Es una desviación lateral de la columna vertebral que indica la dificultad para mantenerse firme en la vida, ya sea porque nos sentimos aplastados ante una autoridad o porque no nos valoramos en absoluto.

Lordosis. Es la curvatura convexa anterior (hueco en la región lumbar) de la columna vertebral. En determinados momentos, esta curvatura puede acentuarse para equilibrar nuestra estructura ósea, como ocurre con el peso del bebé en una mujer embarazada.

Si se acentúa demasiado (hiperlordosis), la lordosis puede ser patológica. Esto es lo que dicen los quinesiólogos y los expertos en educación postural. Sin embargo, siempre podemos comprobar si la persona no se ha sentido desvalorizada, denigrada o empujada a algo.

Cifosis. Es la curvatura convexa posterior de la columna vertebral. Es normal en la región dorsal. Se vuelve patológica cuando se acentúa demasiado (espalda redonda). Puede provenir de una malformación congénita o adquirirse tras algunas enfermedades como la tuberculosis vertebral, una espondiloartritis o un trastorno óseo. Las personas que la padecen pueden considerar o haber considerado que la vida es demasiado pesada, o sentirse aplastadas por un peso (autoridad, responsabilidades, etc.) o creer que son incapaces de hacer frente a las dificultades.

Dolor de espalda. Según la región afectada, se asocia:

– Con un sentimiento de soledad, de abandono.
– Con un sentimiento de impotencia, de desvalorización.
– Con el hecho de sentirse responsable del sufrimiento de un ser querido.
– Con el hecho de tener que cargar con demasiadas responsabilidades.
– Con no sentirse suficientemente apoyado, animado.
– Con la inseguridad material.

LA COLUMNA VERTEBRAL
SE DIVIDE EN 5 ZONAS

Zona cervical o cuello

Esta parte de la columna vertebral es el puente entre la cabeza y el tronco. Contiene órganos y vasos sanguíneos muy importantes. *El cuello representa el camino por el que circulan las ideas y también la capacidad para ver varios aspectos de una misma situación o dar pruebas de humildad* (inclinar la cabeza).

Los dolores en las vértebras cervicales superiores pueden estar relacionados con una desvalorización intelectual, con el miedo a lo desconocido o con el miedo a elegir mal.

– ¿Me siento un inútil o menos inteligente que los demás?
– ¿Me da miedo iniciar o experimentar cosas que no conozco?
– ¿He elegido algo que me impide valorarme?

Dolor en las vértebras cervicales cuando se inclina la cabeza
– ¿He vivido una situación vergonzosa, humillante o en la que me he sentido un fracasado?
– ¿Hay alguna situación frente a la que no quiera capitular?

Dolor en las vértebras cervicales cuando se vuelve la cabeza
– ¿Cuál es la situación que no quiero ver?

Desde hace tres años, Marguerite tiene tal rigidez en el cuello que no puede girar la cabeza. Durante la terapia, me cuenta que está viviendo una situación muy penosa desde hace algunos años. Su madre, muerta tres años antes, ha dejado toda su herencia a una de sus hijas, quien se había ocupado de ella antes de su muerte. Sus hermanos, indignados por la situación, le dan la espalda a esta hermana y amenazan a Marguerite con hacerle lo mismo si habla con ella. Marguerite se siente dividida: por un lado no quiere pelearse con sus hermanos y, por otro, no quiere cortar la relación con su hermana, a quien quiere.

Al principio, Marguerite cree estar al margen de esta pelea familiar, pero a la larga, la situación que no quiere ver se vuelve insostenible. Tras la terapia, decide hablar con sus hermanos y reanudar la relación con su hermana. Su dolor de cuello desaparece.

A Paul le duele el cuello. Durante una cena familiar, presenta su nueva compañera a su hermano Carl. Este último pertenece a un movimiento religioso que no admite, en ningún caso, la posibilidad de casarse por segunda vez o vivir en pareja sin que se haya anulado el matrimonio anterior. Paul tiene mucho miedo de que Carl diga algo que pueda crear un conflicto. Sin darse cuenta, intenta "controlar" todo.

Al despertarse al día siguiente, le duele mucho el cuello. Cree que se debe a la postura en la que ha dormido, pero pasan los días y el dolor persiste. Esto le sorprende, si el dolor hubiera sido causado por una mala posición, ya habría desaparecido.

Tortícolis. Es una contracción de los músculos del cuello que puede indicar que no queremos enfrentarnos a una situación porque tememos la acción a tomar. Puede referirse a un trabajo que no nos interesa, a un cónyuge al que ya no queremos, etc.

- ¿Hay alguna situación que prefiero ignorar para no tener que actuar de una manera que temo?

Rigidez en la nuca. A menudo se trata de miedo a perder el "control" (dejarse llevar por las emociones). También puede estar relacionada con la cabezonería.

- ¿Quiero controlar todo para sentirme más seguro?

Región torácica o dorsal

La zona dorsal de la columna vertebral se prolonga por la caja torácica para proteger las vísceras. Comprende 12 vértebras dorsales. Es la zona de la afectividad y del apoyo.

Dolores a la altura de los trapecios. Pueden ser el resultado de nuestra dificultad para comunicar nuestras necesidades o de nuestro rechazo a los demás por miedo a sus reacciones. Por ejemplo, pido a mi cónyuge que me ayude a pintar el salón de casa y él me responde: "no tengo tiempo". Le propongo entonces hacerlo un día que sé que está libre. Se enfada y se encierra en sí mismo.

No insisto y me digo, una vez más, que tendré que organizarme sin su ayuda. Para evitar dificultades, termino por hacerme cargo de muchas responsabilidades que me pesan y me duele a la altura de los trapecios.

- ¿Qué es lo que asumo para salvaguardar la paz en mis relaciones familiares o profesionales?

Dolor entre los dos omoplatos. Se refiere a la sobrecarga de trabajo que nos imponemos para ser amados, reconocidos o para no sentirnos culpables de tener más que los demás. También puede indicar una dificultad para gozar de la vida, ya sea porque nos imponemos demasiado trabajo o porque nos entretenemos con todo lo que hay que hacer sin darnos un espacio para relajarnos y divertirnos.

- ¿Qué cargo sobre mi espalda que me pesa?
- ¿Por qué me impongo todo ese trabajo?

Dolor en toda la región dorsal (espalda curvada). A menudo, se trata de una desvalorización global en la que sentimos que no tenemos fuerza para afrontar lo que vivimos.

- ¿Me parece que la vida es una carga muy pesada de llevar?

Dolor en la zona de la quinta vértebra dorsal. Suele referirse a un sentimiento de impotencia frente al sufrimiento o la llamada de auxilio de un ser querido o también puede estar relacionado con un sentimiento de culpabilidad por haber causado sufrimiento a ese ser querido. Podemos creer por ejemplo:

- que nuestra madre ha sufrido a causa de nuestro nacimiento.
- que nuestros hijos sufren a causa de nuestra carrera o a causa de nuestro divorcio.

El dolor en esta zona también puede relacionarse con un sentimiento de desvalorización tras una modificación corporal, por ejemplo la extirpación de un pecho en el caso de una mujer.

- ¿He vivido alguna situación que me ha llevado a desvalorizarme?
- ¿Llevo en mí el sufrimiento y la angustia de alguien a quien quiero (padre, madre, esposa, hijo, etc.)?

Réjean padece dolor de espalda crónico. Atribuye este dolor de espalda a la conmoción que sufrió en una colisión. Pero lo que le sorprende es que ya le dolía la espalda antes. Durante la terapia, se atreve a contarme algo de lo que nunca había hablado.

Unos años antes de este accidente, la mujer a la que amaba murió en un accidente de moto con el agravante de que fue él quien le enseñó a conducir y quien la había animado a comprarse una moto. Desde su muerte, se repetía que nunca habría tenido que animarla a comprar esa moto. Réjean se sentía culpable de la muerte de su novia.

Dolores en la zona de la séptima vértebra dorsal (centro cardiaco). Expresan a menudo aburrimiento, soledad o dificultad para comunicar nuestros sentimientos. No nos sentimos reconocidos ni apoyados afectivamente y podemos tener mucho miedo a ser abandonados.

- ¿Me siento solo, incomprendido o abandonado por la persona que quiero que me ame?
- ¿Podría otra persona escucharme y sentir ternura por mí?

Quemaduras en la región dorsal. Se asocian a menudo con la ira por no sentirnos apoyados afectivamente. Puede que piense que tengo que hacer todo: cuidar de los niños, velar por su educación, ocuparme de las tareas caseras, etc., mientras mi cónyuge no me ayuda en absoluto ya que está demasiado concentrado en su trabajo.

- ¿Tengo suficiente confianza en los demás para delegar una parte de mis responsabilidades?
- ¿He decidido que las cosas tienen que hacerse como yo quiero?
- ¿Cuáles son las soluciones que no he contemplado y que podrían aliviar el peso que llevo?

Región lumbar

La región lumbar se sitúa a la altura de los riñones. Muchas personas dicen que les duelen los riñones cuando, en realidad, les duele esta parte del cuerpo. Es la región del plexo solar (centro de las emociones y deseos).

Lumbalgia. Es un dolor de espalda situado en la región lumbar. La lumbalgia se asocia a menudo con la inseguridad material. Tenemos miedo de perder nuestro trabajo, de no poder pagar nuestras deudas, de no poder ir de vacaciones o comprar la casa que deseamos. Podemos sentirnos inferiores respecto a los que ganan más que nosotros o tienen más éxito.

- ¿Qué me preocupa en el plano material?
- ¿Qué es lo que podría darme seguridad?

La lumbalgia puede estar relacionada con un sentimiento de impotencia para cambiar una situación de nuestra vida. Muchas mujeres que han debido asumir el papel de criada con sus hermanos, han rechazado su feminidad y han deseado ser hombres para gozar de la libertad que ellos tenían. Estas mujeres tienen a menudo dolores menstruales en esta zona de la espalda.

Lumbago. Llamado normalmente "dolor de cintura". A menudo representa una forma de rebelión cuando nos sentimos impotentes frente a las dificultades y responsabilidades de nuestra vida.

- ¿Siento que tengo una responsabilidad económica demasiado grande?

Hernia discal. Un disco intervertebral sobresale del canal raquídeo porque expulsa hacia atrás su núcleo gelatinoso. Esta hernia se produce sobre todo a la altura de las últimas vértebras lumbares. Con frecuencia está relacionada con un sentimiento de desvalorización cuando no nos sentimos a la altura de la tarea que tenemos que realizar o cuando no se reconocen nuestros proyectos o nuestras ideas.

Hans se operó de una hernia discal. Trabaja en un proyecto gubernamental para ayudar a jóvenes inadaptados. Él quiere a estos jóvenes y los entiende, sabe lo que necesitan y lo que podría ayudarles. Sin embargo, tiene que enfrentarse con un comité que no trabaja con los jóvenes, pero que propone los programas y administra los presupuestos que se asignan. Todas sus ideas, por muy formidables que sean, son rechazadas en bloque porque no entran en los programas que ya se han decidido. Hans quisiera mandarlos a paseo para abrir su propia escuela, pero no dispone de medios para ello.

Hans se responsabilizaba demasiado de los problemas de esos jóvenes. El sentimiento de impotencia que experimentaba le llevaba a querer cambiar el mundo y sus reglas. Al devolver la responsabilidad a los propios jóvenes, comprendió que, si el programa no les convenía, eran ellos quienes, en el fondo, tenían que hacérselo saber a las autoridades que habían creado este proyecto para ayudarles. Después de esto, Hans se curó por completo de su hernia discal.

– ¿Me he sentido obligado a hacer algo cuando, en realidad, deseaba hacer otra cosa?

Las hernias también pueden manifestarse en la ingle (inguinal), en el muslo (crural) o en el ombligo (umbilical).

Se forman con la salida de una víscera de su cavidad habitual. Expresan un deseo de romper, de dejar una situación en la que nos sentimos atascados. Por ejemplo: el hombre que, tras su divorcio, se ve obligado a pagar una pensión alimenticia durante mucho tiempo; o la persona que se siente desgraciada en una relación de pareja pero que piensa que no puede separarse, etc.

Hernia umbilical puede expresar nostalgia del vientre de la madre, por lo tanto, una dificultad para aceptar la vida.

– ¿Me siento prisionero de una estructura o de una situación que me gustaría dejar?

Región sacra

La región sacra está relacionada con los huesos de la cadera. Protege los órganos reproductores de vida. En la región del centro sacro (situada entre el pubis y el ombligo) es donde se encuentra la energía más fuerte del cuerpo. Los problemas que afectan a esta región están relacionados, la mayoría de las veces, con una desvalorización sexual. Desvalorización porque se es mujer: los dolores se manifiestan entonces durante el periodo menstrual. Desvalorización frente a la libido o a los récords sexuales. O desvalorización cuando no se puede dar la vida.

- ¿Me desvalorizo a causa de mi sexo o por lo que puedo ofrecer sexualmente?

Sacro. Es un hueso impar, mediano y simétrico, formado por la soldadura de cinco vértebras sacras.

Dolor en el sacro
- ¿Creo que no soy deseable sexualmente?
- ¿Me desvalorizo sexualmente por no haber encontrado todavía una pareja con la que vivir mi sexualidad?

Región coccígea

La región coccígea representa nuestras necesidades básicas, nuestra supervivencia. Tener dolor o hacerse daño en el cóccix es a menudo señal de una gran inquietud causada por no tener cubiertas las necesidades básicas (alimento, vivienda, etc.).

Cuando fui a la India, tuve que ir a un ashram donde se podía vivir con muy poco. Tenía poco dinero y no disponía de tarjetas de crédito. Como este ashram no me convenía, decidí recorrer la India y llegar al Himalaya. Tres semanas más tarde, me quedé sin dinero. Intenté comunicarme con Canadá para que me lo enviaran, pero mis tentativas fueron en vano. Estuve durante más de 25 días sin dinero. Realmente estaba muy preocupada por mi supervivencia. Esta falta de confianza ante mi supervivencia se manifestó primero con una herida en el cóccix y, después, con dolores persistentes en el mismo lugar, que desaparecieron el mismo día en que me llegó un cheque de 500 dólares.

- ¿Me preocupa mi propia supervivencia o la de mis hijos?
- ¿Tengo miedo de no poder atender mis necesidades básicas si dejo mi empleo o a mi cónyuge?

Fractura en la columna vertebral. Suele estar relacionada con un sentimiento de desvalorización que nos lleva a querer romper con lo que hacemos.

Espondiloartritis anquilosante (ver página 247).

LAS CADERAS

Las caderas representan la determinación de ir hacia delante. Los problemas o dolores de caderas están relacionados frecuentemente con la indecisión. Nos encontramos ante un dilema que hace que una parte de nosotros quiera avanzar y la otra, que tiene miedo, quiera frenar. De ello resulta un conflicto de movimiento que puede afectar a las caderas y también a las piernas.

A Jeannette le duelen las caderas. Jeannette sale con Georges desde hace más de dos años. Éste le pide que se vaya a vivir con él a una gran casa a orillas de un lago. Jeannette tiene muchas ganas pero, al mismo tiempo, le da mucho miedo. Si deja aquello que representa su seguridad y si Georges, que anteriormente ha tenido problemas con el alcohol, vuelve a beber, no podría soportarlo. Ya le fue muy difícil dejar a su primer marido que era alcohólico. Este miedo no le deja ir más allá en su relación amorosa.

Estos miedos e indecisiones se refieren, casi siempre, a una elección que puede tener importantes repercusiones en nuestra vida. Puede tratarse de un traslado, de un matrimonio, del nacimiento de un hijo, del comienzo de nuestra propia empresa, de una separación, etc.

- ¿Hay una situación nueva en la que temo comprometerme o que me da miedo poner en marcha?
- ¿Qué es lo peor que me puede pasar?
- ¿Cómo podría afrontarlo?

LAS NALGAS

Las nalgas son músculos que participan activamente cuando andamos. También son las cámaras protectoras de nuestros huesos cuando estamos sentados. Las nalgas son para el cuerpo lo que el pulgar es para la mano y el dedo gordo para los pies. *Representan el poder, es decir la capacidad de presionar.* Puede que una persona que tenga una pelvis ancha con nalgas gruesas se sienta limitada para ejercer el poder. Entonces, lo compensa físicamente. Por lo tanto, esto puede indicar una búsqueda de poder. Cuando las nalgas son altas, existe a menudo el deseo de realzar el poder (frecuente en las personas de raza negra). Cuando son pequeñas, planas y pegadas, puede asociarse al deseo de pasar desapercibidos; no queremos que se nos vea. Las nalgas bien abombadas, sin ser anchas, pueden indicar una tendencia a querer tener poder sobre los demás. La persona podrá tener entonces actitudes dominantes.

Granos, forúnculos o abscesos en las nalgas
– ¿Me siento indignado porque no tengo poder en determinada situación?
– ¿Me siento culpable por haber abusado de mi poder?

Dolor en las nalgas. Los dolores en las nalgas pueden estar relacionados con sentirnos obligados a quedarnos sentados cuando desearíamos estar en otra parte. Este problema afecta, por regla general, a las personas que trabajan sentadas o a los estudiantes que deben pasar largas horas escuchando a sus profesores cuando preferirían poder hacer otra cosa.

Una persona que asistía a una de mis conferencias vino a verme al final de ésta para preguntarme cuál podría ser la causa de su dolor en las nalgas y en las piernas cuando se pasaba demasiado tiempo sentada. Esto se había producido durante la conferencia y le pregunté si se sentía culpable por haberse tomado ese tiempo para ella. Me confesó que, en realidad, casi nunca tenía tiempo de sentarse y que incluso, a veces, comía de pie para ahorrar tiempo.

Para ella, sentarse equivalía a perder el tiempo y eso era para los perezosos y holgazanes. Le hablé de la función de recuperación, esencial para nuestro bienestar, y le dije que las personas que no descansaban terminaban, casi siempre, desarrollando una enfermedad que las dejaba inmovilizadas en la cama para que por fin pudieran hacerlo. Comprendió y decidió cambiar su creencia "descanso = perezosa, holgazana" para poder concederse un tiempo para descansar.

Picores en las nalgas
– ¿Estoy impaciente por levantarme y dejar este lugar?

Cuando volví de mi segundo viaje a la India, deseaba tanto volver a ver a mi marido que, durante una buena parte del vuelo, tuve picores en los muslos y en las nalgas.

Nervio ciático

El nervio ciático es el más voluminoso del organismo. Nace en la región lumbar y atraviesa los músculos de las nalgas bordeando la pierna.

Dolor en el nervio ciático. Los diferentes puntos dolorosos serán muy reveladores. Si el punto doloroso se sitúa en las nalgas o en una parte de las nalgas y atraviesa el muslo para descender por la pierna, puede indicar que tenemos miedo de perder el poder que detentamos. Este poder puede asociarse al dinero o al prestigio. Si lo perdemos, podemos sentir que no valemos nada.

Cuando los puntos dolorosos se localizan en el muslo y en la pierna, indican un miedo a avanzar hacia una situación insegura que nos angustia, como separarse, perder el trabajo, no tener tiempo suficiente para entregar un trabajo del que depende nuestro éxito, etc.

– ¿Qué me preocupa más en este momento?
– ¿Qué puede pasar?
– ¿Qué temo perder o que me falte?
– ¿Por qué?
– ¿Cómo podría superar este miedo? (ver capítulo sobre los miedos).

LAS PIERNAS

Las piernas representan la capacidad de ir adelante. El dolor de piernas se relaciona a menudo con el miedo a avanzar hacia nuevas situaciones.

Edema en las piernas. El edema es una inflamación difusa del tejido subcutáneo por infiltración de líquido seroso. Con frecuencia es el resultado de sentirnos limitados en nuestro deseo de ir hacia delante. Por ejemplo, me gustaría cambiar de trabajo pero no dispongo de los medios o de los títulos necesarios.

También podemos sentirnos limitados por una persona, por nuestro entorno o, incluso, por el tiempo. Podemos tener las piernas hinchadas al final del día porque no dejamos de pensar en todo lo que nos queda por hacer cuando lo que verdaderamente necesitamos es ir a dormir.

Marie-Hélène padece dolor de piernas con edema. Dirige una gran empresa de contables. Desde hace más de seis meses, se queja del edema en las piernas y el dolor que le produce. Piensa que es a causa del suelo de cerámica del lugar donde trabaja. Durante la terapia, cuenta que se hizo contable para realizar el sueño de su padre. Este sueño consistía en trabajar con una camisa blanca en un gran despacho. Su padre había trabajado como mecánico durante gran parte de su vida porque no había podido ir a la universidad. Se sacrificó mucho para que sus hijos pudieran estudiar. Marie-Hélène sueña con ser bailarina pero le da demasiado miedo decepcionar a su padre y que todo el dinero que se ha gastado en ella no sirva para nada. Se siente incapaz de dejar su trabajo porque es muy lucrativo. Sabe que la danza no podría darle el mismo salario, al menos al principio, y se siente limitada en su deseo de avanzar hacia lo que tanto le gusta. Para atreverse a ser ella misma y realizarse, tuvo que reconocer que lo que más deseaba su padre para ella era que fuera feliz. Fue por ese motivo que él le pagó los estudios. Además, tuvo que dejar de escuchar su miedo a avanzar y aprender a confiar en la vida.

Richard Bach decía: "Nunca se te dará un sueño que no puedas realizar".

Si tanto deseaba ser bailarina, es que tenía capacidad para ello. Su experiencia como contable y directora de una gran empresa podría servirle para abrir su propia escuela de danza. Esto la motivó para empezar. Lo hizo gradualmente, dedicándose a su trabajo a tiempo parcial para poder seguir los estudios de danza. El dolor de piernas y el edema desaparecieron.

- ¿Me da miedo avanzar hacia una nueva situación?
- ¿Me da miedo no llegar a lograrlo o que me falte tiempo?
- ¿Me siento dividido entre mi deseo de avanzar y el temor a desagradar o decepcionar?

Absceso en la pierna. Se trata de una masa de pus que forma una bolsa en un tejido o en un órgano. La mayoría de las veces proviene de una ardiente ira que sentimos desde hace tiempo. Al estar localizado en la pierna, puede indicar que estamos indignados por los impedimentos que encontramos para emprender aquello que deseamos. Esto puede referirse a cambios en nuestra casa, en los estudios, a un viaje, a un nuevo trabajo, etc.

Olga tiene un absceso en la pierna. Olga y William viven desde hace varios años en la casa familiar que les ha legado la madre de William. A Olga le horroriza el viejo mobiliario que les han dejado en herencia. Cada vez que propone a William cambiar un poco la casa o comprar nuevos muebles para cambiar los antiguos, se encuentra con un no rotundo. Para William, la casa representa su infancia, pero para Olga representa una perpetua frustración que alimenta una inmensa cólera que se manifiesta con un absceso en la pierna. Olga es el tipo de persona que nunca se ha atrevido a ocupar su lugar. Finalmente William acepta consagrar una habitación a la memoria de su madre y crear una nueva decoración en el resto de la casa.

- ¿Siento ira hacia una persona o una situación que me frena y me paraliza cuando deseo ir hacia delante?

Trombosis en la pierna. Irene quería ser religiosa pero los acontecimientos de la vida la llevaron hasta el matrimonio. Su unión acabó en separación. Para consolarse, entró en un movimiento religioso que predicaba que la felicidad no era de este mundo y que le recomendaba, a imagen de Cristo, llevar el peso de su cruz si quería ser "elegida" para el paraíso. Irene renunció a todo aquello que podría haberle aportado alegría, creyendo que la vida era una etapa de sufrimiento para alcanzar la felicidad eterna. (Ver "Flebitis en la pierna").

- ¿Qué es lo que bloquea mi alegría de vivir?
- ¿Qué puedo hacer para conservar mi alegría y sentirla a mi alrededor?

LOS MUSLOS

El nervio crural, llamado también nervio femoral, inerva la parte anterior o delantera de los muslos.

Cruralgia o dolor en el nervio crural
- ¿Siento que no aprovecho lo que tengo?

Por ejemplo, vivo al lado de un bonito lago o al lado del mar pero no voy nunca porque tengo demasiadas cosas que hacer.
O bien, poseo una bonita casa pero paso en ella muy poco tiempo.
O me voy de vacaciones pero no las aprovecho.
O pienso que tenemos dinero para hacer los viajes que nos gustaría hacer sin embargo no salimos nunca.
O duermo al lado de alguien a quien amo pero casi nunca tengo relaciones íntimas.

EL FÉMUR

El fémur es un hueso largo que forma, por sí solo, el esqueleto del muslo. Se articula en su parte superior con el hueso iliaco y en su parte inferior con la tibia. *El fémur representa la potencia de la acción.*
Romperse la cabeza o el cuello del fémur, es haber sido vencidos en nuestras tentativas para afirmarnos o reivindicar nuestros derechos. El adversario ha sido más fuerte, debemos ceder a nuestro pesar. Este adversario puede representar una autoridad; por ejemplo, un cónyuge, un jefe, un abogado, un organismo gubernamental, etc.

- ¿Me he sentido en conflicto por haberme opuesto a algo o a alguien?

LAS RODILLAS

Las rodillas son articulaciones importantes. *Representan nuestra capacidad para ceder o inclinarnos ante algo o alguien, es decir, la flexibilidad.* El dolor en las rodillas atañe la mayoría de las veces a conflictos de sumisión. Ya sea porque nos negamos a ceder o porque cedemos demasiado por miedo a desagradar o a no ser amados.

A Angèle le duelen las rodillas desde hace años. De niña, su madre nunca estaba satisfecha. Su padre parecía muy tolerante y muy bueno. Ella se prometió que nunca se mostraría tan exigente como su madre. Cuando tenemos miedo a actuar como una determinada persona, nuestra tendencia es ir hacia el otro extremo. Éste fue el caso de Angèle. Se casó con un alcohólico y nunca se quejó de nada, aunque él se lo hacía pasar verdaderamente mal. Cada viaje que hacía con él, terminaba en una pesadilla a causa de su alcoholismo. Una vez más, él le propuso un viaje. A ella no le apetecía en absoluto, pero aceptó por la promesa que se había hecho a sí misma. Durante ese viaje, una noche, ya tarde, se encontraron en un pequeño pueblo en el que no conseguían encontrar hotel. Como él necesitaba beber, se puso a buscar un bar. Tras aparcar el coche, dejó allí a Angèle y le dijo que volvería enseguida. Volvió de madrugada completamente ebrio. Ella estaba fuera de sí, sola dentro del coche en una ciudad extranjera y pensó: "esto no te lo perdonaré tan pronto".

Cuando empezó la terapia, Angèle creía que había perdonado a su marido pero, en realidad, no quería hacer borrón y cuenta nueva después del último viaje. Angèle comprendió que, para no parecerse a su madre, no le había puesto ningún límite. Reconoció que, al no hacerlo, permitía que su marido le faltara al respeto. Le perdonó, pero dejó de tolerar sus excesos.

- ¿Tengo dificultad para aceptar los comentarios o sugerencias de los demás?
- ¿Soy demasiado conciliadora o no lo suficiente?

Rodillas que no se pueden doblar. La falta de flexibilidad, porque considero que tengo razón, puede expresarse mediante una dificultad para doblar las rodillas.

Francine no puede doblar una rodilla desde hace años. Se sometió a una intervención quirúrgica que no le supuso prácticamente ningún alivio. Durante la terapia, descubrimos que Francine nunca ha aceptado ni a su padrastro ni el lugar que éste ocupó al lado de su madre. Cuando comprendió que este hombre siempre la había querido a su manera y que había hecho más llevadera la vida de su madre, le perdonó y se inclinó ante la autoridad que representaba. Su rodilla volvió a ser flexible. Después me contó que había podido ponerse de rodillas, algo que no lograba hacer desde hacía años. En la mayoría de las religiones, arrodillarse representa un acto de humildad.

- ¿Me he convencido de que he aceptado una situación o una decisión cuando, en realidad, no he hecho más que abdicar para salvar las apariencias o comprar un poco de tranquilidad?

Rodillas que flaquean
- ¿Soy demasiado influenciable, demasiado flexible?
- ¿Me resulta difícil mantener la coherencia de mis ideas?

Rodillas entumecidas
- ¿Estoy convencido de que algo no me molesta y me inclino ante lo que se ha decidido cuando, en realidad, no me doblego ante ello?

Artritis o artrosis en las rodillas (ver artritis)
- ¿Me resulta difícil admitir la crítica porque me siento desvalorizado o denigrado?

Agua en las rodillas
- ¿Hay alguien en mi entorno que me indigna porque siempre quiere tener razón?

Herirse en las rodillas
- ¿Me siento culpable por querer tener razón?
- ¿Quiero salir de una situación que me ha sido impuesta?

La rótula
La rótula es un hueso móvil ubicado delante de la rodilla. El dolor en la rótula *significa una falta de flexibilidad frente a una autoridad o una*

ley en vigor. Herirse en la rótula está relacionado con rebelarse contra una autoridad que no queremos aceptar.

– ¿A quién o qué no queremos aceptar?

LAS PANTORRILLAS

Las pantorrillas son el motor de nuestras piernas. *Representan nuestra capacidad de avanzar rápidamente.* El dolor de pantorrillas se asocia, a menudo, con lo que llamamos calambre del corredor, relacionado con la impresión de que las cosas van demasiado rápido. Queremos que se detengan un poco. También puede deberse a una preocupación cuando un proyecto no avanza suficientemente rápido.

Patrick siente fuertes dolores en las pantorrillas. Le gusta mucho jugar al hockey y participa en la liga amateur. Patrick está considerado el mejor de su equipo. Su entrenador, viendo su potencial, le anima a dedicarse a la competición. Pero ésta, con sus expectativas, le quita la alegría que sentía cuando jugaba por el simple placer de hacerlo. Esos fuertes dolores en las pantorrillas, que le impedían jugar, eran su manera de frenar la presión a la que se encontraba sometido.

– ¿Me siento empujado a avanzar en una dirección que no me gusta?
– ¿Me da miedo no tener tiempo suficiente?
– ¿Tengo la impresión de que las cosas van demasiado deprisa? Por ejemplo, conozco a un hombre desde hace sólo unas semanas y ya me habla de matrimonio.

LOS TOBILLOS

Los tobillos permiten la rotación del pie. *Representan la flexibilidad respecto a la dirección tomada o a determinados cambios de orientación.*

Dolor en los tobillos. Con mucha frecuencia está relacionado con un sentimiento de estar estancado, detenido o desanimado para avanzar en la dirección que nos interesa. Podemos tener la impresión de que los demás nos ponen trabas, aunque, a veces, somos nosotros mismos los que tenemos miedo a avanzar en una nueva dirección o los que nos desvalorizamos por el camino que hemos tomado.

- ¿Qué me impide avanzar en la dirección que deseo?
- ¿Qué me impide estar en paz con el camino que he elegido?

Hacerse heridas en los tobillos. Este tipo de herida se produce, a menudo, cuando nos sentimos culpables respecto al camino elegido. Si nos herimos mientras estamos jugando o divirtiéndonos, es posible que creamos que no tenemos derecho a disfrutar. Ya sea porque hemos visto que nuestros padres no dejaban de trabajar o porque nos dedicamos a pensar en todo lo que tenemos que hacer cada vez que nos tomamos un momento de descanso.

- ¿Me he sentido culpable de avanzar por el camino que deseaba sin tener en cuenta a los demás o los consejos que me daban?
- ¿Me he sentido inferior, sobre todo si digo o pienso: "No le llego ni a la altura de los tobillos"?

Esguince en los tobillos. Se trata de una lesión traumática en una articulación, provocada por un movimiento brusco, con elongación de ligamentos en los esguinces benignos y con fractura en los graves. Este tipo de lesión afecta especialmente a los tobillos y a las rodillas.

El esguince expresa a menudo nuestro inconformismo respecto a un camino impuesto.

- ¿He querido desligarme de la autoridad de...?
- ¿Siento que alguien quiere "controlarme"?

Tobillos inflamados
- ¿Me contengo para no avanzar en la dirección que deseo, o para no hacer cosas a las que aspiro?

LOS PIES

Los pies representan nuestro avance en la vida. En India se veneran los pies de los grandes maestros. En realidad, es su evolución espiritual lo que se honra. Los pies y la forma de andar expresan la manera en que una persona avanza en la vida.

Tengo un amigo podólogo[1] que me ha enseñado mucho sobre lectura de pies. Michel ha unido, a su manera, la Metamedicina y la podología. Un día, asistí a una presentación que hacía, durante la cual nos mostró diferentes huellas y nos explicó la personalidad que expresaba cada pie. A mí me extrañó ver que en una de ellas no se notaba el dedo gordo del pie. Le pregunté si a esa persona le habían amputado los dedos y me respondió: "En absoluto, esta persona nunca ha puesto los pies en la tierra; o, por decirlo de otro modo, nunca ha aceptado la vida". Esas huellas pertenecían a un hombre aquejado de sida.

Dolor de pies. El dolor de pies se asocia, a menudo, con el sentimiento de no avanzar, de estar atascado. Podemos sentirnos estancados en lo que deseamos hacer.

– ¿Tengo la impresión de dar vueltas sin saber qué hacer, de no tener ya ningún objetivo en la vida?

Pies entumecidos tras un tiempo de inactividad (al levantarnos por la mañana o después de estar sentados durante un tiempo).

– ¿Me da miedo retomar un trabajo o una actividad que he dejado hace algún tiempo?

Pies planos. Se caracterizan por el hundimiento del puente del pie. Una participante tenía este problema. Le pregunté si tenía la impresión de que no la apoyaban y me respondió: "Nunca me han apoyado en la vida, ni mi madre, ni mi padre, ni mi marido".

Los niños que nacen con los pies planos, a menudo tienen una madre que no se ha sentido suficientemente apoyada durante su embarazo. Sin embargo, puede también estar relacionado con lo que esta

---

1. Michel Charruyer es podólogo en Annecy en Francia.

alma ha vivido antes de su concepción. Estos niños comienzan sus vidas sin sentirse suficientemente apoyados (a menudo por el padre) y, dependiendo de lo que vivan después, el problema podrá desaparecer o amplificarse.

- ¿Necesito que me protejan y me tranquilicen respecto a lo que quiero emprender?

Las personas que tienen un problema de pies planos, necesitan adquirir confianza en sí mismas y en la vida para poder dejar atrás aquello que representa su seguridad. Entonces, podrán vivir experiencias que les permitirán crecer en su camino evolutivo.

Pie zambo. Se caracteriza por una deformación de todo el pie, que impide que la persona apoye normalmente el pie en el suelo. El pie zambo puede ser innato (de nacimiento), o adquirido. Puede aparecer, por ejemplo, después de una enfermedad, como la poliomielitis. Es posible que la persona que lo padezca no quiera realmente "poner los pies en la tierra". Puede tender a vivir más en un mundo imaginario que en un mundo tangible. Quizá haya huido de sus responsabilidades o se haya negado a aprender de sus experiencias en una encarnación anterior (por ejemplo, mediante el suicidio).

Pie cavo (hueco). Se caracteriza por la ausencia de casi todo el puente en la huella plantar. El repliegue exagerado del puente del pie tiene la apariencia de un embrión en posición fetal. Es característico de personas que se encierran con frecuencia en sí mismas por necesidad de seguridad y protección. Tienden a acelerarse y a ser hiperactivas. No se toman el tiempo necesario para "poner los pies en la tierra". El miedo les hace permanecer en constante vigilancia y actuar con cautela.

- ¿De qué he tenido miedo?
- ¿De qué tengo miedo actualmente?
- ¿Qué puedo hacer para poner los pies en la tierra y estar presente?

Arrastrar los pies. Puede significar timidez, pero también puede indicar que no se tienen ganas de avanzar en la vida.

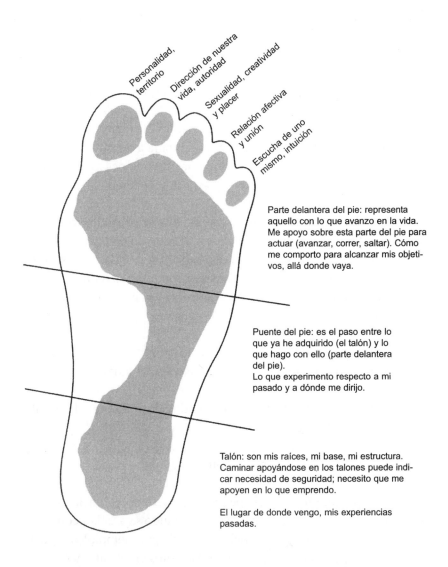

Personalidad, territorio

Dirección de nuestra vida, autoridad

Sexualidad, creatividad y placer

Relación afectiva y unión

Escucha de uno mismo, intuición

Parte delantera del pie: representa aquello con lo que avanzo en la vida. Me apoyo sobre esta parte del pie para actuar (avanzar, correr, saltar). Cómo me comporto para alcanzar mis objetivos, allá donde vaya.

Puente del pie: es el paso entre lo que ya he adquirido (el talón) y lo que hago con ello (parte delantera del pie).
Lo que experimento respecto a mi pasado y a dónde me dirijo.

Talón: son mis raíces, mi base, mi estructura. Caminar apoyándose en los talones puede indicar necesidad de seguridad; necesito que me apoyen en lo que emprendo.

El lugar de donde vengo, mis experiencias pasadas.

Andar con los pies hacia adentro denota una naturaleza introvertida y un rechazo a crecer y evolucionar. A estas personas les gustaría ser siempre niños.

Quitarse trozos de piel de la planta de los pies. Este fenómeno suele estar relacionado con un sentimiento de vergüenza, de no aceptación de uno mismo. El afectado quisiera ser otra persona y piensa que, siendo como es, no será capaz de lograr nada en la vida. Deseo de cambiar de piel.

Pie de atleta. Es una infección por hongos (micosis) que crea lesiones cutáneas principalmente entre los dedos, en la planta del pie y en su borde interno. Estas lesiones pueden ser agudas, supurantes y vesiculosas, o subagudas, rojas y terminando en una descamación. El pie de atleta puede indicar que algo me impide avanzar como yo quiero o que me siento descontento porque las situaciones no se presentan como yo deseo.

Pies hinchados. El edema se relaciona a menudo con sentirse detenido o limitado. Recuerdo una persona que no comprendía por qué sus pies se hinchaban, ya que andaba poco. En realidad, era secretaria y se sentía limitada en su trabajo. Soñaba con tener un comercio. El día en que dejó su trabajo de secretaria para abrir un negocio, sus pies dejaron de hincharse.

– ¿Me retengo para no avanzar?
– ¿Me siento limitado con lo que hago en la vida?

Ampollas en los pies. Es un desprendimiento de la epidermis lleno de serosidad transparente.

– ¿Tengo obstáculos en el camino que quiero tomar?

Verrugas plantares. Son pequeñísimos tumores en la epidermis que se presentan aislados o en capas. A menudo se asocian con un sentimiento de vergüenza (si le huelen los pies, por ejemplo) o de desvalorización (si se ven continuamente obstáculos en el camino).

– ¿He vivido alguna situación vergonzosa respecto a mis pies?
– ¿Repito a menudo frases de tipo: "Esto no progresará", "No hay nada que salga adelante", etc.?

Hundimiento del puente del pie
El puente del pie representa el paso entre lo que ya he adquirido (el talón) y lo que hago con ello (parte delantera del pie).

Lo que experimento respecto a mi pasado y a dónde me dirijo.

– ¿Tiendo a suprimir mis emociones para poder avanzar mejor?

EL TALÓN

El talón representa las raíces, la base, la estructura sobre la que nos apoyamos para avanzar mejor en la vida.

Dolor en el talón. A menudo está relacionado con el sentimiento de "estar en el aire", de no tener nada bajo los pies. Por ejemplo, no me gusta mi trabajo pero no veo qué otra cosa podría hacer. Una situación en la que dependo económicamente de otra persona para cubrir mis necesidades básicas también puede crear inseguridad y hacer que me duelan los talones.

¿Siento que no puedo apoyarme firmemente en nada? Esto puede referirse al aspecto material pero también al afectivo. Tener una familia diezmada también puede crear este sentimiento.

Espina calcánea o espina de Lenoir. Es un espolón, una excrescencia ósea (visible mediante radiografía) que aparece en la base interna de un hueso del talón, llamado *calcáneo*. Esta espina puede equivaler a una raíz que queremos hundir en la tierra para apoyarnos mejor.
Arthur tiene una espina de Lenoir. Trabaja desde hace años en la misma empresa. Unos nuevos propietarios compran esta empresa y deciden restringir las ventajas sociales de los empleados. Arthur tiene la impresión de haber vuelto al punto de partida. Se siente muy indignado porque, después de todos los esfuerzos que ha hecho durante todos esos años, ahora no tiene nada que lo sostenga.

– ¿Tengo miedo de perder mis raíces o la impresión de no tener nada bajo los pies?
– ¿Siento que no he evolucionado a pesar de todos los esfuerzos que he realizado?

Durezas y callos en los pies. Pueden estar causados por zapatos demasiado pequeños. El miedo a avanzar hace que los pies se contraigan, y esto puede crear callosidades.

LOS DEDOS DE LOS PIES

Los pies representan nuestro avance en la vida, *los dedos nuestra manera de avanzar hacia el futuro.*

El dedo gordo. *Representa nuestra personalidad, nuestro ego.*
Gota (Ver Artritis gotosa).
El segundo dedo. *Representa la dirección que perseguimos.* Si está recto, la persona sabe hacia donde va. Denota determinación. Si no está recto, puede indicar indecisión respecto al camino seguido o a seguir.
El tercer dedo. *Concierne a la sexualidad, al placer y a la creatividad.*
El cuarto dedo. *Concierne a las relaciones afectivas, a la relación con nuestros padres o a nuestra unión de pareja.*
El dedo pequeño. *Representa la escucha interior.*

Estas indicaciones pueden ayudarnos a establecer una relación entre cada uno de los dedos del pie y los diferentes problemas: heridas, amputaciones, etc.

A un participante habían tenido que amputarle el dedo pequeño del pie tras un accidente. Al comprender lo que representaba ese dedo, enseguida lo relacionó con algo que había vivido cuando era muy joven: tuvo el presentimiento de que uno de sus familiares iba a morir y, unos días después, esa persona tuvo un accidente. Entonces sintió mucho miedo y se protegió de todo lo que pudiera sentir. Sólo se sentía seguro cuando pensaba racionalmente.

Dedos en forma de martillo. Tienen la apariencia de garras de gato. Con frecuencia señalan la inseguridad que sentimos respecto a nuestro deseo de avanzar en la vida. Esta inseguridad puede llevarnos a querer controlar todo o a aferrarnos a aquello que conocemos.

Hallus valgus, llamado comúnmente "juanete". Es la desviación del primer metatarsiano y del dedo gordo. Afecta a personas que tienen dificultades para ocupar el lugar que les corresponde porque se creen obligadas a responder a los deseos y expectativas de los demás. Por ejemplo, la mujer que piensa que está obligada a ocuparse de sus nietos o la que se cree obligada a ocuparse de sus padres ya mayores, etc.

– ¿Me olvido de mi personalidad por miedo a lo que piensen los demás?

Calambres en los dedos. Cuando nos preocupamos por detalles futuros, podemos sentir calambres en los dedos del pie.

Herirse en los dedos. A menudo es signo de culpabilidad frente a detalles futuros.

LAS UÑAS (Ver el capítulo 14).

Uñas encarnadas. Lesión frecuente y dolorosa en el dedo gordo del pie. La uña encarnada se relaciona a menudo con la culpabilidad o con arrepentirnos de la dirección que hemos tomado.

Annie y su uña encarnada. Annie quería ser enfermera, pero como salía con un hombre al que quería y que deseaba casarse con ella, renunció a sus estudios. Después se divorció y se encontró sola; ahora lamenta no haber estudiado enfermería porque ganaría más dinero.

– ¿Qué es lo que lamento respecto al camino que he elegido?

CAPÍTULO 13

La cabeza y
los órganos de los sentidos

Nuestra cabeza contiene el ordenador central que nos permite estar en contacto con el mundo material. Los órganos de los sentidos son sus receptores.

La cabeza representa nuestra autonomía, pero también nuestra individualidad, a través de nuestra cara, y nuestra espiritualidad porque contiene los centros de energía (*chacras*) superiores, con los que podemos asumir la maestría de nuestra vida y tomar conciencia de nuestra naturaleza divina.

Dolor de cabeza. Los dolores de cabeza pueden tener diferentes causas. Pueden ser de corta duración y estar causados por un pensamiento hiperactivo o por una gran tensión que creamos al querer comprender todo. Esto es frecuente en los estudiantes.

También puede que queramos encontrar por nosotros mismos la solución a un determinado problema, en lugar de pedir ayuda a alguien.

Podemos sentir un intenso dolor y tener la impresión de que nos va a estallar la cabeza. Este dolor de cabeza proviene, casi siempre, de emociones reprimidas.

Es sorprendente observar, en mis seminarios de liberación de la memoria emocional, el comportamiento de las personas a las que les duele la cabeza. Han aprendido a controlar tanto sus emociones que no saben qué hacer cuando una emoción intenta salir. Cuanto más la retienen, más les duele la cabeza. Necesitan ser acogidas con suavidad y ternura para que la emoción de pena o de indignación pueda mostrarse. Una vez liberada la emoción, el dolor de cabeza desaparece.

El dolor de cabeza puede dar la sensación de que el cerebro es una masa gelatinosa que se desplaza de forma inesperada. Esta impresión está provocada por el edema del cerebro. Como cualquier otra forma de edema, está relacionado con el sentimiento de estar bajo la influencia (o el control) de alguien o de algo. Nos sentimos obligados a hacer cosas que limitan nuestros verdaderos deseos y nuestra libertad. Por ejemplo: nos sentimos obligados a ir a algún sitio, a esperar, a decir cosas, a agradar, a ser amables, a realizar proezas sexuales, a guardar la compostura, a sonreír, etc. Esto afecta sobre todo a personas que tienen dificultad para ocupar el lugar que les pertenece y que se encuentran con otras que tienden a decidir por ellas. Su dolor de cabeza es una oportunidad para decir: "dejadme tranquila (mi espacio), me duele la cabeza".

Dolores de cabeza violentos

Los dolores de cabeza violentos que aparecen regularmente se asocian, con frecuencia, al miedo y a la inseguridad. Podemos sentirnos amenazados por algo. La expresión "tener una espada de Damocles suspendida sobre la cabeza" traduce muy bien ese sentimiento. Los dolores de cabeza que comienzan con un dolor en la nuca pueden estar en resonancia (asociados) con una situación en la que nos hemos sentido amenazados.

Este era el caso de Samaël. Cuando le dolía la cabeza, no se atrevía a moverla de lo mucho que le dolía la nuca. Sus dolores de cabeza comenzaron cuando tenía 12 años aproximadamente. Como la mayoría de los adolescentes de su edad, expresaba su individualidad mediante una pequeña dosis de rebeldía ante las expectativas de sus padres. Una tarde, Samaël sorprendió a su padre y a su madre hablando de la posibilidad de ingresarlo en una institución para delincuentes si persistía en su comportamiento rebelde. Sintió tanto miedo que renunció a su propia individualidad para volverse muy sumiso. Sus padres no volvieron a hablar nunca más de esta institución, pero el miedo se había quedado grabado en su mente: "si no me conformo con lo que la sociedad y los demás esperan de mí, me arriesgo a perder mi seguridad y mi libertad".

Casi treinta años después de ese suceso, el miedo continuaba estando muy presente en Samaël.. Sufría violentos dolores de cabeza y de nuca cada vez que se creía obligado a actuar de una manera determinada para no correr el riesgo de perder su seguridad y su libertad. Cuando Samaël se liberó de la inseguridad que sentía por no responder a las expectativas de los demás y admitió que tenía derecho a ser quien era, sus dolores de nuca y de cabeza desaparecieron.

Dolores de cabeza que se transforman en migrañas

Cierta persona que había sido violada varias veces, padecía esos dolores de cabeza que se transforman en migraña. Para ella, el simple hecho de salir a la calle era una amenaza. Al comprender el origen de sus dolores de cabeza y migrañas, consiguió dejar de sentirse amenazada. Los violentos dolores de cabeza que padecía desde hacía varios años, se esfumaron por completo.

– ¿Qué es lo que me hace sentirme inseguro o me crea tensión?
– ¿De qué tengo miedo?
– ¿Tengo dificultades para expresar mis necesidades o mis emociones?
– ¿Me he sentido amenazado alguna vez?

Migraña. La migraña es un dolor intenso que afecta a un solo lado de la cabeza. Aparece como un ataque y va acompañada de náuseas y, a veces, vómitos. Las migrañas manifiestan un sentimiento excesivo respecto a una situación en la que nos hemos podido sentir forzados o amenazados.

Las náuseas y los vómitos indican que rechazamos esta situación. Puede tratarse:

- de la condición femenina; la migraña aparece, entonces, durante el periodo menstrual;
- de la sexualidad, respecto a experiencias sexuales mal vividas;
- de una situación de impotencia vivida en la infancia. En este caso, la migraña se manifiesta cada vez que nos sintamos obligados a ir a un sitio o a hacer cosas que no tenemos ganas de hacer;
- del hecho de tener más privilegios que las personas que amamos y que consideramos en desventaja con respecto a nosotros mismos.

Por último, la migraña puede expresar una culpabilidad de vivir. Cada vez que experimentamos alegría o placer, hay como una vocecita en el fondo de nosotros que nos dice: "No te mereces toda esta felicidad, ni siquiera deberías estar aquí". Esta voz es la de nuestra culpabilidad. La migraña destroza todo el placer que sentimos.

Lise padece migrañas cuando tiene el periodo, además de la enfermedad de Crohn. Tiene dos hermanos. Sus padres tienen unas ideas muy anticuadas respecto al estatus del hombre y de la mujer. Para ellos, la mujer está hecha para quedarse en casa y ocuparse de sus hijos, mientras que los hombres disponen de mucha más libertad. Ellos pueden realizar amplios estudios universitarios, mientras que ella debe pensar en el matrimonio. A ellos les pagan una auto-escuela para aprender a conducir, mientras que ella debe luchar para que le permitan aprender, además de pagarse la auto-escuela. Estas imposiciones ligadas a su condición femenina la indignan. Para colmo, se casa con un brillante abogado, guapo como un dios, que todas las mujeres envidian. Todo el mundo no tiene más que elogios para él, pero nunca para ella. Una vez más, siente que no vale nada comparada con él. Esto es lo que rechaza.

Ghislaine padece migrañas que la obligan a permanecer hospitalizada cada vez que se deshidrata a consecuencia de los vómitos, ya que ningún medicamento logra detenerlos. Ghislaine crece en un entorno violento. Sin embargo, es la preferida de su padre. Su madre le dice un día: "Si tanto quieres a tu padre, vete a vivir con él y déjanos en paz". Ghislaine se siente muy culpable del tratamiento preferencial que recibe de su padre, mientras éste trata tan mal a su madre y a sus hermanos. Y se siente mucho más desgraciada cuando ve que pega a su hermano.

Ghislaine hubiera preferido morirse frente a esos sentimientos de impotencia, culpabilidad y rechazo por parte de su madre. Durante la adolescencia sufrió anorexia. Sus migrañas comenzaron después de conocer al hombre que iba a ser su esposo y que, al igual que su padre, la colmaba de atenciones. Esto hizo que resurgiera su culpabilidad de vivir.

En el capítulo sobre el sistema digestivo, veremos que los problemas de estómago están relacionados con un sentimiento de injusticia.

Ghislaine, rechazaba su situación privilegiada a través de sus vómitos. Se hubiera destruido con gusto antes de seguir viendo el sufrimiento de su madre, hermanos y hermanas, de tan injusta que le parecía la situación.

- ¿Qué es lo que rechazo?
- ¿Me siento culpable de vivir?
- ¿Me siento culpable de recibir más de la vida que las personas de mi familia (padre, madre, hermano o hermana)?

Neuralgia. La neuralgia es un dolor agudo, intenso, con punzadas que recorren los nervios sensitivos o mixtos. Va acompañada de hormigueo y de una disminución de la sensibilidad en los nervios. La neuralgia puede estar relacionada con una emoción que no se quiere sentir. La persona se refugia en su cabeza en un intento de insensibilizarse de todo lo que la conmociona.

Annie y sus episodios de neuralgia. Annie dio a luz un hijo que tuvo que dar en adopción. Esto la afectó profundamente. A raíz de este suceso, cada vez que ve a un niño pequeño que podría tener la edad del suyo, intenta no sentir la emoción que le provoca y la reprime cambiando de pensamientos instantáneamente. El dolor aparece para recordarle toda la tristeza que nunca se ha permitido sentir en profundidad.

- ¿He vivido alguna situación emocional que haya enterrado después y que ahora temo destapar?
- ¿Me siento todavía culpable por alguna decisión que he tomado?

Meningitis. La meningitis es una inflamación de las meninges, que son las membranas que rodean el cerebro y la médula espinal. Puede asociarse con la culpabilidad de vivir cuando nuestro nacimiento ha hecho sufrir o enfermar a nuestra madre, o la ha obligado a casarse con un hombre al que no amaba. También podemos sentirnos culpables por vivir cuando creemos que habría sido mejor que hubiéramos muerto nosotros en lugar de otra persona. Podemos reprocharnos no haber podido hacer nada para salvar a una persona; por ejemplo, un amigo al que queríamos y que se suicidó.

- ¿Llevo una culpabilidad de vivir respecto a mi nacimiento o a la muerte de alguien a quien quería?
- ¿Tengo miedo de tener un tumor cerebral?

Tumor cerebral. Un tumor cerebral puede ser consecuencia de un shock emocional o de no sentirnos capaces de existir de manera autónoma o de acuerdo a nuestras aspiraciones. Si este tumor aparece tras un cáncer, puede tratarse de la hiperactividad del cerebro de una persona que intenta curarse por todos los medios.

Louise tiene un tumor cerebral. Sale con un hombre desde hace algunos meses y no quiere tener relaciones sexuales con él porque se reserva para quien se convierta en su esposo. Su amigo le promete casarse con ella y la convence. Se queda embarazada y él la deja cuando se entera. Ella trae al mundo a un niño y siente un gran odio por este hombre; ama y odia a la vez a su hijo porque le recuerda a él. Desarrolla un tumor cerebral. Este tumor proviene del shock emocional que sintió cuando este hombre la dejó, pero también de toda la tristeza que siente por tener que criar a su hijo sola cuando siempre había soñado con casarse virgen y fundar un hogar. Para Louise, este hombre ha arruinado su vida y sus posibilidades de felicidad.

Hugo tiene un tumor cerebral. Es hijo único y lo es todo para su madre. Ésta lo protege en exceso y no le deja tener ninguna iniciativa por miedo a perderlo. Hugo llega a no poder pensar por sí mismo. Su madre decide los estudios que debe realizar, los amigos con quienes debe salir, el lugar donde debe vivir. Por supuesto, es ella quien paga todo porque no quiere que su hijo trabaje antes de terminar sus estudios para que no se canse y no arriesgue la carrera que ella ha elegido para él. Hugo nunca se ha sentido independiente. Ha vivido gran parte de su vida así para no disgustar a su madre, que no deja de decirle que daría su vida por él. Hasta que un día, Hugo no puede más y se rebela. Deja a su madre, se va a vivir al extranjero y se casa allí. Pero, un tiempo después, regresa porque está enfermo: tiene un tumor cerebral. Los cuidados de su madre no hacen más que aumentar su indignación porque se encuentra de nuevo frente a las decisiones de ella, a las que nunca ha sabido oponerse. Muere menos de un año después de su regreso.

Enfermedades mentales. Las enfermedades mentales están relacionadas con un dolor de vivir. Pueden tener causas muy diferentes, pero todas tienen en común un desinterés por la vida, ideas suicidas o el retraimiento en un mundo hermético en el que es muy difícil, si no imposible, comunicarse con alguien.

La paranoia y la esquizofrenia aparecen cuando el niño se siente incapaz de expresar su personalidad y su autonomía. Puede obsesionarse con una idea persecutoria puesto que, a menudo, es lo que ha sentido con la actitud respecto a él de uno u otro de sus padres. Cada vez que trataba de alzar el vuelo, le cortaban las alas. Para sobrevivir, el niño o el joven adulto puede elegir retirarse a un mundo interior "autístico", es decir, herméticamente cerrado e impenetrable.

Paranoia. La paranoia es una enfermedad mental que se caracteriza por las ideas persistentes u obsesiones. Por ejemplo, la persona puede creer que los demás se la tienen jurada o que la vida se ensaña con él demoliendo todo lo que ha construido. Esto le lleva a estar siempre a la defensiva. Su comportamiento, su lenguaje y su razonamiento no están alterados. Puede pasar por una persona sana (por lo general está mejor dotada que el resto) hasta el momento en que sus divagaciones particulares se convierten en el tema central sobre el que concentra toda su imaginación. La paranoia afecta con mayor frecuencia a personas de una extrema sensibilidad, que se sienten heridas fácilmente. A menudo su entorno piensa que son personas egoístas, orgullosas, pendencieras, amargas y que no tienen sentido del humor. Pero esta forma de actuar es su mecanismo de protección porque cualquier cosa puede herirlas.

Bernard padece paranoia. Es un brillante ingeniero y nadie pensaría que padece esta enfermedad. Parece estar muy por encima de esto y sin embargo... Le conocí en un seminario. Cuando le llegó el turno de presentarse, dijo: "Soy lo que se podría llamar un muerto viviente". Yo no daba crédito a mis oídos. ¿Cómo un hombre que me parecía tan brillante e, incluso, demasiado suficiente podía describirse de esa manera? Bernard era el pequeño de su familia. Había estado sobreprotegido y asfixiado por su madre que no le dejaba tomar ninguna iniciativa. A los siete años, ofreció sus servicios a un vecino que tenía una tintorería. El propietario aceptó que le echara una mano a cambio de algunas monedas. Tras esta primera experiencia se sintió especialmente feliz por haber ganado un poco de dinero y haberse sentido tan a gusto ayudando a este hombre. Cuando su madre se enteró, llamó por teléfono al vecino para insultarle y decirle que debería darle vergüenza explotar así a un niño. En consecuencia, Bernard fue despedido. Cada vez que se lanzaba a un nuevo proyecto, su madre lo echaba por tierra diciéndole: "Haz como tus hermanos". Bernard renunció a su personalidad, intentando únicamente ser como los demás. Como esto funcionaba para los demás pero no para él, empezó a rechazarse y a destruirse a sí mismo, año tras año, con el alcohol. Después empezó a tener miedo de sí mismo y de sus reacciones.

Esquizofrenia. La esquizofrenia es una afección del orden de las psicosis. Se caracteriza por una disolución de la vida psíquica con una profunda transformación de la personalidad, pérdida de contacto vital con el mundo exterior, ensimismamiento en un mundo interior autístico, trastornos de lenguaje, incoherencia, mutismo y comportamientos discordantes, incomprensibles, sin motivo e indiferentes.

La esquizofrenia se origina, a menudo, en entornos con comportamientos familiares asfixiantes. La víctima es generalmente el más débil. Una señora vino a mi consulta porque su único hijo era esquizofrénico. Éste tenía 34 años, pero ella lo trataba como si fuera un niño de dos. La mujer contaba, a todos los que quisieran escuchar, las dificultades que tenía su hijo con las autoridades médicas, especialmente en psiquiatría. Esta mujer, abandonada por su marido, se había consagrado por completo a su hijo, ahogándolo con su omnipresencia. En aquel momento, utilizaba la enfermedad de su hijo para llamar la atención. En cuanto a su hijo, no había podido adquirir ninguna forma de autonomía, lo cual le había llevado a depender totalmente de su madre y de las personas que ella le recomendaba. Acepté recibirle a instancias de la madre, pero él no quería salir de su mundo de ninguna manera ya que para él representaba su seguridad e incluso su supervivencia.

- ¿He renunciado a mí mismo para intentar ser como otra persona?
- ¿Me siento bajo la influencia de alguna persona? ¿Cómo puedo salir de ahí?

El autismo, las psicosis, las neurosis y las depresiones nerviosas están tratadas en el capítulo "Cómo liberarse del dolor de vivir".

LA FRENTE

La frente representa nuestra manera de utilizar nuestro pensamiento. Por ejemplo, una frente cuadrada corresponde generalmente a personas que se interesan por lo que es lógico, analítico y racional. Si es redonda, indica más bien una personalidad intuitiva, dotada de una gran imaginación. La frente oblicua pertenece a aquellos y aquellas que son audaces en su manera de pensar.

Absceso en la frente
- ¿He sentido ira porque no se han tenido en cuenta mis ideas o porque se han rechazado en bloque mis sugerencias?

Grano en la frente
- ¿Me he sentido impaciente al intentar aportar mis ideas a personas que no estaban abiertas a ellas?
- ¿Tengo demasiadas ideas en la cabeza y me vuelvo impaciente?

Herirse en la frente
- ¿Me siento culpable por haber hecho sólo lo que me daba la gana?

LA CARA

La cara representa nuestra individualidad. Cada cara es única. Es la parte de nosotros mismos que mostramos a los demás. Todo está escrito allí: la pena, la tristeza acumulada, la desconfianza, la ironía, la introversión o extraversión, la apertura hacia el mundo, la resistencia, la alegría, la paz, la felicidad, la serenidad, la compasión, el amor... Con nuestra cara entramos en contacto con nuestro entorno. La piel de la cara puede indicar un deseo de atraer o de repeler a los demás. Los problemas relativos a la piel se tratan en el capítulo "La piel, el cabello y las uñas".

Tics nerviosos. Los tics nerviosos son movimientos breves, automáticos, involuntarios y repetitivos que provienen, a menudo, de una gran tensión interior relacionada en muchos casos con emociones reprimidas. Conocí a un hombre plagado de tics nerviosos que me decía que, cuando experimentaba una emoción, la guardaba en un cajoncito dentro de él. En la consulta, me confesó que, desde hacía algunos años, ya no tenía cajoncitos y no sabía qué hacer con sus emociones.

– ¿Qué me produce tanta tensión?

Parálisis facial
– ¿Siento que he perdido mi identidad?
– ¿Me ha dolido la ofensa que me han hecho?

LOS PÁRPADOS

Los párpados protegen nuestros ojos, pero también sirven para cerrarlos, como cuando corremos las cortinas para descansar o dormir. *Los párpados representan en consecuencia, el descanso, la quietud y el desapego (vamos a dormir, cortamos el contacto).*

Irritación en los párpados. Una persona que tenía los párpados irritados me preguntó cuál era la causa. Le pregunté si había algo que le irritara respecto a su deseo de descansar: "El domingo debería ser un día de descanso pero, como vivo sola con mis hijos, ese día hago todo lo que no tengo tiempo de hacer durante la semana. En resumen, nunca descanso". Esta situación le irritaba. Le sugerí que consagrara tiempo al descanso de una manera prioritaria. Al hacerlo, se sintió con más energía para el resto de sus actividades y el malestar desapareció.

- ¿Me siento frustrado por no poder descansar ya que tengo demasiadas cosas que hacer?

Una persona tenía alergia en la piel de los párpados. Le pregunté si había algo que no aceptara respecto al hecho de descansar. No encontraba nada hasta que le dije que los párpados eran como las cortinas que corremos cuando vamos a dormir. Entonces me dijo que se habían cambiado de casa casi hacía dos años y que no podía soportar ver las ventanas sin cortinas.

Chalazión y quiste en el párpado. Estos pequeños tumores, generalmente de forma redondeada, se encuentran en el borde libre del párpado inferior (chalazión) o en el propio párpado (quiste). Son pequeñas bolas de tristeza que se acumulan por lo que vemos. Pueden evolucionar hacia una conjuntivitis si la pena se transforma en indignación.

Stéphanie tiene un quiste en el párpado izquierdo. Desde pequeña, su padre la acompaña a la cama para arroparla. Una noche, cuando ella le pide que vaya a arroparla, su padre le dice: "Ya tienes 14 años, eres demasiado mayor para eso. A partir de ahora irás a dormir como los mayores, sin necesidad de papá que te arrope". Stéphanie lo comprende y piensa que su padre tiene razón. Pero al mismo tiempo, le da pena que esos momentos que compartía con su padre se hayan terminado. El quiste que le salió en el párpado era la tristeza que no se atrevía a expresar porque pensaba que su padre tenía razón. Ya era hora de renunciar a esa necesidad infantil. Cuando habló con su padre de la tristeza que sentía, éste le propuso como contrapartida un gesto afectivo antes de ir a dormir. Dejó de sentirse triste y su quiste desapareció.

- ¿Qué es lo que me entristece en lo que veo?
- ¿Me he separado o me siento triste porque alguien ha muerto?

Hemangioma en el párpado. El hemangioma es una malformación por proliferación de vasos sanguíneos.

¿Quiero cerrar los ojos ante una situación que me provoca tristeza? Por ejemplo: la separación de mis padres, la enfermedad de mi padre, los problemas de mi hijo con la droga o mi relación de pareja.

Orzuelo. Forúnculo de la glándula pilosebácea anexa a la pestaña. Durante mucho tiempo creí que las escenas de violencia que veía en mi casa eran las responsables de este problema. Estudiando los trabajos del Dr Hamer, descubrí que, puesto que concernía a la dermis, probablemente se trataba de un conflicto de deshonra, de un ataque contra la propia integridad.

Entonces, recordé que, en la época en la que tenía orzuelos, me resultaban muy difíciles las reglas gramaticales de francés. Tenía muchas faltas de ortografía y el profesor me humillaba delante de toda la clase, pensando sin duda que así me esforzaría más.

Cuando conocí a la sanadora que creía que me había curado, estábamos a finales del año escolar. Después, me cambié de escuela y nunca más volví a pasar por situaciones humillantes relacionadas con la ortografía. Nunca más tuve orzuelos.

– ¿Qué observo o veo de manera repetitiva que me avergüenza o me indigna?

Párpados caídos
– ¿Qué es esta tristeza que siento?

Esta tristeza puede estar relacionada con la muerte o pérdida de un ser a quien amábamos, con el sufrimiento de una persona a la que no hemos podido ayudar o con una situación que nos apenaba y no hemos podido cambiar.

Párpados hinchados
– ¿Qué lágrimas retengo?
– ¿Qué pena no he llorado?

Parpadeos repetitivos
– ¿Qué es lo que veo que me crea tanta tensión en mi vida?
– ¿Deseo ser más eficaz y no lo soy?

LOS OJOS

Los ojos representan nuestra capacidad de ver, de mirarnos a nosotros mismos, a los demás y a la vida. Los ojos grandes indican un espíritu curioso, abierto y sin reservas, mientras que los ojos pequeños indican cierta reserva y a veces desconfianza (una mente más bien analítica). Para un diestro, el ojo derecho es el del reconocimiento y los sentimientos afectivos. El izquierdo es el de la defensa, el que acecha para evitar el peligro. Para los zurdos es a la inversa.

Conjuntivitis o infección en un ojo o en los dos. Es una inflamación de los párpados y de las membranas que resguardan el interior del ojo.

Durante un seminario de Metamedicina, una madre trae a su bebé de tres meses porque vive bastante lejos y tiene que amamantarlo. La pequeña tiene una infección en el ojo derecho. La madre me dice que ha estado acatarrada y que la infección se ha propagado al ojo de la niña. Esta explicación tan simplista no tiene pies ni cabeza, porque la leche maternal suministra al niño los anticuerpos necesarios para prevenir una infección de este tipo. Le pregunto a la madre si la niña no habrá visto algo que la haya podido enfadar. Entonces, la madre recuerda que, unos días antes, casi dejó caer a la pequeña de su sillita. Y añade: "Fue más el miedo que pasó que el daño que hubiera podido hacerse, pero reaccionó poniéndome mala cara". Después, apareció esta infección en el ojo. La pequeña siguió en el taller con su madre y, al final de éste, el ojo ya estaba completamente abierto y la infección había desaparecido. ¿Qué había sucedido? La niña había tomado conciencia de que esa indignación no era beneficiosa para ella.

– ¿Tengo dificultades para aceptar lo que veo o lo que ya no veo?
– ¿He visto algo que me ha indignado?

Ojo seco o queratoconjuntivitis seca
– ¿Me he prohibido llorar?

Miopía. Anomalía que reduce la acuidad visual de lejos. Podemos sentirnos amenazados o poco seguros. El futuro inmediato nos da miedo.

Mylène es miope. Comienza a mostrar signos de miopía hacia los nueve años de edad. En la escuela se habla continuamente de la destrucción de bosques a causa de la lluvia ácida, de amenazas de guerra nuclear, de la desaparición de la capa de ozono alrededor de la Tierra, etc. Como Mylène tiene una gran imaginación, se preocupa por lo que pueda pasar. Inconscientemente, tiene miedo de su futuro. Cuando toma conciencia de ello y decide confiar en la vida, su visión comienza a mejorar gradualmente.

Durante una conferencia, recomendé a los participantes con miopía que buscaran la edad en la que habían empezado a necesitar gafas y la situación que les producía miedo. Al final de la conferencia, una mujer me confesó que necesitaba gafas desde los 12 años y que recordaba muy bien lo que le daba miedo en esa época respecto al futuro. Veía que sus pechos empezaban a formarse y eso significaba que su infancia se acababa. La vida adulta le daba miedo porque veía a sus padres continuamente preocupados por diferentes problemas. Además, en esa época padecía un eritema nudoso en la pierna que expresaba su miedo a avanzar hacia el mundo adulto. Sin embargo, era la primera vez que veía la relación que existía entre su miopía y los sucesos acontecidos a esa edad.

- ¿Qué me da miedo respecto al futuro?
- ¿Tengo miedo de no volver a ver a una persona, unos amigos o un lugar que amo?

Presbicia. Incapacidad para distinguir con claridad los objetos cercanos. Otra participante en una de mis conferencias, me preguntó: "¿No es acaso normal que las mujeres de más de 40 años tengan presbicia?". Si eso fuera normal, todas las mujeres mayores de 40 la tendrían. Es cierto que el poder de acomodación del ojo disminuye con la edad y esto puede explicar que se tengan más dificultades para ver de cerca. Pero, ¿por qué las mujeres están más expuestas a esta edad y por qué no todas? Eso me extrañaba hasta que yo misma, que he pasado la cuarentena, me di cuenta de que mi visión de cerca había perdido nitidez en un determinado momento de mi vida. Ese momento correspondía a un periodo de gran cansancio, después de una gira de conferencias y seminarios por Europa. Mi cara y mis rasgos denotaban aquel cansancio y, al mirarme en el espejo, me di cuenta de que había envejecido. Eso era lo que yo no quería ver. Más tarde, con los años, engordé algunos kilos.

Cuanto menos aceptaba mi edad, más se intensificaba mi presbicia. Hablé con mi oftalmólogo y me confirmó que la presbicia afecta a las mujeres mucho antes que a los hombres. Pero hay mujeres que nunca han tenido ese problema. A menudo, son mujeres que se preocupan muy poco por su apariencia. No hay que creer, sin embargo, que la presbicia está relacionada únicamente con el miedo a envejecer. Concierne a todo aquello que nos es cercano y nos da miedo o no queremos ver.

- ¿Qué hay cerca de mí que no quiero ver?
- ¿Kilos de más?
- ¿Piernas con varices o celulitis?
- ¿Ya no me gusta mi trabajo o mi cónyuge?
- ¿Me preocupa mi situación económica actual?
- ¿Se acerca mi jubilación?

Estrabismo. Es estrabismo es un defecto de paralelismo en los ejes visuales de los ojos. Es convergente o divergente, dependiendo de si los ejes se desvían hacia dentro o hacia fuera del campo visual. El estrabismo puede estar relacionado con el hecho de no querer ver las cosas como son porque nos parecen amenazadoras. A menudo comienza con una situación en la que el niño tiene mucho miedo a lo que pueda pasar.

Jennifer padece estrabismo desde que nació. El parto comenzó en casa y su padre, nervioso, llamó a la policía. Los policías tomaron a la recién nacida y la envolvieron en una pequeña manta, que ajustaron demasiado fuerte alrededor de su cuerpo, para llevarla al hospital. Jennifer se ahogaba. Se sintió ya amenazada en los primeros momentos de su vida, la vida podía hacerle daño. Más adelante, un tío suyo que padecía del corazón le dijo que ella también tendría los mismos problemas cuando fuera mayor. Jennifer vivía continuamente con miedo a que pasara algo que la hiciera sufrir.

A Jean-Louis lo operaron de estrabismo. Jean-Louis es adoptado. Al principio, las autoridades dieron la custodia parcial a los padres que deseaban adoptarle, creyendo que esto sería mejor para el pequeño. Jean-Louis se encariñó rápidamente con sus nuevos padres. Cada vez que llegaba el momento de volver al orfanato, sufría una auténtica crisis de pánico. Fue justamente en esa época cuando se manifestaron los primeros síntomas de estrabismo.

Catarata. La catarata es una opacidad del cristalino del ojo. Un velo cubre los ojos, el futuro nos parece sombrío, triste y sin esperanza de mejora.

Janique padecía cataratas desde su más tierna infancia. Cuando estallo la guerra, tenía dos años. Recuerda que sus padres llevaban a ella y a sus hermanos a esconderse en el sótano que estaba oscuro. Janique no sabía lo que pasaba y tenía mucho miedo. Sus cataratas provienen de esos acontecimientos tan emocionalmente fuertes. Cuando toma conciencia de ello, se libera y, gradualmente, el velo de sus ojos se levanta. Recuerdo que gritó ¡milagro! cuando descubrió que podía ver los letreros de las tiendas, algo que antes le resultaba totalmente imposible. Muchas personas mayores que viven solas, lejos de sus hijos o en hogares de acogida, tienen problemas de cataratas. Sienten que van a terminar sus días tristes y solas. El niño que nace con cataratas puede ser la continuidad de una persona que ha muerto totalmente triste.

– ¿Qué es lo que no quiero ver porque me pone triste?
– ¿Qué puedo hacer para que mi situación sea más agradable y feliz?

Astigmatismo. Este trastorno de la vista provoca una visión defectuosa tanto de cerca como de lejos. El astigmatismo está con frecuencia relacionado con una sensación de confusión respecto al propio valor. También podemos sentirnos perdidos y no querer ver la vida como es. Es posible que lo que veamos vaya contra el ideal que teníamos respecto a una persona o una situación.

Hipermetropía. Es una anomalía de la visión causada por la que la imagen se forma detrás de la retina. Puede provenir de la tensión, de una imagen que se ha fijado, de la ira reprimida o del sentimiento de no ser tan importante como los demás.

– ¿Estoy en guardia frente a una situación que no quisiera vivir?

Retina pigmentaria *(llamada también degeneración mácular)*. Esta inflamación de la retina afecta a la parte central, la mácula, que es la responsable de la acuidad visual. La degradación reduce progresivamente el campo de visión y lleva gradualmente a la ceguera.

La degeneración mácular proviene, con frecuencia, de una intensa aprensión o es consecuencia de un acontecimiento con una gran carga emocional.

A la salida de una conferencia, un hombre me preguntó sobre la posible causa de la degeneración mácular de su hijo de cinco años. Le pregunté si su hijo podía tener mucho miedo a una situación futura. Me respondió: "Su madre tiene cáncer". Este niño tenía, sin duda, mucho miedo de que su madre muriera.

Angèle padece retinitis pigmentaria. Me contó que un día, cuando era muy pequeña, hacia los tres años de edad, su madre volvió a casa con un bebé. Quiso tocarlo y le puso un dedo en la boca, pero su madre la empujó. Se sintió de más con la llegada de su hermanito. También sentía este mismo miedo al rechazo con su marido. Me dijo que antes de que comenzara su retinitis no soportaba ver que su marido mirara a otras mujeres. Angèle tenía tanto miedo a ser abandonada que, inconscientemente, se ponía enferma para depender de los demás y que nadie pudiera dejarla otra vez sola.

– ¿Qué temo más?
– ¿He vivido alguna situación traumática?

Glaucoma. El glaucoma se debe a una presión excesiva de los líquidos intraoculares. Puede perjudicar al nervio óptico y provocar ceguera. Puede asociarse a no querer ver la vida, tras una presión emocional antigua, no perdonada. El glaucoma es frecuente en personas mayores que dicen: "Ya he visto bastante".

– ¿Qué es lo que no quisiera ver más porque me indigna, me frustra o me pone triste?

Úlcera de la córnea. Pérdida de sustancia en un revestimiento tisular cuya cicatrización es, generalmente, difícil.

Linda tenía una úlcera en la córnea. Tuvo varios problemas en los ojos y, en los últimos años, apareció una úlcera en su córnea. Ningún medicamento oftalmológico conseguía nada. El dolor era intenso. ¿De dónde provenía esta úlcera? Dos años antes, la habían operado de un ojo por problemas de estrabismo divergente. El resultado fue decepcionante. Cada vez que se miraba los ojos, se acordaba de los médicos. La indignación que sentía por lo que veía, había provocado la úlcera. Cuando tomó conciencia de esto y aceptó que los médicos lo habían hecho lo mejor que habían podido y que era lo que ella vivía lo que había provocado ese resultado, se liberó de su ira y la úlcera desapareció por completo.

Queratitis. Es una inflamación de la córnea que, como en el caso de la úlcera, está relacionada con la ira respecto a lo que se ve.

Neuritis óptica. La inflamación del nervio óptico se traduce en un descenso rápido de la visión en un ojo y dolores orbitales. La neuritis óptica está relacionada a menudo con ya no querer ver la vida, a causa de algún acontecimiento traumático.

Marlene tiene una neuritis óptica. Tiene 18 años. Un día, cuando anochece, vuelve sola a casa. Una camioneta se detiene y dos hombres la obligan a subir, mientras un tercero conduce. La llevan a un lugar desierto y la violan uno tras otro. Marlene siente en lo más hondo tanta cólera, que no quiere volver a ver ningún hombre en su vida. Aún más, ni siquiera quiere ver la vida.

Puntos negros. Los puntos negros están relacionados normalmente con el hecho de ver obstáculos en aquello que desearíamos realizar. La realidad está lejos de ser lo que desearíamos que fuera.

Alergia en los ojos
- ¿Qué me molesta en lo que veo?
- ¿Veo algo que me recuerda una situación triste de mi vida?
- ¿Qué me gustaría volver a ver que me falta actualmente en mi vida?

LOS OÍDOS

Los oídos representan nuestra receptividad. Gracias a ellos podemos escuchar a los demás, recibir informaciones y oír diferentes sonidos. Un problema en uno o en los dos oídos concierne a lo que recibimos o no recibimos verbalmente de los demás.

El oído derecho, para un diestro, está relacionado con el lado afectivo y el izquierdo con la información más racional. Para un zurdo es al contrario.

Otalgia (dolor en el oído)
- ¿Qué tengo miedo de oír?
- ¿Qué deseo oír y no oigo?
- ¿Qué oigo que no me gusta?

Otitis. La otitis es, generalmente, una inflamación del oído. Según dónde se localice y cómo se manifieste, se llamará otitis externa, otitis media (caja del tímpano), otitis interna o laberintitis, otitis aguda, otitis crónica u otitis serosa, supurada o purulenta. Si la infección que proviene de la otitis media se propaga a las cavidades de las mastoides (apófisis ósea del cráneo situada detrás de la oreja, con cavidades que comunican con el oído medio), hablamos de mastoiditis. Todas las formas de otitis se relacionan con la contrariedad, la decepción o la rabia respecto a lo que hemos oído sin esperárnoslo (otitis agudas) o a lo que oímos continuamente (otitis crónicas). Las otitis degeneran en mastoiditis cuando lo que oímos comienza a "salirnos por las orejas" porque ya no podemos soportarlo. Los niños se ven afectados especialmente de otitis medias. ¿Están contrariados o indignados por oír continuamente lo que deben y no deben hacer? A menos que sea por lo que oyen en casa: se producen más casos de otitis en niños cuyos padres discuten a menudo.

Los adultos afectados por una otitis simple (un oído) o doble (los dos), pueden preguntarse si han escuchado algo que les haya enfadado.

Si se trata del oído derecho, buscaremos si no hemos escuchado palabras que hayan herido nuestra sensibilidad, puesto que este oído se relaciona con el elemento afectivo, al menos para los diestros.

Por ejemplo, el hijo a quien tanto amamos, a quien hemos dado lo mejor de nosotras mismas, nos dice que prefiere a la nueva mujer de su padre.

Si la otitis no afecta más que a la parte izquierda (para un diestro): ¿Tenemos demasiada información? ¿Estamos enfadados con alguna o algunas personas que hablan demasiado o que hacen comentarios desagradables o insultantes?

Una mujer joven que trabajaba en el ejército, estaba en un grupo de hombres que se divertían contando chistes de índole sexual de muy mal gusto. No podía soportar seguir oyéndoles y tuvo una otitis en el oído izquierdo.

– ¿Qué he oído que me ha frustrado, contrariado o enfadado?

Otitis serosa. Se caracteriza por una acumulación de líquido acuoso retenido detrás del tímpano que, a la larga, puede provocar sordera. La otitis serosa representa los tapones que queremos ponernos en los oídos para no oír a algunas personas.

– ¿Me da miedo de que me critiquen porque me siento culpable?

El niño que padece otitis serosa puede sentir que sus padres esperan que sea perfecto. Es posible que quiera cerrarse a sus explicaciones, a su moral o a su crítica para no sentirse culpable. La solución es soltar un poco la presión de querer una educación perfecta y dejarle vivir sus experiencias infantiles. Tenemos que darle derecho a no ser siempre un niño sensato.

Sordera. Es una disminución o supresión de la audición. Proviene a menudo de una falta de receptividad (no escuchamos lo que los otros dicen, más bien pensamos en lo que queremos decirles). En mi familia, se decía que la sordera era hereditaria. Yo misma tuve problemas auditivos. Un día, mi marido se pasó un día entero en casa de mis padres. A la vuelta me dijo: *"¿Has observado que en tu casa todo el mundo habla y nadie escucha?"*. Esta toma de conciencia me ayudó a liberarme de mis problemas auditivos. Me puse a escuchar más lo que decían los demás. Mi oído mejoró notablemente.

La sordera también puede ser el resultado de cerrarnos. Nos cerramos para no escuchar a los demás y que no nos influencien en lo que hemos decidido hacer. "Haz lo que quieras y oye lo que quieras oír", traduce muy bien este comportamiento. Nos cerramos para no escuchar las críticas, las discusiones, las quejas, el sufrimiento de los demás o cualquier cosa que pueda despertar nuestra culpabilidad.

Podemos cerrarnos ante las palabras de amor para no sufrir.

Lisette comenzó a tener problemas de sordera durante su segundo matrimonio. Había esperado a este hombre durante años porque él no estaba libre. Casi un año después de esta unión tan esperada, una noche que él estaba enfadado, pegó a Lisette. Esto le llegó al alma. Después se protegió de él pensando: "No quiero oírte decir nunca más "te quiero" si es para hacerme daño después". A pesar de que su marido lo lamentó y prometió no pegarle nunca más, no le volvió a abrir su corazón.

Henri padece sordera en el oído izquierdo. Le pregunto qué es lo que no quiere oír. Me dice que, incluso cuando era un bebé, tenía otitis. Él creía que un bebé no era capaz de sentirse indignado. Su madre deseaba tanto una niña... Se sintió muy decepcionada a su llegada y, durante años, repitió que habría querido tener una niña y que no tenía más que niños. Cada vez que su madre decía eso, Henri se sentía culpable de vivir. Eso era lo que no quería oír.

Lizon y su problema de sordera. Lizon tiene seis años y una hermana más pequeña de tres años. Una tarde de verano, estando sentada a la mesa cerca de su madre, oye como rechinan los neumáticos de un coche y después el ruido de un choque. Su madre mira por la ventana y lanza un grito desesperado. La hermanita de Lizon acaba de ser atropellada por un coche y muere al instante. Su madre está inconsolable. Esta tristeza la llevará a sufrir depresión tras depresión (sin duda por sentirse culpable de no haber vigilado a su hija). Lizon piensa: "Era yo la que debía haber muerto, mamá quería tanto a Sophie". Cada vez que oye llorar a su madre, se siente culpable por vivir. Este sufrimiento que no quiere oír causará su sordera.

Una mujer mayor aquejada de sordera decía: "Ya he oído bastante en mi vida". Su sordera expresaba que se cerraba a todo lo que le había hecho daño o decepcionado. Prefería no oír nada más.

- ¿Qué es lo que no quiero volver a oír?
- ¿De qué o de quién me protejo? ¿Me cierro al amor?
- ¿Me cierro a las directivas de los demás, a las críticas, a las discusiones, al sufrimiento de otra persona o a algo que despierta en mí un sentimiento de culpabilidad?

Vértigo. Es la sensación de ver que los objetos que nos rodean se desplazan en los tres planos del espacio. El vértigo va acompañado de una impresión de caída inminente que nos hace ir hacia atrás. El vértigo no es aturdimiento o lipotimia (sensación angustiosa de que vamos a perder el conocimiento), sino un trastorno del equilibrio relacionado con un dilema en el que el cuerpo quiere detenerse mientras la cabeza persiste en querer continuar.

Florence es terapeuta. Motivada por un gran impulso de generosidad, se ha consagrado siempre a quienes la necesitaban. No disminuye su carga de trabajo aunque esté embarazada de seis meses. Cada vez tiene más dificultades para mantener el ritmo al que esta acostumbrada pero, al mismo tiempo, se dice que no puede abandonar a quienes la necesitan. En esa situación, siente que ha perdido el punto de referencia con el que funcionaba desde hace años.

– ¿Siento que no puedo detenerme a pesar del cansancio o de las dificultades que encuentro?

Laberintitis. Se trata de una infección del oído interno.

– ¿Qué ruido me exaspera?
– ¿Tengo la impresión de hacer demasiado, hasta el punto de sentirme desbordado?

Acúfeno. Es un ruido interno producido en el oído que únicamente oye la persona que lo padece. Esos ruidos pueden ser zumbidos, silbidos, tintineo de campanas o sonidos sordos, etc. Se produce a consecuencia de un aumento de presión en los líquidos del oído interno. Puede llegar a causar disminución o pérdida de audición. En su forma más grave, puede ir acompañado de vértigos; entonces se llama enfermedad de Ménière. En los diestros está afectado principalmente el oído derecho. En los zurdos es al contrario.

Las personas que padecen acúfenos son generalmente personas que podríamos calificar de valientes. Afrontan las dificultades con determinación pudiendo llegar hasta la obstinación.

Como concierne al equilibrio de la presión, que depende de la trompa de Eustaquio en el oído medio e interno, podríamos preguntarnos si nos presionamos demasiado para alcanzar los objetivos o los plazos que nos hemos fijado.

Berthe tenía acúfenos. A los ocho años, perdió a una hermanita a quien quería mucho. En el entierro, la gente decía a su madre que era muy valiente por no llorar. Berthe quería mostrarse igual de valiente. Cuando depositaron el pequeño ataúd en el cementerio, tuvo muchas ganas de llorar pero reprimió toda su pena para que no pensaran que no era valiente. La campana que oía era la que había sonado durante el entierro.

- ¿Rechazo escuchar mi sufrimiento, mi cansancio o el agotamiento que siento?

Enfermedad o vértigo de Ménière. Es un desequilibrio de presiones en el laberinto, marcado por vértigos, zumbidos y una baja audición.

La enfermedad de Ménière puede ser el resultado de un conjunto de conflictos internos. Los vértigos pueden asociarse con un dilema en el que el cuerpo quiere pararse, pero la cabeza persiste en continuar. Los zumbidos pueden venir por no querer escuchar esa necesidad de parar o nuestro propio sufrimiento. Por último, la pérdida auditiva puede ser la solución para no seguir oyendo lo que nuestro cuerpo físico o emocional reclama.

CAPÍTULO 14

La piel, el cabello y las uñas (faneras)

LA PIEL

La piel, el cabello y las uñas constituyen el envoltorio protector del cuerpo y, además, es el órgano del sentido del tacto.

De esta manera, cualquier problema que afecte a la piel, *se refiere a nuestro contacto con los demás.*

¿Nos sentimos rechazados, abandonados, desvalorizados o incomprendidos? ¿Es posible que seamos nosotros los que nos rechacemos, nos desvaloricemos o queramos cortar el contacto con los demás?

Una piel suave expresa el deseo de ser amable. No nos sentimos amenazados y no necesitamos protegernos; por el contrario, aspiramos a que los demás se acerquen a nosotros.

Una piel rugosa, indica una cierta rudeza en nuestras relaciones con los demás. Está diciendo: "No me apetece ser amable con vosotros para que me améis, aceptadme como soy porque no voy a cambiar para agradaros".

Una piel con granos puede indicar el deseo de que no nos toquen, de que nos dejen en paz. Puede asociarse con una piel grasa. La piel grasa manifiesta algo "de más o excesivo". Necesitamos más espacio, nos sentimos invadidos porque queremos responder demasiado a las necesidades de los demás.

La piel seca expresa a menudo soledad y falta de amor (damos poco y recibimos poco) con un sentimiento de tristeza.

El olor de la piel. Expresa los pensamientos emitidos por las células. Una persona que huele bien tiene buenos pensamientos. La que suda mucho sin llegar a oler mal es nerviosa y está insegura. Los agorafóbicos por lo general sudan mucho.

La persona que desprende un **olor infecto** (que huele mal), incluso después de ducharse, puede reprimir su cólera o sentir mucho odio o rencor. El que no se lava y lleva ropa en mal estado expresa una forma de autodestrucción que puede ser el resultado de un estado depresivo o de un sentimiento de abandono. La persona puede abandonarse para responsabilizar a los demás de su decadencia.

Jean-Marc tenía un problema de olor fétido. Me escribió una carta en la que me contaba lo desgraciado que se sentía a causa de este olor. Ya no tenía amigos ni amigas porque todo el mundo huía de él. Me decía que, fuera donde fuera, cuando se acercaba a alguien, éste colocaba su dedo índice bajo su nariz. Ya no tenía relaciones sexuales y estaba totalmente solo. Me escribió porque no se atrevía a salir de casa, ni siquiera para ir a la consulta de un terapeuta. Yo acepté recibirlo en mi consulta.

Jean-Marc nació de madre soltera. Ésta proyectaba en él toda su frustración, pegándole y martirizándolo. Finalmente, lo llevaron a un hogar de acogida porque su madre ya no quería ocuparse de él. Jean-Marc sentía todavía mucho odio hacia su madre. Se había jurado que nunca le perdonaría todo el daño que le había hecho. Cuando comprendió el sufrimiento que pudo sentir su madre, aceptó que debía aprender a perdonar y que esa lección era la razón de lo que había vivido. Perdonó sinceramente a su madre y el olor fétido que desprendía desapareció. Esto le permitió dejar de estar solo.

- ¿Tiendo a no expresar mis frustraciones?
- ¿Siento odio o rencor hacia una o varias personas?

Quemaduras o heridas en la piel. Formas de autocastigo o autodestrucción ligadas a un sentimiento de culpabilidad.

Picores en la piel. Los picores se caracterizan por una sensación desagradable en la epidermis que incita a rascarse. Pueden expresar una cierta ansiedad y también impaciencia.

Cuando los picores nos llevan a rascarnos hasta el punto de arrancarnos la piel, hay que buscar dónde está nuestra exasperación. Puede exasperarnos una situación que vivimos o una persona de nuestro entorno.

También es muy revelador el lugar donde se localizan los picores. Estos son algunos ejemplos:

En la cabeza:
- ¿Me siento inquieto porque no sé como expresar todo lo que tengo en la cabeza?

En el pecho:
- ¿Soy impaciente con mis hijos o mi cónyuge?

En los brazos:
- ¿Soy impaciente con lo que hago o con el ritmo con el que se desarrollan las cosas que tengo que hacer?

En los dedos:
- ¿Me preocupo hasta por los más mínimos detalles porque quiero que todo sea perfecto?

En las nalgas:
- ¿Tengo prisa por levantarme y hacer otra cosa?

En el ano:
- ¿Me da miedo que me quiten a mi hijo o lo que yo considero mi bebé?
- ¿Siento que me he separado de una parte de mí mismo?

En las piernas:
- ¿Me da la impresión de que las cosas no van lo bastante deprisa?
En los pies:
- ¿Tengo la impresión de estar dando vueltas y perder el tiempo?

Sudoración excesiva. Puede deberse a un aumento de la temperatura externa o interna (fiebre).

Si no hay aumento de temperatura externa o interna, puede indicar un estado de ansiedad. Nos sentimos inquietos, tememos caer en una trampa, cometer faltas o no ser lo suficientemente competentes.

- ¿Qué me causa inseguridad en este momento de mi vida?

Alergia al sol. El invierno corresponde a mi periodo de escritura. Lo paso en la República Dominicana. Cada vez que llego allí, aprovecho para ir a la playa y tomar el sol. Antes, al principio de cada periodo, se desencadenaba lo que yo suponía una alergia al sol o a las cremas solares. Se manifestaba con picores, sobre todo en los brazos y un poco en las piernas. Me liberé cuando comprendí cuál era la causa. Me sentía culpable por disfrutar del buen tiempo en la playa cuando tenía tanto que hacer con mi nuevo libro.

- ¿Me siento culpable de tener vacaciones cuando mis allegados no pueden permitírselo?
- ¿Me siento culpable de disponer de tiempo para relajarme?

Extremidades frías. Revela una mala circulación sanguínea debida a un sentimiento de soledad o de separación.

Granos. Son pequeñas protuberancias rojizas que pueden contener pus. A menudo están relacionados con la impaciencia. Cuando son purulentos es que estamos, o estábamos, sumamente indignados.

Forúnculos y abscesos. Están constituidos por masas de pus que forman una protuberancia en el seno de un tejido o de un órgano. Con frecuencia son causados por un sentimiento de ira. Hay que tener en cuenta el lugar del cuerpo en el que se manifiestan. Un forúnculo en la espalda puede indicar ira por no sentirnos lo bastante apoyados. En los labios vaginales, indica a menudo ira hacia nuestro compañero sexual.

Pólipos. Pequeñas excrecencias que se desarrollan en las mucosas nasales, bucales, intestinales u otras. Los pólipos aparecen cuando nos sentimos "atrapados" en una situación de la que desearíamos escapar.

Denis es hijo único. Su familia tiene puestas en él grandes esperanzas. Empieza a estudiar Derecho para complacer a su madre; de hecho, ella lo animó insistentemente a hacerlo. Ya antes de finalizar sus estudios, le espera un brillante puesto de abogado. Pero, menos de un año antes de obtener el título, deja sus estudios para convertirse en técnico en electrónica. Como es un brillante técnico, su mujer lo anima a abrir un comercio. Esta vez, es su familia política la que se presta a subvencionar la empresa que Denis no desea en absoluto. De nuevo se siente atrapado en una situación de la que desea escapar. Teme desagradar a su mujer como antes temía hacerlo con su madre. La solución para él es comprender que, cuando sus allegados deciden lo que es mejor para él, lo hacen por amor, conforme a lo que ellos entienden. Pero, no es menos cierto que él es el único que puede decidir. Para poder liberarse de sus pólipos, tuvo que hablar de esto con sus seres queridos y asumir la responsabilidad de sus elecciones.

– ¿Me siento atrapado en una situación porque no me atrevo a afirmarme por miedo a desagradar, a herir los sentimientos de los demás o a crear un conflicto?

Impétigo. Se trata de una infección superficial de la piel que puede ser el resultado de una mezcla de tristeza y de ira, por haber estado alejados de lo que para nosotros representaban el amor y la felicidad.

Eccema. El eccema es una afección eritematovesiculosa. A menudo, se la relaciona con emociones provocadas por la pérdida de contacto con un ser querido. Puede tratarse de una separación, una pérdida o un duelo.

El eccema en los niños pequeños aparece a menudo tras un destete demasiado rápido. Destete o alejamiento de mamá que se ausenta para volver a trabajar. En los niños mayores, el eccema puede afectar a quienes sienten ansiedad en su entorno familiar cuando las tensiones y las peleas son frecuentes o cuando los padres se separan.

Jean-François y su eccema. Jean-François tiene dos años y tiene un eccema desde que empezó a ir a la guardería, pero se rasca sobre todo por la noche. Si su madre no responde a su llanto porque está agotada, y él se rasca hasta llegar a sangrar. Se comporta así hasta el día en que su madre le explica por qué lo ha llevado a la guardería y cuánto lo quiere. Poco a poco, el eccema desaparece por completo.

Eccema en las manos. Podemos sentirnos separados, a causa del trabajo, de las personas con quienes nos gustaría estar o también sentir que no estamos dónde deberíamos estar.

Eccema en los pies: podemos sentir un impedimento para estar con la persona a la que queremos.

Line tiene un eccema en los pies. La conocí durante mi viaje a la India. Había ido a Pakistán para estar con su padre, pero en la ciudad donde éste se encontraba, no dejaban entrar a los extranjeros. Tuvo que regresar a Delhi para esperarle allí. Cuando esto ocurrió, sus pies se cubrieron de un eccema (los pies representan la capacidad de avanzar). Cuando hablé con ella, me contó que con la separación de sus padres tuvo el peor eccema de toda su vida, sobre todo en el pie izquierdo (lado emocional).

En parte o en todo el cuerpo. Es posible que nos hayamos sentido rechazados o completamente abandonados por una persona que representaba nuestra fuente de afecto. A menudo se trata de la madre o de la familia.

- ¿He sentido dolor a causa de una separación o la pérdida de un ser querido?
- ¿Tengo miedo a estar separado, a perder a una persona a quien quiero mucho o a quedarme solo?

Psoriasis. Esta enfermedad de la piel se caracteriza por unas manchas rojas cubiertas con abundantes escamas blanquecinas, secas y friables. La psoriasis afecta, generalmente, a personas hipersensibles (se habla de la sensibilidad a flor de piel) que necesitan mucho del amor de los demás. Esto las lleva a querer ser perfectas para no desagradar. La psoriasis aparece, casi siempre, cuando se produce un doble conflicto de separación: uno antiguo que creíamos haber resuelto y uno nuevo que reactiva al primero. Podemos también sentir una ambivalencia en nuestro ser profundo o en relación a los demás.

En los niños, la psoriasis está relacionada, en la mayoría de los casos, con conflictos familiares que hacen que el niño se sienta separado de una parte de su familia.

Adriana tiene psoriasis en las piernas. Ésta comenzó tras la adopción de su hijo y reapareció años más tarde cuando empezó a trabajar como terapeuta. No veía la relación entre las dos situaciones hasta que se dio cuenta de que, en ambos casos, dudaba de sí misma, y creía que tenía que ser siempre perfecta para poder cumplir con su misión (adopción, guiar a los demás).

Sylvie tiene psoriasis en todo el cuerpo. La padece desde hace años, pero la última crisis importante apareció hace un mes, cuando recibió la visita de su madre. Ésta le cuenta lo mucho que sufre por ver tan poco a su nieta. Su madre se siente muy sola desde que sus hijos se han ido de casa y desea que su hija vuelva a vivir en su pueblo natal. Cuando su madre le dice: "Qué pena, no tendré la suerte de ver crecer a mi nieta", Sylvie se siente de nuevo culpable y esto la horroriza. La crisis de psoriasis es más violenta esta vez porque está en resonancia con otras situaciones pasadas en las que también se sintió culpable por dejar a su madre.

Howard tiene tres años cuando su padre deja su hogar. Se siente abandonado y buscará la presencia de su padre en otros hombres que terminarán abusando de él.

Un día, pesándole ya demasiado su secreto, habla de ello a su familia. Pero, uno de sus hermanos se aprovecha de esto para desafiarlo en una reunión de amigos. Howard, completamente indignado, le lanza: "Tú eres un cornudo desde hace años". Todo degenera en una discusión y su hermano no quiere verlo más.

Howard se arrepiente de haber dicho esas palabras cuando estaba enfadado. Sufre mucho por estar separado de su hermano y desarrolla una psoriasis en todo el cuerpo que ningún medicamento llega a curar. Al liberarse de las emociones ligadas al abandono, el abuso y la separación de su familia, se cura de su psoriasis.

- ¿He vivido alguna situación de rechazo, separación o abandono en el pasado que se haya reactivado con las palabras o el comportamiento de una persona a la que quiero?

Psoriasis en el cuero cabelludo. La psoriasis en el cuero cabelludo está relacionada la mayoría de las veces con conflictos en los cuales nos hemos sentido rechazados, rebajados o separados del clan, siendo difícil después reanudar las relaciones armónicas con ellos.

A una niña pequeña que está interna la acusan injustamente de haber robado. La responsable del centro recomienda a las demás internas que no se fíen de ella. La niña se siente separada de su clan y desarrolla psoriasis en el cuero cabelludo.

- ¿He vivido algún conflicto en el que me haya sentido rechazado, humillado o excluido de mi grupo?

Urticaria. La urticaria es una erupción de pápulas rosadas o blanquecinas (parecidas a las que producen las ortigas) acompañada de picores y de una sensación de quemazón. Puede ir asociada a una alergia. La urticaria se relaciona a menudo con una situación en la cual nos sentimos obligados a soportar una situación que nos exaspera y alejados de aquello que desearíamos.

Agnès tiene urticaria en todo el cuerpo. Su marido, Henri, se encuentra sin empleo y decide volver a su ciudad natal, donde vive su padre. Como este último vive solo, los invita a instalarse en su casa mientras Henri encuentra un empleo. Pero los meses pasan y no encuentra nada. El padre de Henri es bastante mayor y tiene ciertos hábitos muy arraigados: escupe, habla con la comida en la boca, ronca, come siempre a la misma hora, no quiere recibir visitas, etc. Agnès no puede soportarlo más. Durante la terapia, ve la relación entre su situación y la urticaria pero no encuentra ninguna solución. Ya no tiene trabajo porque lo dejó para seguir a Henri y éste continúa en paro. Teme entristecer a su marido si le habla de ello. Además, se dice que su suegro necesita a alguien que se ocupe de él. Agnès ya no se ocupa de sí misma, sólo vive para su marido y su suegro, pero se siente tan contrariada e indignada que su cuerpo le quema. Cuando decide buscar trabajo para mejorar su situación, la urticaria comienza a desaparecer gradualmente.

- ¿Cuál es la situación que desearía vivir y cuál la que ya no puedo soportar?

Cuando queremos algo realmente, siempre encontramos soluciones; cuando no lo queremos, siempre encontramos excusas.

Zona (Herpes Zóster). El zona es una afección de origen viral caracterizada por una erupción de vesículas dispuestas a lo largo de los nervios sensitivos. Está relacionado con un conflicto de pérdida o separación en el que nos reprochamos algo.

Annette tiene un herpes zóster. Tras la muerte de su marido, se reprocha no haberle demostrado suficientemente que lo quería.

Carole tiene un herpes en el omóplato derecho. Carole vive en Montreal y, un día, su madre la llama por teléfono para decirle que está en Montreal, en casa de una de sus hermanas, y que la invita a cenar con ellas en un restaurante. Carole rechaza la invitación porque tiene que entregar un trabajo importante. Su madre le dice: "Me da tanta pena no verte". Carole se siente culpable por ello; para ella, estas palabras quieren decir: "Me haces sufrir, no eres una buena hija". Esto ha afectado a su omóplato izquierdo porque se imponía demasiadas cosas para complacer a su madre.

- ¿He vivido alguna situación de pérdida, separación o descubierto una infidelidad por la que me hago reproches o por la que me he sentido denigrado o sucio?

Verrugas. Son pequeños tumores de la epidermis, aislados o en capas. Expresan la repulsión hacia algo que no es armonioso. La mayoría de las veces están relacionadas con una desvalorización estética o funcional del órgano en cuestión.

Una joven bastante torpe, porque siendo zurda la obligaban a utilizar la mano derecha, tenía las manos cubiertas de verrugas.

Las verrugas en la cara pueden señalar que no nos gustan nuestros rasgos, por ejemplo nuestra nariz.

Las verrugas por todo el cuerpo pueden indicar que rechazamos nuestro entorno o a una persona cercana a nosotros porque nos produce vergüenza.

– ¿Qué es lo que no encuentro bonito y rechazo de mi cuerpo o me repugna en otra persona, situación o lugar? (Ver "Verruga plantar").

Equimosis (los conocidos "cardenales" o "moretones"). Las equimosis son frecuentes en personas que se sienten culpables por cualquier cosa. Se castigan a sí mismas golpeándose con diferentes objetos. Lo mismo pasa con los cortes y las quemaduras: cuanto más graves, mayor es la culpabilidad.

– ¿Me siento culpable de algo?

Mario y los erizos de mar clavados en los pies. Mario está de vacaciones en la República Dominicana. En la playa, nada cerca de las rocas buscando conchas cuando, de repente, viene una ola muy fuerte. Para escapar de ella, se sube a unas rocas que están plagadas de erizos. Las espinas negras se le clavan en las manos, las piernas y sobre todo en los pies. Mario había ido solo de vacaciones porque su mujer no había podido tomarse unos días libres en su trabajo para acompañarle. Se había sentido culpable de irse sin ella. Recordemos que las piernas y los pies atañen a nuestra capacidad para avanzar.

Acné. El acné son lesiones en los folículos pilosebáceos de la piel.

Acné en la frente y en el mentón. Este acné es muy frecuente en los adolescentes que no se sienten integrados y se desvalorizan estéticamente. Esta desvalorización puede provenir de comentarios desagradables por parte de sus compañeros.

Acné severo en la cara. En la cara, indica un rechazo hacia uno mismo. Nos desvalorizamos en relación a los demás; nos encontramos feos, demasiado gordos, demasiado delgados, sin valor, tontos, malos, no suficientemente buenos, etc. Como nos rechazamos no queremos que se nos acerque nadie. Si el acné va acompañado de dolores menstruales, expresa: "No debería haber nacido mujer". La persona que lo padece, rechaza su feminidad.

Lina tiene acné quístico. Es una joven de 17 años que no se acepta. Tiene acné en la cara. Un día, unos chicos pasan en coche y al verla gritan: "¡Eh, morena, guapa!", porque tiene un pelo muy bonito. Ella se vuelve y los muchachos exclaman: "¡uf!". Interpreta esa expresión como un rechazo hacia ella y se aleja aún más de los demás. En ese momento, quiere dejar sus estudios. Cuanto más se rechaza, más fuerte es el acné y más se aleja de los demás. Cuando aprendió a aceptarse de nuevo, el acné desapareció gradualmente.

Françoise padece acné desde hace 25 años. Ha intentado de todo: cremas, antibióticos, Acutane, etc., pero nada parece dar resultado. El día que comience a amarse como es, el acné desaparecerá por completo.

El acné en la nariz de un hombre puede estar relacionado con un rechazo a su masculinidad. En los hombres, la nariz se asocia al pene. En las mujeres, el útero se asocia al mentón y los ovarios a las mandíbulas. El acné en el mentón y las mandíbulas de una mujer puede estar relacionado con un rechazo a su feminidad.

– ¿Qué puedo hacer para llegar a amarme y aceptarme?
– ¿Mis padres se sintieron decepcionados por mi sexo?

Acné en el cuerpo

Si se localiza en la espalda: puede estar relacionado con imponerse muchas responsabilidades por temor a ser rechazados. Sin embargo, cuando no podemos asumirlas, somos nosotros quienes nos rechazamos. Los que padecen este acné asumen con frecuencia el papel de salvador con una persona que hace el papel de víctima. La impotencia de no poder ayudar a otro, los lleva a rechazase a sí mismos.

– ¿Me he responsabilizado de la felicidad de los demás?
– ¿Me rechazo porque soy incapaz de responder a las expectativas que los demás tienen de mí?

Si el acné se sitúa en el pecho: concierne a nuestro espacio vital.
– ¿Me rechazo porque soy tímido y no ocupo mi lugar?
– ¿Pienso que no debería haber nacido?

Celulitis. Es una inflamación del tejido celular subcutáneo caracterizada por un reparto desigual de la grasa y por edema (retención de agua y toxinas en los tejidos de la nuca, espalda, abdomen, nalgas y muslos). Está relacionada a menudo con una desvalorización estética.

Lisette es una mujer morena preciosa. Tiene un cuerpo que muchas mujeres envidiarían, pero no llega a gustarse. Detesta sus muslos. Ha probado muchos productos para la celulitis sin grandes resultados.

Cuando me pregunta por la causa de la celulitis y yo le contesto, se queda boquiabierta y me dice: "Es eso exactamente...".

– ¿Qué podría hacer para no desvalorizarme más en el plano estético?

Esclerodermia. Esta enfermedad se caracteriza por el endurecimiento de la piel y la pérdida de movilidad óseo articular y muscular. La persona que la padece es, a veces, muy dura consigo misma o con un miembro de su entorno. Puede que se desvalorice por completo y que llegue incluso a detestarse. Puede tratarse de alguien que ha sufrido la violencia de otras personas y que, a su vez, es violenta con los demás.

Una participante de uno de mis seminarios tenía esclerodermia. Era de naturaleza reservada, pero internamente sentía rabia hacia los demás y hacia los acontecimientos de la vida. Se mostraba muy exigente consigo misma y con su entorno. Cuando una situación le desagradaba, sentía por dentro una rabia que le quemaba. Esta rabia afectaba a su primer centro de energía, el centro coccígeo, ligado a las glándulas suprarrenales, y a las partes sólidas de su cuerpo: la piel, los huesos y los músculos. Cuando adquirió más comprensión y tolerancia consigo misma y con los demás, vio cómo su piel se flexibilizaba gradualmente y pudo tomar alimentos sólidos, algo que no había podido hacer desde hacía años.

– ¿Soy duro conmigo mismo?
– ¿Me he endurecido con los demás o con la vida?

Esclerosis múltiple. Es una afección degenerativa que se manifiesta mediante lesiones cutáneas, subcutáneas, óseo articulares, musculares, digestivas, respiratorias y renales. A menudo hablamos de brotes de esclerosis múltiple. Es interesante observar que, en la mayoría de las personas aquejadas de esclerosis múltiple, encontramos esta actitud de llegar hasta el límite de sus fuerzas a fin de ser reconocidas o para demostrar a los demás de lo que son capaces. Se esfuerzan más allá de lo que su cuerpo puede resistir para alcanzar sus objetivos. Pero detrás de ese afán encarnizado por lograr lo que se proponen, a menudo se esconde el miedo al fracaso, el miedo a quedarse sin nada o a no ser reconocidas, porque para estas personas, fracasar, faltarles algo o no ser reconocidas por quienes son importantes para ellas, equivale a no tener ningún valor. Y no tener ningún valor es igual a no existir.

Anna tiene 13 años cuando muere su madre. Su padre toma la parte de herencia que le corresponde, pero no le da prácticamente nada. A veces, la deja durante una semana entera sin dinero y casi sin provisiones con las que poder alimentarse. Anna no tiene otra salida que buscar pequeños trabajos para atender sus necesidades más elementales.

A los 15 años trabaja desde las 6 de la mañana hasta las 10 de la noche en una empresa de limpieza y tiene que dar la mitad de su salario a su padre.

Anna piensa: "Tú no me das nada pero yo lograré salir adelante de todas maneras, sin la ayuda de nadie".

A los 17 años deja a su padre. Para que nunca más le vuelva a faltar nada, se sumerge durante años en el trabajo hasta llegar al agotamiento, sin escuchar las señales que su cuerpo le envía.

A los 37 años, tiene sus primeros brotes de esclerosis múltiple. Pero sólo años más tarde, al experimentar cada vez más dificultades para andar y al ver que todos los tratamientos que le han propuesto no han podido frenar la progresión de su enfermedad, decide buscar la causa que ha originado esa esclerosis múltiple.

Durante la terapia, aflora el miedo que siempre ha tenido a la escasez de dinero. Cuando le pregunto: "¿qué significa para ti que te falte el dinero?", me responde: "no lograr lo que me propongo". "¿Y no lograr lo que te propones, qué significa?" "No valer nada." "Y no valer nada, ¿qué significa?" "No ser reconocida." "Y no ser reconocida, ¿qué significa para ti?" "No existir."

Para existir, se esforzaba continuamente hasta el límite de sus fuerzas a fin de tener dinero. Esto, para ella, equivalía a lograr lo que se proponía.

Entonces le pregunté: "¿Quién decide en tu vida, tú o el miedo a no tener dinero?". Ella reconoció que todas sus decisiones se habían basado siempre en el miedo a no tener dinero. Este miedo se había convertido en su dueño y era lo que la hacía trabajar hasta 15 horas al día antes de que la esclerosis la obligara a detenerse.

Anna nunca había visto la relación entre sus brotes de esclerosis múltiple y el hecho de esforzarse más allá de lo que su cuerpo podía resistir.

La llevé a cambiar la decisión de que "lo lograría sin la ayuda de nadie" que había tomado a los 15 años. Y también la ayudé a tener más confianza en la vida. Ella agradeció a su cuerpo el mensaje que le había enviado mediante esa esclerosis múltiple y se prometió respetar su necesidad de descanso y buscar soluciones pidiendo ayuda, en lugar de trabajar sin descanso como había hecho desde que era adolescente. Comprendió que también su propio padre había vivido siempre con el miedo a que le faltara algo y que era por esa razón que se había mostrado tan avaro. Lo perdonó y se perdonó a sí misma por haberse tratado tan mal. Aprendió a reconocer sus fuerzas y su valor intrínseco, y empezó a soñar, creer y existir por sí misma.

Días después, sus síntomas empezaron a desaparecer y seis meses más tarde estaba curada.

– ¿Tengo miedo a no lograr lo que me propongo o a fracasar?
– ¿Intento demostrar a los demás de lo que soy capaz?
– ¿Me presiono continuamente hasta el límite de mis fuerzas?

Vitíligo. El vitíligo es una afección que se caracteriza por zonas de piel completamente blancas, rodeadas de zonas hiperpigmentadas. El vitíligo revela, la mayoría de las veces, emociones relacionadas con la pérdida de un ser querido o con una separación que nos ha dolido. A eso se añade, a menudo, el hecho de sentir que nos han timado, que se han burlado de nosotros.

Marie-Reine desarrolla un vitíligo después de separarse. Su marido lo hizo de tal manera que ella no recibió prácticamente nada, a pesar de que él, económicamente, estaba muy bien situado. Esto la obligó a darle la custodia de sus hijos.

Jean-Daniel tiene una amiga, que es una mujer mayor, a quien quiere como a una madre. Ella también lo ve como el hijo que nunca ha tenido. Le ha hecho heredero de su casa y de todo lo que ésta contiene.

La mujer tiene un infarto que afecta profundamente a Jean-Daniel. Tras este infarto, ella modifica su testamento convencida, por una de sus amigas, de que Jean-Daniel sólo quiere su dinero. Muere un tiempo después. Jean-Daniel no sólo sufre por separarse de esta amiga, que para él representaba la madre que habría deseado, sino también por sentir que le han arrebatado la herencia prometida.

- ¿He sentido dolor por una pérdida o una separación, al tiempo que sentía que me habían engañado, timado o que habían abusado de mí?

Lupus eritematoso. El lupus es una afección cutánea invasora y destructiva. Hay dos tipos:

- El lupus eritematoso crónico que se caracteriza por un eritema (enrojecimiento en la cara), en forma de alas de mariposa como un disfraz de lobo, de donde viene el nombre de la enfermedad. En este tipo de lupus, encontramos, la mayoría de las veces, un ataque a la integridad de la persona.
- El lupus eritematoso diseminado que presenta el mismo aspecto en el rostro pero, además, va acompañado de una alteración grave del estado general (fiebre variable, dolores articulares, afecciones renales, cardiacas o pleurales). La evolución de la enfermedad puede durar años y termina, frecuentemente, con la muerte del paciente. En este segundo tipo de lupus, vamos a encontrar conflictos de desvalorización, ataque a la integridad y miedo a ser desenmascarado.

Jacinthe y su lupus. Jacinthe es la benjamina de la familia. Siempre sintió que durante su nacimiento había pasado algo que ella ignoraba. Un día, su padre le dice: "En nuestra familia hay un secreto que nunca deberá desvelarse". Jacinthe está convencida de que ese feo secreto también le concierne. No puede entender por qué nunca ha apreciado la vida. De adolescente, se inventa un guión en el que cree que va a morirse y dice a las religiosas que la educan que no regresará más. Se duerme convencida de que no se despertará. Cuando se despierta al día siguiente, se siente decepcionada por no haberse muerto. Pero su deseo de morir está siempre presente y, años después, descubre que tiene lupus. Ese secreto de familia la llevaba a desvalorizarse y a temer continuamente que una fea historia sobre ella se revelara.

– ¿He vivido alguna situación que me haya llevado a desvalorizarme al haber pensado que era la deshonra de la familia?

La piel de la cara

La cara representa nuestra personalidad. Todo está escrito ahí: la tristeza, la desconfianza, las influencias, la suavidad, la dureza, etc. La piel de la cara se refiere a mis relaciones con los demás. Alguien que no se acepta puede padecer acné. Quien tiene un sentimiento de vergüenza podrá tener manchas en la piel de la cara. La persona que se siente culpable de ser guapa o diferente, podrá querer destruir esa belleza.

Quemaduras, heridas o manchas en la cara. A menudo se relacionan con un sentimiento de culpabilidad (por ser guapo, por haber engañado al cónyuge), pero a esto también puede añadirse un sentimiento de vergüenza: de ser homosexual, de tener una enfermedad de transmisión sexual, de ser seropositivo, etc.

Yohan se ha quemado gravemente la cara. Yohan es homosexual y, además de sentir una gran culpabilidad, nunca lo ha aceptado.

Grace ha tenido un accidente en la cara. Grace hace honor a su nombre, es muy guapa y todo el mundo se lo dice. Cuando tiene 13 años su padre abusa sexualmente de ella. Grace se avergüenza y cree que ese abuso se debe a su belleza, porque su padre le decía que era guapa y que la deseaba. A los 18 años, se va durante un fin de semana con el hombre con el que sale desde hace algún tiempo, con quien espera casarse. Tiene mucho miedo de que él descubra que no es virgen, ya que se culpabiliza enormemente por no serlo. De camino al hotel donde van a pasar la noche, tienen un accidente. Grace sale disparada por el parabrisas y tienen que darle más de 300 puntos de sutura.

– ¿Me siento culpable o avergonzado de algo?

Enrojecimiento, rubor. El rubor se debe al aumento del tamaño y la cantidad de los pequeños vasos cutáneos.

El rubor que aparece de forma espontánea expresa timidez, ira o vergüenza. Cuando se forman manchas persistentes, puede relacionarse con un sentimiento de ataque a la integridad personal con una posterior dificultad para mantener relaciones armoniosas con algunos miembros de nuestro entorno.

Manchas marrones en el rostro. Son placas pigmentadas sobre la piel, casi siempre de color marrón oscuro. Normalmente se las relaciona con situaciones en las que nos hemos sentido atacados en nuestra integridad, suscitando un sentimiento de vergüenza, humillación y rencor.

Marlene tiene siete años. Está en clase cuando una de sus compañeras le dice a la profesora: "Señorita, no encuentro la manzana que he traído para mi merienda". La profesora ordena que busquen en todos los cajones de los alumnos y, finalmente, encuentran la manzana en el cajón de Marlene.

Marlene se quedó estupefacta porque no había cogido la manzana de su compañera. Pasó por una ladrona y eso le produjo mucha vergüenza. Para colmo, la maestra llamó a su madre y ésta abofeteó a Marlene delante de ella. Tras este acontecimiento, a Marlene le salieron manchas rojas por todo el cuerpo. Años después, todavía tiene manchas marrones en la cara.

– ¿He vivido alguna situación en la cual me haya sentido humillado o haya pensado que han abusado de mí, dejándome un sentimiento de vergüenza?

Dermografía (estigmatización) voluntaria de la cara o automutilación. Esta forma de mutilación proviene de un sentimiento de culpabilidad, de un odio hacia uno mismo o de creer que no se tiene ningún valor. Nos detestamos por hacer sufrir a alguien a causa de nuestro comportamiento o porque somos incapaces de abrir nuestro corazón a una persona que nos quiere y que haría cualquier cosa por nosotros. Pensamos: "Ella se merece más que yo, no se merece que la haga sufrir".

– ¿Qué me ha llevado a detestarme tanto?

Epitelioma basocelular. Es un cáncer de piel que aparece normalmente en la nariz o en el ángulo del ojo. A menudo se trata de un desbordamiento de emociones, que se han reprimido para salvar las apariencias.

- ¿No digo lo que me pasa o lo que siento por temor a lo que los demás puedan pensar o decir de mí?

Melanoma maligno. Es el más grave de los tres cánceres de piel. Se desarrolla a partir de las células productoras de melanina. La melanina es un pigmento sintetizado por los melanocitos que nos protege contra los efectos nocivos de los rayos solares.

La persona que tiene un melanoma maligno ha podido sentirse amenazada o agredida. A causa de esto, se ha encerrado en sí misma para protegerse, sin dejar que salgan las emociones que comienzan a desbordarse.

- ¿Me he sentido atacado en mi integridad o invadido en la parte más íntima de mi ser?

LAS FANERAS

Las faneras son derivados de la piel. Están muy desarrolladas en los animales, pero, en el ser humano, se reducen al pelo, al vello y a las uñas. Al igual que la piel, se asocian con la protección, pero también con el calor y con determinadas funciones del cuerpo, como rascarse en el caso de las uñas.

El cabello

El cabello representa la belleza y la fuerza, así como las relaciones con nuestros allegados. Mi padre decía: "El cabello es la corona de la mujer", y tenía razón porque el pelo está cerca del centro de la corona. De hecho, es por eso por lo que en algunas sectas o religiones, se afeitan la cabeza en señal de humildad y renuncia al mundo material. Otras sectas profesan, sin embargo, que el pelo y la barba son las antenas de nuestra espiritualidad y que, cuanta más vitalidad tiene una persona, más abundante es su cabellera y más rápidamente crece, al contrario que un pelo escaso que revela una falta de vitalidad. No tenemos más que recordar la historia de Sansón cuya fuerza se concentraba en sus cabellos. Según he observado en las personas que participan en mis grupos, puedo afirmar que eso es bastante objetivo. Sin embargo, hay que tener en cuenta que, generalmente, el pelo rubio es más fino y puede parecer menos tupido que un pelo oscuro.

Caída del cabello. La pérdida del cabello está relacionada a menudo con la vivencia de fuertes tensiones. La expresión: "Es para tirarse de los pelos", muestra muy bien el estado en que estamos cuando "nuestra cabeza" ya no sabe qué hacer. Podemos observar que algunas mujeres, después de un parto, pierden mucho cabello. La tensión o el miedo ante el parto tienen mucho que ver, además de la preocupación por el bebé ya que no siempre comprendemos por qué llora.

Alopecia. En la alopecia o pérdida del cabello, encontramos a menudo un conjunto de emociones relacionadas con una separación, un sentimiento de desvalorización o una falta de protección.

Una participante vino a consultarme porque había perdido mucho pelo. La terapia reveló que su padre siempre había tenido miedo a quedarse sin trabajo y tanto él como su familia habían pasado un periodo bastante dramático cuando estuvo desempleado. Esta participante se encontraba sin trabajo por segunda vez y sentía una gran tensión, miedo y desvalorización. Después de tomar conciencia de ello, volvió a tener confianza y pudo encontrar otro empleo, cesando así la caída del cabello.

– ¿He sentido emociones relacionadas con un alejamiento, una separación o una pérdida de trabajo que me han llevado a desvalorizarme y a sentir miedo?

Calvicie. La calvicie es más frecuente en los hombres, en gran parte por su herencia genética. Sin embargo, es interesante observar que los hombres que llevan barba y utilizan mucho su cerebro (no tenemos más que pensar en los sabios) son, a menudo, calvos. Según ciertas investigaciones, el calor producido por la barba no permite la suficiente aireación en la cabeza. Para contrarrestar este efecto, los cabellos se caen.

Canas. Para algunos son signo de sabiduría, para la mayoría equivalen a una pérdida de vitalidad. El estrés y los fuertes impactos emocionales pueden activar la decoloración del cabello. Las canas que aparecen de manera precoz pueden expresar: "Quisiera ser más mayor para tener más fuerza y poder defenderme".

Cuero cabelludo seco, graso, caspa y picores. El cuero cabelludo seco que se descama es, frecuentemente, una señal de sequedad en la cabeza: la persona quiere que los demás piensen en su lugar. Por el contrario, el cuero cabelludo graso expresa que tenemos demasiados pensamientos en constante actividad, centrados en nuestras propias preocupaciones. En el primer caso, la persona debería poner en funcionamiento su propia materia gris; en el segundo, debería moderarse y realizar otras actividades para que su pensamiento se tranquilice.

– ¿Tengo la impresión de que los demás no tienen en cuenta lo que pienso o siento?
– ¿Estoy demasiado preocupado en este momento?

Eccema en el cuero cabelludo. Dilema entre el deseo de ser vistos (de ser reconocidos) y el de esconderse porque sentimos vergüenza.

Psoriasis en el cuero cabelludo. (Ver "Psoriasis").

El pelo

El pelo sirve como protección afectiva puesto que su función es proteger y calentar, lo mismo que la madre hace por su hijo.

Alopecia en placas. La alopecia en placas se manifiesta con zonas redondeadas desprovistas de cabello o de vello.

La mayoría de las veces es el resultado de una situación angustiosa en la cual la persona se siente separada de aquello que representa su seguridad y al mismo tiempo se desprecia.

Marjolaine y la alopecia en placas. Marjolaine es responsable de un departamento. Con la intención de mejorar el rendimiento del personal a su cargo, decide modificar el puesto de dos empleados. Una vez efectuado el cambio, se da cuenta de que la situación, lejos de haber mejorado, ha empeorado. Además, ve que esto ha afectado a todo el equipo de su departamento. Tras este suceso, observa que su cabello se cae por placas. Cuando Marjolaine modificó los puestos que ocupaban esos dos empleados, hizo aquello que pensó que sería mejor, pero el resultado fue que se sintió rechazada por su equipo y empezó a despreciarse por ello. Entonces, fue a hablar con las personas afectadas para explicarles que había cometido un error y les pidió ayuda para encontrar una solución que beneficiara a todo el equipo. Gracias a eso, su cabello volvió a crecer.

Alopecia decalvante total. La alopecia total afecta a cabellos, pestañas, cejas y vello. Suele estar relacionada con una profunda inseguridad en la que la persona afectada piensa: "no tengo ninguna protección, me siento desnudo".

La alopecia total puede afectar a un niño que comienza a ir a la escuela y se da cuenta de que sus padres ya no pueden protegerlo. Puede sentirse mal en medio de los demás y desvalorizarse.

Lino es un buen ejemplo de ello. Sufre alopecia con pérdida de pestañas, cejas y vello. Lino es italiano y sus padres emigran a Montreal cuando él tiene siete años. Lo envían a la escuela francesa, separado de los suyos, y Lino no comprende el idioma. Se siente desprotegido, sin nadie que lo comprenda y pueda defenderlo de las burlas de los demás niños que no entienden su mutismo.

Judith tiene ocho años. Tiene mucho miedo de su profesor porque grita a los alumnos. Judith teme que le llegue su turno. Además, en su casa, su hermano mayor es quien tiene la autoridad y ella también le tiene mucho miedo. Su madre no está en casa y Judith no se siente protegida en absoluto. Se le cae el cabello, las pestañas, las cejas y el vello. Cambia de clase y de profesor, su hermano se va y su madre está cada vez más presente. Entonces, su vello y su cabello vuelven a crecer. A los 24 años, vuelve a sufrir una alopecia. Judith está embarazada y, esta vez, tiene miedo a su jefe y a perder su trabajo. Deja su empleo y, de nuevo, su vello y su cabello vuelven a crecer. Cuando viene a la consulta, está pasando por otra recaída. Esta vez, tiene dos niñas, no trabaja desde su primer embarazo y su marido se ha quedado sin empleo. Teme que sus hijas se sientan tan inseguras como se sintió ella de pequeña. De nuevo, se ve incapaz de afrontar la situación y se siente desamparada y sin protección.

– ¿He pasado por alguna situación angustiosa que no he sido capaz de asumir y en la que me haya sentido solo y sin apoyo?

Quiste del tejido nervioso o quiste epidermoide. Es un tumor que se desarrolla en el sistema nervioso y reproduce la estructura de la epidermis. Se asocia a menudo con el dolor experimentado tras una separación.

Quiste sinovial o mucoide. Son pequeños tumores redondeados, móviles e indoloros formados con un tejido auxiliar que se desarrolla en la cara periférica de las articulaciones. El quiste sinovial puede asociarse a un sentimiento de desvalorización relacionado con el aspecto que representa la articulación donde se emplaza. Por ejemplo, en la muñeca puede tratarse de una desvalorización manual, mientras que en el pie puede estar relacionado con una desvalorización frente a nuestra evolución escolar o profesional.

Quiste pilonidal o quiste sacrococcígeo. El quiste pilonidal se caracteriza por la infección de los folículos pilosos al nivel del músculo isquiococcígeo. Es el resultado de sentirnos divididos entre dos elecciones posibles. Puede tratarse, por ejemplo, entre dedicarnos a nuestro cónyuge o a nuestro trabajo.

– ¿Me siento dividido entre mis necesidades, mis deseos y mis elecciones?

Eccema en el vello púbico. Dilema entre el deseo de ser visto por el compañero sexual y el de ocultar la sexualidad a los familiares o amistades.

Parásitos del pelo (piojos, ladillas). Normalmente provienen de sentirnos sucios, abandonados, decrépitos o culpables por mantener relaciones sexuales sin vínculos afectivos. También puede estar relacionado con un sentimiento de vergüenza o por encontrarse en un lugar que se considera repulsivo.

Yo tuve piojos a los siete años. En esa época, salía con una amiga que vivía en una casa insalubre. Cuando iba a su casa, me daba asco aquel lugar. Mi madre me dio un tratamiento y terminé con aquella amistad. Nunca más tuve piojos.

Las uñas

Las uñas salen totalmente de la epidermis; son una queratinización extrema. En muchos animales, las uñas sirven como defensa, además de para rascarse. En el ser humano también cumplen esta función, al tiempo que protegen los extremos de los dedos, a fin de conservar nuestra destreza. El animal utiliza las uñas para defenderse y alimentarse. El ser humano escribe, firma cheques, pinta y cose; todo ello gracias a su destreza. *Las uñas representan nuestra capacidad para defendernos.*

Comerse las uñas. Puede indicar que nos negamos a crecer y a asumir quienes somos. Nos comemos nuestras propias defensas para ponernos en manos de los demás. Esta tendencia puede expresar el rencor que guardamos hacia la persona que no ha sabido acogernos y protegernos cuando éramos niños.

– ¿Siento rencor hacia mi madre o mi padre porque no han sabido darme la protección y el afecto que necesitaba?

Morderse las uñas
– ¿Me reprocho algo por una cuestión de pequeños detalles?

Romperse las uñas
– De los dedos de la mano: ¿Me siento culpable por detalles de mi vida actual?
– De los dedos del pie: ¿Me siento culpable por detalles relativos al futuro?

Uñas blandas
– ¿Me siento indefenso cuando me atacan?
– ¿No me atrevo a defenderme?

Uñas quebradizas
– ¿Tengo la impresión de ser una criada cuando hago trabajos caseros?

Cutículas
– ¿Me critico a menudo por pequeños detalles?

Uñas encarnadas (Ver el capítulo sobre los pies).

CAPÍTULO 15

El sistema respiratorio

El sistema respiratorio representa el intercambio entre nuestro exterior y nuestro interior. Las vías respiratorias son las vías de comunicación, la entrada de la vida que mi sangre distribuirá a cada una de mis células. Los problemas relacionados con los órganos del sistema respiratorio tienen que ver con los intercambios con nuestro entorno en lo referente a nuestras necesidades de aire, espacio y autonomía. Pueden revelar una desgana de vivir, una pérdida del deseo de vivir, el miedo a perder la vida o, incluso, la culpabilidad por haber nacido.

Los principales órganos del sistema respiratorio son la nariz, la boca, la traquea (que contiene parte de la faringe y la laringe o garganta), los bronquios, los pulmones y el diafragma.

LA NARIZ

La nariz representa la capacidad de sentir o de percibir. También es por donde entra la vida. En la Biblia se dice: "Dios insufló en su nariz aliento vital y el Hombre (Ser humano) se convirtió en un alma viva".

La ventana derecha, para un diestro, simboliza los sentimientos afectivos mientras que la izquierda está relacionada con lo que puede representar un peligro. En un zurdo es al contrario.

Dificultad para respirar por la nariz de manera ocasional. Casi siempre está relacionada con el hecho de querer ser perfecto. No podemos sentir nuestros errores o nuestra incompetencia por miedo a ser criticados o rechazados.

Cuando yo empezaba a dar cursos de crecimiento personal, observé que mi nariz se obstruía en determinados momentos. Creí que se debía a que la alfombra de la sala acumulaba polvo. Después, me cambié a otro local donde no había alfombra y se volvió a producir el mismo fenómeno. Fue entonces cuando busqué la causa. Como era muy intuitiva, podía sentir el interés o desinterés de mis participantes. Cada vez que el interés disminuía, surgía este problema. Quería ser perfecta porque había comprendido a través de mi educación que, para ser amada, tenía que ser perfecta. Entonces me dije: "Si lo que hago puede servir a una sola persona, aunque esta persona sea yo misma, no habrá sido en vano", y el problema desapareció.

La nariz, al estar en la base del centro frontal, está ligada a nuestra intuición. Nos hace "pre-sentir" las cosas. Por eso, respirar bien por la nariz ayuda a desarrollar la intuición. También puede darse el caso de que una persona tenga miedo de su intuición y bloquee las vías de su percepción.

Rinitis crónica con sensación de "nariz taponada". Tener dificultades crónicas para respirar por la nariz suele significar un rechazo hacia la vida relacionado con el dolor de encarnarse. Si sólo afecta a una ventana, por ejemplo la derecha en un diestro, puede deberse a no haberse sentido deseado o suficientemente amado. Si se trata de la izquierda, puede que nos hayamos sentido amenazados o en peligro incluso antes de nacer. Para un zurdo es al contrario.

El sistema respiratorio

Nariz taponada sobre todo por la mañana: la dificultad para respirar por la nariz por la mañana se asocia normalmente con nuestro nacimiento, puesto que la mañana representa nuestra llegada al mundo.

- ¿Cómo fue mi nacimiento?
- ¿Fui deseado?
- ¿Qué experimentaba mi madre cuando me llevaba en el vientre o después de mi nacimiento?
- ¿Se sentía amada o abandonada, protegida o amenazada?

Catarro. El catarro puede manifestar un gran cansancio. Nos obliga a detenernos porque nuestro cuerpo necesita descanso. El catarro también puede asociarse con pensamientos confusos. Nos sentimos completamente desorientados y sin saber muy bien qué hacer. Esta sensación puede referirse a nuestro trabajo; entonces, nos preguntamos: ¿Voy a poder vivir con este empleo? ¿No será mejor que me vaya? ¿Es el momento adecuado para esto? ¿Quizá no es lo que debo hacer? Todo es confuso, no sabemos qué decisión tomar.

Una participante que había asistido ya a un seminario conmigo, se inscribió en un viaje-taller en la República Dominicana. Justo antes de salir, se acatarró. A esta participante, que pertenecía a un grupo religioso, le habían dicho que, si quería seguir a Cristo, no podía hacerlo a medias. O lo tomaba en todos los aspectos de su vida o no lo seguía. Se sobreentendía que si contravenía las creencias de su grupo, renunciaba a seguir a Cristo. Cuando comprendió que la enseñanza fundamental de Cristo era vivir el Amor día a día, amándose y amando a los demás, se dio cuenta de que el hecho de buscar otros medios para vivir más y mejor el Amor con las personas de su entorno, no la alejaría en absoluto de aquello que deseaba vivir. El catarro desapareció.

- ¿Hay alguna situación que me cree tal confusión que ya no sepa qué hacer?
- ¿Necesito descansar en este momento?

Un catarro que vuelve siempre en fechas determinadas, puede estar relacionado con programaciones de tipo: "cada año, en el mes de noviembre, tengo uno de esos catarros".

Rinitis alérgicas. La mayoría de las veces van asociadas con otras manifestaciones alérgicas y se presentan de dos maneras:

1. **La fiebre del heno o rinitis alérgica estacional** que comienza cuando florecen las gramíneas (mayo-junio). Se caracteriza por nariz acuosa, obstrucción nasal, cefaleas y lagrimeo intenso.

Una mujer llevó a una de mis conferencias a su hijo de 10 años, afectado de rinitis alérgica estacional desde hacía casi tres años. La participante sugirió a su hijo que me preguntara cuál podía ser la causa. Le pregunté en que momento le ocurría y me respondió que hacia la mitad del mes de Junio. ¿Qué tenía de especial ese periodo para él? Al recordar que correspondía con el final del periodo escolar, le pregunté si el hecho de acabar las clases le ponía triste. Me respondió que sí porque iba a un colegio donde había niños de diferentes regiones y para él eso significaba que debía separarse de sus compañeros sin saber si volverían a verse en septiembre.

– ¿Qué me es difícil de aceptar el inicio del periodo estival?

2. **Rinitis alérgicas no periódicas.** Alergia al polvo, a las plumas, al pelo de algunos animales, etc.

Las alergias están relacionadas con algo que no aceptamos o que nos trae un recuerdo anclado en nuestra memoria emocional que puede ser incluso kármico.

Una mujer era alérgica al pelo de los gatos. Sin embargo, había tenido un gato durante años al que había querido mucho. Su muerte fue una gran pérdida para ella. Un día su marido, que había leído mi libro, le dijo: "¿Podría ser que no hayas pasado el duelo por la muerte del gato?". Ella lo hizo y sus alergias al pelo de los gatos desaparecieron.

En su inconsciente, el hecho de ver un gato hacía resurgir este recuerdo impregnado de tristeza.

– ¿Qué recuerdo despierta en mí este elemento que me crea la alergia?
– ¿Qué no acepto con esta alergia?

Por ejemplo, una mujer se había ido a vivir al campo para complacer a su marido, pero sufría alergia tras alergia. Cuando murió su marido, vendió la casa y se instaló en un barrio suburbano en el que disponía de medios de transporte para desplazarse a donde quisiera. Sus alergias desaparecieron.

Goteo nasal. Un goteo nasal acuoso, claro y no purulento puede expresar una tristeza de la que no llegamos a liberarnos.

Una de mis lectoras me escribió contándome que su goteo nasal aparecía sobre todo al despertarse. Creía que se trataba de una alergia. El hombre al que amaba, con quien había compartido más de 20 años de felicidad, la había dejado por otra. Ella pensaba que había aceptado esta separación, pero todavía sentía la tristeza de su ausencia. Cuando pudo expresarla y reconocer que tenía derecho a sentirse mal, pudo interesarse otra vez por la vida. Sus goteos nasales cesaron a partir de ese momento.

– ¿Qué me callo que me hace sentir triste?

Hemorragias nasales. La pérdida de sangre se asocia con una pérdida de alegría. Si las hemorragias son nasales, es muy probable que hayamos perdido alegría en nuestra vida. Quizá no somos muy felices en la vida porque hemos perdido a un ser querido (madre, abuela, hermana pequeña, etc.) o porque no nos sentimos aceptados tal y como somos.

Alexandra se despierta a media noche sangrando por la nariz y su madre le pone compresas frías hasta que la hemorragia cesa para comenzar de nuevo por la mañana. Su madre me llama por teléfono preocupada. Alexandra tiene problemas de sobrepeso y muchas personas la molestan con comentarios sobre su gordura. El día antes de que empezara a sangrar, sus padres colocaron una báscula en la moqueta del salón para animarla a comenzar una dieta. La alfombra mullida del salón aumentó la medida del peso. Su madre exclamó: "¡Alexandra, pesas 60 kg. Tienes que ponerte a régimen". Esta última dejó lo que estaba haciendo y se fue a su habitación llorando y diciendo: "¿Queréis dejarme en paz con esta historia y aceptarme como soy?". La hemorragia nasal es su llanto por no sentirse aceptada. Su alegría se le escapa. Cuando toma conciencia de que es aceptada y amada pero que, por su propio bienestar, sus padres quieren que pierda algunos kilos, las hemorragias nasales cesan.

También podemos haber vivido situaciones que nos hayan quitado la alegría de vivir. Por ejemplo, que nos hayan criticado constantemente, que nos hayan pegado, que hayamos vivido o vivamos en un ambiente de violencia o también que hayamos sentido que estábamos de más.

Sabrina está interna en el mismo colegio al que va mi hija Karina. Un día por la mañana, empieza a sangrar tanto por la nariz que las monjas quieren enviarla al hospital. Ella les dice: "Un momento, antes voy a ver a Karina porque sé que su madre trata las causas de las enfermedades y después iré al hospital". Karina toma el libro *Participer à l'Univers (Participar en el Universo)* (el padre de este libro) y lee el pasaje que habla de las hemorragias nasales. Sabrina le dice: "Pérdida de alegría en la vida, pero si yo no vivo más que eso". Entonces le cuenta que, el día antes de volver al internado, había sido su cumpleaños. Su madre vive con un hombre que no es su padre y que no acepta a sus hijos. Sin embargo, la madre le preguntó si no podía, al menos, desearle un feliz cumpleaños a su hija. Él respondió: "Para mí, tus hijos no son más que un trapo viejo que me gustaría tirar a la basura". En aquel momento, esa frase arruinó toda la alegría que sentía en ese día de fiesta para ella. Sabrina pensaba que ella no significaba gran cosa para su madre si ésta permitía que ese hombre hablara así de sus hijos. Eso hacía que se sintiera muy desgraciada. Karina le dijo: "Es verdad que es muy triste lo que sucede en tu casa, pero allí no pasas más que dos días a la semana mientras que aquí estás cinco. Si intentas sentirte alegre durante los cinco días que pasas aquí, te sentirás más fuerte y no te importará tanto lo que pase durante esos otros dos días. Aquí todas somos tus amigas y las monjas hacen todo lo posible para que nos sintamos bien". La hemorragia nasal cesó por completo. Sabrina no tuvo que ir al hospital y ya no tuvo más hemorragias.

- Para las hemorragias ocasionales: ¿qué es lo que me roba la alegría?
- Para las hemorragias frecuentes: ¿cuándo he perdido la alegría o las ganas de vivir?

Sinusitis. El papel de los senos nasales es aligerar los huesos del cráneo al tiempo que forman una caja de resonancia para la voz. Para ello, deben adaptarse a la presión barométrica exterior.

La infección de los senos nasales puede estar relacionada con un cambio de ambiente difícil de soportar o que ya no podemos "ni oler".

Irene padece sinusitis desde hace más de seis meses. Tras la muerte de su marido, acepta la invitación de su hermana para compartir un apartamento en un complejo para personas mayores. Cuando Irene era una niña, su hermana Olivia, 12 años mayor que ella, hizo el papel de madre para ella. Cuando se juntan de nuevo, Olivia retoma de forma inconsciente ese papel y le dice continuamente a Irene lo que debe hacer y pensar. Irene no puede "ni oler" esta situación y se siente molesta e indignada a la vez que incapaz de dejar a su hermana. Le sugiero que hable francamente con su hermana sobre su malestar. Olivia comprendió y las dos juntas encontraron la solución. La sinusitis de Irene se curó.

– ¿A qué persona o a qué situación no puedo adaptarme? ¿Qué es lo que ya no puedo ni siquiera "oler"?

Adenoides o vegetaciones. La amígdala faríngea está situada en la pared posterior de la rinofaringe. La hipertrofia de la amígdala faríngea constituye lo que llamamos vegetaciones o adenoides. Esta afección hace que resulte muy difícil, o prácticamente imposible, respirar por la nariz. A menudo encontramos este problema en niños que tienen una intuición muy desarrollada y que no quieren sentir cosas que les hacen daño. Un niño también puede percibir que no está en el lugar adecuado y sentirse indignado porque no es ahí donde quisiera estar o porque no está con quien se encuentra bien que, en la mayoría de los casos, es su mamá.

Pólipos nasales. (Ver pólipos en el capítulo "La piel y las faneras").

Estornudos. Se caracterizan por una expulsión de aire precedida de una sensación de cosquilleo en las fosas nasales. Podemos querer expulsar polvo, un cuerpo extraño, un olor nocivo o desagradable o cualquier otra cosa que nos disguste.

– ¿Me ha molestado alguna sustancia o algún tipo de olor?

– ¿Qué siento que rechazo?

– En caso de estornudos sucesivos: ¿De quién o de qué situación quiero desembarazarme?

Pérdida del olfato. El olfato participa, en gran parte, dando placer a los sentidos (aspirar los aromas, impregnarse del olor de la piel del compañero sexual...). La pérdida del olfato puede indicar una pérdida de interés en este tipo de placer. ¿Es porque me he sentido frustrado con demasiada frecuencia o para no sufrir si no tengo este tipo de placer?

¿Ya no queremos compartir ese placer con nuestro cónyuge? También es posible que hayamos estado sometidos, o todavía lo estemos, a olores desagradables que vengan, por ejemplo, del lugar donde residimos o de la persona con quien compartimos la cama.

– ¿Qué es lo que ya no quiero ni oler ni percibir?

– ¿De qué placer quiero dejar de depender?

Ronquidos. Son ruidos variables que aparecen con la respiración, mientras dormimos. Los ronquidos son una llamada inconsciente causada por una necesidad afectiva que está relacionada con un sentimiento de soledad o de abandono. Esto explica que el simple hecho de tocar a algunas de las personas cuando roncan, las tranquiliza y dejan de roncar. Por el contrario, un cambio de habitación puede dar lugar a un sentimiento de rechazo que hará que los ronquidos aumenten.

– ¿Me siento solo en el plano afectivo porque estoy lejos de la persona que amo o porque no me siento amado como desearía?

Trompa de Eustaquio

Es un conducto músculo-mucoso que une el cavum con el oído medio. La trompa de Eustaquio permite el paso del aire desde la parte posterior de las fosas nasales hasta el oído medio. Juega un considerable papel en la audición al mantener el equilibrio de la presión entre el oído medio y el exterior. *La trompa de Eustaquio representa el equilibrio en el uso de mi energía.*

Los principales problemas relacionados con un mal funcionamiento de la trompa de Eustaquio son la sensación de tener los oídos taponados, los acúfenos y la disminución de la audición. Como todo ello concierne al equilibrio de la presión en el oído medio e interno, podremos preguntarnos si nos sometemos a demasiada presión para alcanzar los objetivos o los plazos que nos hemos fijado.

- ¿Tengo dificultades para adaptarme a un nuevo ambiente?
- ¿Descuido mis necesidades de descanso para poder alcanzar mis objetivos o cumplir los plazos que me he fijado?

LA GARGANTA O LA FARINGE

Este conducto músculo-membranoso comunica las fosas nasales con la boca (por arriba) y con la laringe y el esófago (por abajo). *Representa la comunicación.* Comunicamos nuestros pensamientos y nuestros sentimientos por medio de la expresión verbal asumida por las cuerdas vocales y nuestra creatividad a través de la energía de este centro (chacra laríngeo). *También por aquí pasan las ideas, que van desde la cabeza al corazón.* Un problema que afecte a la garganta, indica una dificultad para comunicar.

Dolor de garganta (sin inflamación). Se asocia a menudo con el miedo a expresarse o con la expresión de la ira. También puede asociarse con el miedo a ser criticado o ridiculizado, o con el miedo a herir a alguien con nuestras palabras. Este temor puede llevarnos a reprimir nuestra expresión y manifestarse a través de un edema (inflamación) en la garganta.

Una mujer a quien le dolía la garganta desde hacía meses, se dio cuenta de la causa de su malestar mientras hablaba conmigo. Tenía un hijo que se drogaba y quería ayudarle. Me dijo: "Tengo tanto miedo de no encontrar las palabras adecuadas y de decir cualquier cosa que pueda herirlo, que prefiero callarme".

Otra que tenía una bonita voz, padecía dolor de garganta cada vez que tenía que cantar en público porque temía los comentarios de los demás.

"Carraspera"
- ¿Tengo miedo a expresar mis ideas ante una autoridad?
- ¿Temo que me critiquen, que me ridiculicen o que me rechacen por lo que pueda decir?

Dolor de garganta con inflamación
Anginas. Inflamación del istmo de la garganta y de la faringe.

- ¿Me he tragado mis palabras en lugar de expresar mi indignación?

Puede que nos digamos: "Prefiero callarme a decir lo que pienso porque, si dijera lo que realmente siento, puede que fuera demasiado".

Amígdalas
Las amígdalas están compuestas por tejido linfoide y son una parte importante del sistema de defensa del organismo.

Junto con las vegetaciones adenoides y las de la base de la lengua, forman una barrera de protección contra las infecciones respiratorias.

Fuerte aumento del tamaño de las amígdalas en el niño
- ¿Se siente inseguro el niño cuando se separa de su madre?

Amigdalitis. Es la inflamación de las amígdalas. Puede expresar angustia. Podemos temer a uno de nuestros padres, a un profesor o, incluso, a no lograr lo que queremos. También puede referirse a una situación que nos da miedo o nos ahoga, en la que nos sentimos indefensos e indignados.

- ¿Siento angustia o rabia hacia alguien que temo y que me hace sentir impotente?

LA LARINGE

La laringe es un conducto cartilaginoso recubierto interiormente por una mucosa que contiene las cuerdas vocales.

Las personas que tienen miedo a ser rechazadas o a no ser queridas, tienen normalmente miedo a expresarse y esto puede debilitar esta parte del organismo.

Afonía. La afonía se manifiesta generalmente tras una fuerte emoción que aparece sin previo aviso y que nos deja sin voz. Puede ir asociada al miedo, la ira o la tristeza. También afecta a personas que tienen facilidad para comunicar sus ideas, pero que pierden la voz ante el miedo y la impotencia que sienten cuando quieren comunicar su tristeza. Este sentimiento las obliga a callar a fin de que puedan escuchar y sentir lo que les pasa, porque la palabra también puede ser un mecanismo de huida. Hablamos de cualquier cosa para tener ocupada la cabeza y no sentirnos inseguros ni tristes.

– ¿He vivido alguna emoción fuerte que me ha dejado sin voz porque no llego a comprenderla, me siento incapaz de hablar de ella o no he podido expresar lo que sentía?
– ¿Tengo miedo a sentir mi estado emocional?

Voz ronca o ahogada. Puede venir de un acontecimiento traumático si hemos grabado en nuestra memoria emocional "hablar = peligro".

Laringitis. Las personas que se enfrentan a este problema, con frecuencia tienden a pedir permiso para hablar porque temen la reacción de su interlocutor. Suelen utilizar frases de este tipo: "¿Puedo hablarte?" "¿Puedo decirte algo...?". No se dan cuenta de que, al proceder de esa manera, ponen a su interlocutor a la defensiva y generan así conflictos que aumentan su temor a expresarse. La inflamación de la laringe puede venir del miedo a decir algo a alguien que representa la autoridad para nosotros. Ahogamos lo que queremos decir y sentimos rabia por no poder expresarnos.

– ¿Me siento culpable por haber dicho algo que haya apenado o herido a una persona de mi entorno?

Ahogarse. Cuando no se trata de una emoción que intenta manifestarse y que nosotros queremos detener, es una señal de que no hemos podido trasmitir una idea.

Si te pasa eso, pon tu mano derecha en la garganta y piensa: "Me abro a las nuevas ideas o a lo que quiera revelárseme".

Sensación de tener algo atravesado en la garganta. ¿Hay algo que se aferra, que no fluye en lo que hago o en lo que experimento?

Hace algunos años, yo había contratado a una correctora para que me ayudara a trabajar en uno de mis manuscritos. Me la había recomendado la persona con quien quería trabajar porque ella no estaba disponible en ese momento. Las primeras pruebas fueron muy concluyentes y la contraté. Sin embargo, cuando pasó al segundo capítulo, ya no era una simple corrección. Sencillamente, aquel no era mi estilo de escritura. Lo que yo deseaba era una ayuda y no que alguien volviera a escribir mis textos. Durante los meses que duró el contrato, tuve la sensación de tener algo atravesado en la garganta. Este malestar, sin embargo, no me impedía hablar ni comer.

Yo decía a la persona que había querido contratar: "Hay algo que no funciona", pero ella me animaba a continuar. Cuanto me harté y me di cuenta de que eso no me convenía, no porque la correctora fuera incompetente sino porque no era el tipo de corrección que yo buscaba, nuestro compromiso finalizó. De pronto, la sensación desagradable que tenía en la garganta desapareció.

Nódulos en las cuerdas vocales. Son pequeños abultamientos cutáneos o subcutáneos, grasos o calcáreos, de origen inflamatorio que pueden aparecer a consecuencia de una laringitis. La mayoría de las veces están relacionados con fuertes emociones (miedo, pena o ira) y expresan: "No quiero hablarte más".

Mélanie tiene nódulos en las cuerdas vocales. Estos nódulos aparecieron tras una prolongada laringitis con afonía

Antes de la manifestación de esta faringitis, Mélanie habla con su madre por teléfono y tienen un conflicto. Esta última pretende culpabilizarla por una elección que ha hecho. No es la primera vez que discrepa de su madre respecto a ese tema. Pero esta vez, Mélanie cuelga el teléfono, más herida e indignada que nunca, y jura no volver a hablarle.

Sus cuerdas vocales se impregnan de una mezcla de tristeza y enfado. Tras liberar esas emociones y hablar con su madre, los nódulos desaparecen.

- ¿Cuáles son las emociones que he vuelto a tragarme?
- ¿Qué sentimientos las han originado?
- ¿Cómo podría transformar ese sentimiento?

Tartamudeo. Se trata de un trastorno de dicción. Los tartamudeos provienen a menudo de la infancia e indican una gran inseguridad. El niño puede tener mucho miedo:

- a no gustar;
- a la reacción de uno de sus padres (que lo regañe, amenace, rechace o le pegue);
- a perder a uno de sus padres si éste enferma con frecuencia o ha estado a punto de morir.

Elocución rápida. Las personas que hablan muy deprisa y de manera incomprensible son, casi siempre, aquellas que no han podido expresarse cuando eran jóvenes. Han aprendido a callarse o a expresarse muy deprisa hasta el punto de no darse suficiente tiempo para articular y pensar lo que quieren transmitir. Esto explica su incoherencia. La dicción rápida nace sobre todo del miedo a que les corten la palabra.

- ¿He tenido miedo a expresarme en el pasado porque temía no gustar, ser humillado o ridiculizado o porque me sentía inseguro?

LA GLÁNDULA TIROIDES

Esta glándula es responsable del metabolismo, del calor del cuerpo y de la actividad muscular. Produce hormonas esenciales para el crecimiento y la conservación del organismo. *Representa el equilibrio en el uso de los medios de expresión: expresión verbal, no verbal y sexual.*

Los problemas de la glándula tiroides se asocian a menudo con una profunda tristeza por no habernos podido expresar como hubiéramos deseado, ya sea mediante la palabra o la acción. Pueden ir acompañados del sentimiento de no ser lo suficientemente rápidos con respecto a un interlocutor o a lo que se espera de nosotros.

Cuando las personas que tienen problemas de tiroides se encuentran en una consulta terapéutica, suelen hacer las siguientes reflexiones: "Me he cerrado durante toda mi vida, hablar habría sido inútil, me encontraba ante un muro", "Prefería callarme, hablar no habría solucionado nada", "De todas maneras, siempre me han hecho callar, no tenía derecho a hablar cuando era niña y si hablo con mi marido, siempre hay problemas", "Haga lo que haga, no lo consigo".

Nódulo en la glándula tiroides. A menudo expresa: "No quiero dirigirte más la palabra".

Extirpación de la glándula tiroides
– ¿Tengo dificultades para afirmarme en lo que deseo?
– ¿Siento rabia o rencor hacia alguien?

Quiste en la glándula tiroides. El quiste que se forma en la glándula tiroides puede provenir de la tristeza por no poder expresar lo que deseamos, ya que no nos escuchan.

Marcel tiene un quiste en la glándula tiroides. Cuando le pregunto si tiene dificultades para expresarse, se deshace en lágrimas y me dice: "No llego a poder expresar lo que deseo, nunca me escuchan". Marcel está casado con una mujer muy dominante y ha llegado a decirse: "Para qué hablar, ella nunca me escucha". Marcel se sentía totalmente impotente a la hora de expresar lo que quería. Sin embargo amaba a su mujer; era más bien ese aspecto de ella lo que no le gustaba. De niño, había temido la autoridad de su madre y, para sobrevivir, aprendió a callarse. Pero se había casado con una mujer como su madre.

Marie, su mujer, había tenido miedo de la autoridad de su padre y, para sobrevivir, había aprendió a "controlarlo todo". Ahora tenía que superar su miedo a los hombres para dejar de dominar a Marcel y permitir que la mujer que había en ella pudiera acogerlo. En cuanto a Marcel, tenía que perdonar a su madre. Había atraído a una mujer similar a ella para poder comprenderla mejor. También era necesario que ocupara el lugar que le correspondía y dejara de esperar que los demás le dieran permiso para ser él mismo. Todo cambió para Marcel y Marie cuando comprendieron su situación.

– ¿Me he sentido impotente a la hora de vivir con lo que pienso, lo que digo o lo que tiene importancia para mí?

Hipotiroidismo. Consiste en un escaso nivel de funcionamiento de la glándula tiroides. A menudo se caracteriza por una mala distribución de la energía, lo cual explica por qué las personas que lo padecen tienen las extremidades frías. A menudo se observa que estas personas tienen también los ojos saltones. El hipotiroidismo puede indicar fatiga, agotamiento y desaliento: "Para qué, no lo conseguiré, nadie puede comprenderme". También puede ser el resultado de un rencor alimentado durante años.

Dorothée tiene 38 años y es madre de un niño de siete. Tiene los ojos saltones y padece un ligero bocio, pero lo primero que llama mi atención son sus manos, muy frías y de un color rojo azulado. Dorothée se queja, además, de una persistente falta de energía; tiene algo de hipoglucemia y padece insomnio crónico. A pesar de los análisis que le han hecho, no han podido detectar su hipotiroidismo, algo que para mí resulta evidente. Desde hace un año, toma antidepresivos porque, como se siente agotada, a menudo tiene ganas de llorar y han confundido esto con un síntoma de depresión. Sus mayores problemas son el insomnio y el hipotiroidismo. ¿De dónde vienen?

Cuando Dorothée tiene ocho años, sus padres acogen un huésped en casa. Un día, éste pide a Dorothée que le masturbe. Como le tiene miedo, hace lo que le pide. Él le dice que nunca hable de esto con nadie. Dorothée se siente culpable y encolerizada con sus padres porque no se enteran de nada. Treinta años más tarde, todavía guarda su secreto y sigue culpabilizándose. Esta culpabilidad es el origen de su insomnio y de los problemas que tiene en sus relaciones sexuales.

Cuando se liberó de la culpabilidad y del rencor hacia aquel huésped y hacia sus padres por no intervenir, recuperó la energía que tenía bloqueada, volvió a dormir, dejó los antidepresivos y pudo gozar de una salud que no sentía desde hacía años.

– ¿Siento que nadie me comprende y que, a pesar de mi buena voluntad, no logro ser comprendido?
– ¿Me siento culpable por un secreto que nunca me he atrevido a contar?
– ¿Mantengo rencor hacia alguien?

Hipertiroidismo. Se caracteriza por un excesivo funcionamiento de la glándula tiroides. Se produce una aceleración del metabolismo y, por consiguiente, un aumento de temperatura y sudoración. El hipertiroidismo puede indicar una necesidad de venganza o de mostrar a los demás de lo que se es capaz y esto crea en un estrés que lleva al agotamiento y al total desaliento. En ese momento, se produce el hipertiroidismo.

Por ejemplo, si a alguien que padece hipotiroidismo le decimos que está demasiado pendiente de sí misma y que se mima en exceso por su supuesta enfermedad, esta persona puede, repentinamente, sentir tal deseo de demostrar que no es así, y podría pasar del hipotiroidismo al hipertiroidismo. Aunque ese último estado no duraría demasiado tiempo porque exige demasiado al organismo.

– ¿Quiero demostrar a los demás que soy capaz de conseguir algo?
– ¿Quiero convencerme de que esforzándome lo conseguiré?

Bocio. Es una hinchazón o hipertrofia de la glándula tiroides. Puede ser el resultado de emplear demasiada energía para lograr algo, salir de algo o alimentar un rencor hacia alguien.

Jacinthe tiene bocio. A los 14 años es más bien rebelde y sus padres no saben cómo tratarla, de modo que la internan en una institución para jóvenes con problemas de delincuencia. Jacinthe hace todo lo que está en sus manos por salir de esa institución y corregirse lo más rápidamente posible. Tras realizar muchos esfuerzos, logra incluso una posición envidiable. Sin embargo, todavía siente un profundo rencor hacia sus padres.

Otro caso de bocio. Diane tiene 12 años cuando su padre abusa de ella sexualmente. Sin embargo, siente mucho más rencor hacia su madre porque piensa: "Pudo hacer algo, pero escondió la cabeza como el avestruz".

– ¿Me esfuerzo continuamente por alcanzar el objetivo que me he
  fijado?
– ¿Mantengo un rencor tenaz hacia alguna persona?

Exoftalmia. Se trata de una protrusión de uno o de los dos globos oculares debida a un aumento de volumen de los tejidos blandos de la órbita. ¿Deseo tanto que algo (mi curación, mi relación de pareja, mi empresa) funcione que llego al extremo de poner toda mi energía en ello y soy todo ojos para no perderme nada?

LOS PULMONES

Los dos pulmones, órgano principal del aparato respiratorio, suministran el oxígeno a todo el cuerpo y eliminan el dióxido de carbono de la sangre. *Los pulmones representan la vida, la necesidad de espacio y de libertad.* Enfermedades como la neumonía, la bronconeumonía o el neumotórax grave, se relacionan a menudo con un profundo desánimo que quita las ganas de vivir. El miedo a perder la vida, a morir, puede dar lugar a diversas manifestaciones, entre ellas:

- **Hiperventilación.** Se manifiesta, sobre todo, cuando la persona tiene mucho miedo de no poder vencer algo que amenaza su vida. Puede producirse, por ejemplo, cuando teme sufrir físicamente (enfermedad, parto) o antes de una intervención quirúrgica.
- **Angustia.** Puede estar relacionada con el recuerdo de un suceso en el que se ha tenido mucho miedo a morir o de una situación de la que se temía no poder salir, no poder escapar de un peligro. (Ver "Angustia").
- **Manchas redondas en los pulmones.** Se trata de tejidos alveolares especialmente fabricados por los pulmones para ayudar a la persona a respirar mejor. El miedo a morir acelera nuestra respiración, disminuyendo su eficacia. Las manchas redondas en los pulmones aparecen con frecuencia tras un diagnóstico desfavorable.
- **Tumores cancerosos en los pulmones.** Pueden aparecer cuando la persona pierde toda esperanza de curarse y se obsesiona con el miedo a morir.

Neumotórax severo (hundimiento de uno o de los dos pulmones). Es un desaliento profundo por sentirse atrapado en una situación y no encontrar la salida. El neumotórax puede aparecer sin que exista ninguna neuropatía o ser consecuencia de una enfermedad pulmonar.

En el primer caso, la persona puede sentirse atrapada en una situación que no le conviene y a la que no ve ninguna salida. Puede tratarse de su relación de pareja o de su trabajo.

En el segundo caso encontramos la misma causa, pero amplificada por un profundo desaliento. El neumotórax es más frecuente en los hombres; esto se explica por el hecho de que quienes lo padecen suelen silenciar lo que sienten.

– ¿Siento que no me entiendo bien con mi pareja o que no me conviene mi trabajo?

Neumonía. Es una infección grave de los pulmones caracterizada por una inflamación. La neumonía puede expresar un profundo desaliento en el que no vemos solución a las dificultades o sufrimientos que padecemos.

Un hombre que tenía neumonía doble repetía sin cesar a su esposa antes de la afección: "Esto no es vida...". No descansaba nunca y no encontraba ninguna solución para aligerar su carga de trabajo.

– ¿Estoy cansado de la vida, de intentar encontrar un poco de felicidad o de luchar para llegar a algo?

La neumonía en un niño puede estar en resonancia con una culpabilidad de vivir o con perder las ganas de vivir.

Enfisema pulmonar. Es un aumento del volumen de los alvéolos pulmonares, con destrucción de la pared alveolar, que impide que los alvéolos se vacíen completamente en la expiración. Se caracteriza por sofocarse al más mínimo esfuerzo. La persona tiene la sensación de que le falta el aire. El enfisema afecta, sobre todo, a personas de edad avanzada que han reprimido su necesidad de espacio durante buena parte de su vida. Se han reprimido para no romper los principios establecidos en base a las creencias de su época, por miedo de desagradar o incluso para responder a las expectativas de su entorno.

– ¿Qué espero para darme el espacio que me permita respirar?

Tuberculosis. Es una infección bacteriana muy grave. La tuberculosis se encuentra, por lo general, en personas sin ganas de vivir o que están resentidas porque han sido abandonadas. Normalmente se presenta en personas mayores que, con frecuencia, no saben cómo pedir ayuda y que se han quedado solas y están resentidas con los demás por haberlas abandonado. También la encontramos en algunos alcohólicos.

Embolia pulmonar. Es la obstrucción de un vaso sanguíneo del pulmón provocada por un coágulo de sangre. Puede aparecer en la arteria pulmonar. La embolia se relaciona a menudo con una culpabilidad de vivir relacionada con la muerte de un ser querido.

Nicole tiene una segunda embolia pulmonar. Cuando Nicole tiene 12 años, su madre está aquejada de cáncer de hígado. Va a la iglesia y pide al cura que haga algo por su madre. Éste le dice que Dios se ocupará de ella. Por la tarde, la salud de su madre empeora y muere esa misma noche. Nicole cree que es a causa de su petición. Se siente tan culpable por haber pedido ayuda que se dice: "No pensaba que vendría a buscarla tan deprisa. Ni siquiera he tenido tiempo para decirle que la quería. Ahora ya es demasiado tarde. Eso no es lo que yo pedí. No es lo que quería".

Nicole se liberó de su culpabilidad cuando comprendió que su madre no había muerto a consecuencia de su petición sino únicamente porque estaba preparada para irse. Fue así cómo se curó.

- ¿Me siento culpable de no haber podido hacer nada para salvar a una persona a quien quería?
- ¿Me siento culpable de su muerte?

Cáncer de pulmón. Hay varios tipos de cáncer de pulmón, siendo los más corrientes los carcinomas y los adenocarcinomas. Los cánceres de pulmón se relacionan a menudo con un miedo obsesivo a morir.

Cuando surge tras una enfermedad en la que la persona se ha debido someter a tratamientos muy duros y agotadores, el cáncer de pulmón puede estar relacionado con perder la esperanza de curarse y con el miedo a morir.

Josette tiene cáncer de pulmón. Tiene cuarenta años y dos encantadores hijos adolescentes a los que adora. Seis meses antes de aparecer este cáncer, Josette estuvo a tratamiento por un cáncer de mama.

En una de las consultas con su médico, éste le recomienda hacerse una prueba para detectar si hay cáncer en el cuello del útero. Un tiempo después, su médico la llama por teléfono para decirle que se han detectado células anormales en el frotis y que quiere que le hagan una coloscopia.

Al oír las palabras "células anormales", Josette piensa: "Ya está, estoy acabada, el cáncer se está extendiendo por todo mi cuerpo". Josette tiene miedo de morir, piensa en ello día y noche y se pregunta que pasará con sus hijos que tanto la necesitan todavía.

Menos de tres meses después de esa llamada telefónica, en una radiografía se descubre que tiene manchas redondas en los dos pulmones. Poco tiempo después, el diagnóstico le cae encima como un machete: cáncer de pulmón.

Trabajé con Josette sobre la causa que le había hecho desarrollar el cáncer de mama. Después, le expliqué que las manchas eran un tejido alveolar especial que fabricaban sus propios pulmones para que pudiera respirar mejor porque su miedo excesivo a morir le impedía respirar bien. Además, la ayudé a comprender que "células anormales" no quería decir necesariamente "células cancerosas".

Josette volvió a confiar en su curación. Atravesó las fases propias de la recuperación que, con el paso de algunas semanas, fueron cada vez menos dolorosas. Actualmente Josette está curada e irradia alegría de vivir.

LOS BRONQUIOS

Los bronquios son conductos semi-rígidos destinados a llevar el aire entre la tráquea y los alvéolos pulmonares. *Representan nuestra capacidad para tomar posesión de nuestro espacio vital, nuestro territorio.* Un problema en los bronquios está relacionado con una dificultad para ocupar nuestro lugar o conservarlo.

Tos espontánea u ocasional. A menudo indica que se critica o rechaza algo. Se puede criticar a una persona o criticarse a uno mismo por algo que se acaba de decir o pensar, del mismo modo que se puede rechazar el humo del cigarrillo o las palabras de alguien.

Todo el mundo ha asistido a alguna reunión cuyo conferenciante resulta aburrido o al sermón de misa de los domingos. Cuando la falta de inspiración del conferenciante dura ya demasiado tiempo, la gente comienza a removerse en sus asientos y a toser. Expresan con un lenguaje no verbal su desacuerdo o las ganas de que la conferencia o el sermón se acaben.

– ¿Qué es lo que rechazo?

Tos con sensación de ahogo
– ¿Hay una situación que critico y me ahoga porque no sé ya que hacer con ella?

Daphné tiene tos con ahogo desde hace meses. Vive con un hombre al que quiere mucho. Sin embargo, se siente muy contrariada porque, cada vez que le pide algo, él no parece tenerlo en cuenta. Ella ya no sabe qué hacer porque esto le resulta exasperante pero, al mismo tiempo, no quiere separarse de él. Daphné se liberó cuando comprendió que de pequeña había grabado en su memoria emocional: "Si no responden a mis necesidades es que no me quieren". Le daba mucho miedo pedir algo porque, si lo hacía y su demanda no era respondida, lo interpretaba como que no la amaban. Había atraído al hombre que necesitaba para poder liberarse de este esquema del pasado que no le era favorable.

Sensación de ahogo. Puede asociarse con querer ser perfectos. Un tiempo después de haber regresado de la India, padecí sensaciones de ahogo durante dos largos meses. Buscaba qué podía ahogarme y no encontraba nada. Pedí una respuesta a mi conciencia superior y, un momento después, descubrí que era yo misma quien me ahogaba. Como me había comprometido espiritualmente, creía que debía ser perfecta para no tener que renunciar a mis votos. Comprendí que haber hecho votos de ser médico, no significaba que pudiera serlo de un día para otro. Tendría todo un periodo de aprendizaje antes. Me concedí este periodo de aprendizaje y mi sensación de ahogo desapareció.

– ¿Qué me ahoga?
– ¿Me ahogo yo misma al querer que todo sea perfecto?

Gripe. Es una enfermedad infecciosa viral que va acompañada de fiebre, agujetas y problemas respiratorios. Es más intensa que el catarro, aunque muchas personas la confunden con él. Una verdadera gripe nos deja tirados en la cama. ¿No es acaso lo que queremos? ¿Necesitamos, quizá, un descanso que no nos permitimos?

Recuerdo que cuando yo amamantaba a mi hijo me habría gustado pedirle a mi marido que le diera el biberón por la noche. Pero, como él trabajaba al día siguiente, no me atrevía a hacerlo aunque estuviera agotada. Entonces tuve una gripe que todavía recuerdo. Después, empezamos a turnarnos para darle el biberón de la noche.

Para algunas personas, ciertas gripes son de carácter mortal; esto puede expresar una profunda tristeza, desaliento, desinterés por la vida o haber perdido las ganas de vivir.

– ¿Qué me aporta o me obliga a hacer esta gripe?
– ¿Qué sufrimiento despierta en mí?

Bronquitis. Es la inflamación de la mucosa de los bronquios. Puede que nos sintamos burlados o asfixiados por nuestro entorno familiar o laboral. También puede tratarse de aquello que criticamos de nuestro entorno cuando tenemos la impresión de hacer todo lo posible por complacer a los demás pero nunca llegamos a satisfacerlos.

– ¿Siento que me falta el aire, me siento atrapado o sin espacio?

Bronconeumonía. Es una inflamación simultánea de los bronquiolos y de los alvéolos pulmonares. Puede estar asociada a un desánimo cuando no logramos disponer de un sitio para nosotros o cuando sentimos que invaden continuamente nuestro territorio.

Lison tiene bronconeumonía. Esta enfermedad la afecta mucho: escupe sangre y ningún tratamiento ni antibiótico han logrado mejorarla. Viene desanimada a la consulta y me dice que es la última puerta a la que llama. Lison está casada desde hace 30 años. Me cuenta que, desde el principio de su matrimonio, vive con eternos cambios y renovaciones en una casa en la que jamás se termina nada. Ya no puede más con esta situación.

Lison es la undécima de su familia. Cuando nació, no había sitio para ella porque estaban renovando la casa. La instalaron en el pasillo durante meses. De alguna manera, se sentía culpable de haber venido al mundo: "No había sitio para mí, habría sido mejor que no naciera". Esta culpabilidad inconsciente le impedía reivindicar su territorio y sus necesidades. La falta de respeto a su espacio vital la llevaba a sentirse impotente e indignada y, tras un largo periodo, a sentir un profundo desaliento frente a esta situación hasta el punto de perder las ganas de vivir. Esto es la bronconeumonía.

– ¿Estoy en una situación en la que no logro hacer respetar mi territorio?

Asma. Esta enfermedad respiratoria se caracteriza por disneas agudas, a menudo nocturnas, a causa de un brusco estrechamiento de los bronquios y bronquiolos provocado por un espasmo, un edema e hipersecreción bronquial.

El asma puede estar relacionada con un sentimiento de ahogo, con el miedo a ser abandonado o con la culpabilidad de vivir.

Jonathan padece asma. Es hijo único. Su madre tuvo tres abortos antes de que él naciera y vive con miedo a perderle. Su amor, posesivo hasta el extremo, asfixia a Jonathan que, mediante sus crisis de asma, está diciendo: "¡Déjame respirar, tu amor me ahoga!".

No sólo el amor puede asfixiarnos. También puede hacerlo la autoridad de una persona o la sensación de no ver salida a una situación en la cual nos sentimos "atrapados por el cuello".

Laurette sufre de asma desde hace varios años y ya ha pasado los sesenta. De niña, se sintió abandonada. Cada vez que una situación la lleva a experimentar un sentimiento de rechazo, desarrolla una crisis de asma para que los demás se ocupen de ella. Esta crisis de asma expresa: "Ocupaos rápidamente de mí para que no me sienta abandonada". De esta forma, la crisis de asma se convierte en una huída para no sentir el dolor provocado por un sentimiento de rechazo.

Una participante que tenía crisis de asma me confiaba que era el único momento en el que su padre se ocupaba de ella cuando era niña.

Podemos negarnos nuestra autonomía con el propósito de conservar la atención de los demás. Se trata de una sutil forma de manipulación que produce un resultado contrario al deseado. Esta manipulación termina por alejar a los seres queridos en lugar de acercárnoslos.

Otra participante me contaba que tenía una crisis de asma cada vez que sus padres se peleaban. Lo que ese asma estaba diciendo es: "Quiero ver a mis padres felices, no quiero ver como discuten".

Por último, el asma puede ser el resultado de una culpabilidad de vivir. Cada vez que nos sentimos felices y experimentamos placer, desencadenamos una crisis de asma para sabotear nuestra alegría.

- ¿Me da miedo de que me falte el aire?
- ¿Siento que me asfixio? Si es así, ¿por qué? ¿En qué me benefician mis crisis de asma?
- ¿Es posible que yo mismo me ahogue porque no quiero asumir mi autonomía afectiva y creo que todavía necesito la atención de los demás para vivir?

Cáncer de bronquios. El cáncer en los bronquios proviene de una saturación de emociones en lo que se refiere a nuestro espacio o territorio. Este espacio o territorio son también nuestras ideas, deseos y aspiraciones, además de todo lo que consideremos nuestro, ya sea la familia, los hijos, la pareja o la empresa.

Cuando no podemos existir en nuestro espacio o cuando nuestro territorio está amenazado, nos sumergimos en emociones de irritabilidad o de miedo que son el nido del cáncer.

- ¿Tengo miedo de perder a la persona que amo si no respondo a lo que espera de mí?
- ¿Se olvidan constantemente mis ideas y deseos?
- ¿Me siento amenazado en mi territorio (pareja, niño, familia, empleo, casa, empresa, etc.?

CAPÍTULO 16

El sistema circulatorio

Así como el sistema respiratorio es el responsable de la entrada de la vida en nuestro organismo, el sistema circulatorio asume su distribución y contribuye a su mantenimiento.

Para ello, el sistema circulatorio dispone de una bomba, el corazón, y de toda una red de canalizaciones para aportar el oxígeno y los nutrientes a las células y para dirigir los desechos hasta los órganos de eliminación.

Las principales enfermedades del sistema circulatorio están relacionadas con el hecho de que el amor, la alegría y la confianza en nosotros mismos y en la vida no circulan correctamente.

Sus principales órganos son el corazón, la médula ósea, las arterias (arteriolas, venas y vénulas o venillas), los capilares y el bazo. Su principal líquido es la sangre con los glóbulos rojos, los glóbulos blancos y las plaquetas.

EL CORAZÓN

El corazón es un músculo hueco cuya función es garantizar la circulación de la sangre en el organismo. Para ello, impulsa la sangre en las arterias que, a su vez, se dividen en numerosos vasos más pequeños, llamados arteriolas. Éstas llevan la sangre a los órganos a través de los cuales se infiltra en todo el cuerpo gracias a los capilares. Tras haber irrigado los órganos, la sangre vuelve al corazón por las vénulas y las venas. Como cualquier músculo, el corazón *representa los esfuerzos*, con la particularidad de que está asociado a la vida.

Los problemas con el corazón conciernen, pues, a los esfuerzos que hacemos por vivir y ser felices. Si pensamos que, para ser valientes, hay que trabajar mucho, sin detenerse ni quejarse, podemos exigir a nuestro corazón un excesivo esfuerzo y llegar a agotarle.

Además, ciertas emociones tienen un efecto desfavorable sobre el correcto funcionamiento del corazón. Cada vez que sentimos una emoción negativa, creamos un bloqueo de energía en la zona del plexo solar (centro emocional). Este bloqueo merma la energía que nuestro organismo necesita para sobrevivir. El corazón va entonces a socorrerlo bombeando con más fuerza para que la energía pueda circular.

Podemos observar este fenómeno cuando tenemos miedo. La energía se bloquea, el corazón bombea muy fuerte y respiramos rápidamente. Si la emoción es demasiado intensa puede haber una pérdida de conciencia durante unos momentos, lo cual nos indica que el cerebro no tiene suficiente energía. Si esta falta de energía se prolonga durante demasiado tiempo, aparece el coma.

Por lo tanto, cualquier emoción relacionada con el miedo, la angustia, la culpabilidad, la cólera e, incluso, un exceso de alegría, puede afectar al corazón y causar diferentes malestares y enfermedades. Por el contrario, la paz, la serenidad y la alegría de vivir garantizan un corazón con una salud excelente.

Arritmia. Es un trastorno del ritmo cardiaco que consiste en una irregularidad en las contracciones del corazón. La arritmia se asocia a menudo con traumas pasados, no liberados, que salen a la superficie.

La arritmia que se produce durante el día nos indica que algún elemento desencadenante (al que no hemos dado importancia) ha entrado en resonancia con una fuerte emoción que nos ha inmovilizado.

Cuando se produce por la noche, se trata de un trauma inconsciente que intenta salir a la superficie.

– ¿Me he quedado anclado en una situación traumática del pasado?

Taquicardia. Es una aceleración del ritmo cardiaco, causada, muy frecuentemente, por emociones que intentan salir a la superficie. La mayoría de las veces, esta emoción está en resonancia con otra más antigua.

Margot tiene taquicardia. Siente culpabilidad y nunca la ha liberado. Esta emoción está relacionada con la pérdida de un hijo a causa de un aborto.

Ahora que sus hijos son mayores y que ella está sola con su marido, decide adoptar un animal. Su perrita es muy cariñosa, duerme a sus pies y la sigue a todas partes. Margot hace que la operen para evitar problemas cuando esté en celo. La perra no soporta la anestesia y muere. Margot se siente muy culpable por la muerte de su perra, como también se había sentido culpable de haber perdido a su hijo. Un tiempo después, aparecen las crisis de taquicardia que se manifiestan por la noche primero y después a lo largo del día.

– ¿Cuál es la emoción que me oprime o que se ha reactivado?

Hay que buscar el elemento desencadenante; puede tratarse de una palabra, una imagen, un sueño, etc.

Angina de pecho. Se trata de una crisis con dolores torácicos violentos que se extienden a la espalda, brazos, garganta o mandíbula. Se debe a un desequilibrio entre el aporte y la necesidad de oxígeno en el miocardio, especialmente durante un esfuerzo o cuando estamos estresados.

El insuficiente aporte de sangre al corazón está generalmente relacionado con un problema en las arterias coronarias, pero también pueden existir otros factores como el estrechamiento de la aorta o un ritmo cardiaco demasiado lento o demasiado rápido.

La causa de la angina de pecho es, a menudo, la pérdida del propio territorio. Nuestro territorio es aquello que consideramos que nos pertenece porque nos hemos esforzado en construirlo. Puede tratarse de nuestra casa, de nuestra empresa, de nuestra familia, de nuestra relación de pareja, de la relación que tenemos con nuestros hijos, de nuestro trabajo y, en resumen, de todo aquello que apreciamos. La pérdida puede afectar a una parte de nuestro territorio como, por ejemplo, nuestro cónyuge, uno de nuestros hijos, una colección de obras de arte, etc.

> – ¿He perdido aquello que representaba mi territorio o algo que tenía mucha importancia para mí?
> – ¿Me resulta difícil aceptar un despido o la jubilación?

Insuficiencia coronaria. La insuficiencia coronaria es un escaso aporte de sangre al miocardio debido a un estrechamiento de las arterias coronarias que lo vascularizan.

En la mayoría de los casos, la insuficiencia coronaria es el resultado de emociones relacionadas con un sentimiento de pérdida que nunca hemos liberado. Únicamente nos hemos adaptado al dolor de la pérdida.

> – ¿He perdido la posición principal que me corresponde para acomodarme en una posición secundaria?
> – ¿He perdido a algún hijo que nadie ha podido reemplazar?
> – ¿He perdido la única casa que poseía?

Doris es un ama de casa con cinco hijos. Su marido ha creado una empresa de distribución de material eléctrico. A fin de poder responder a una clientela cada vez más numerosa, tiene que pedir continuamente préstamos para aumentar su oferta. Pero los intereses hipotecarios aumentan y la construcción disminuye. Georges, su esposo, no puede reembolsar sus créditos.

Pierden su casa, pero Georges consigue trabajo rápidamente como gerente de una empresa similar. La familia se traslada a una casa con cinco habitaciones. Doris ha perdido lo que, para ella, representaba su territorio, es decir la casa para sus hijos. Tiene una angina de pecho que tratará con medicación. Los años pasan y nunca más tendrá una casa. Se adapta a su hábitat, pero sufre de insuficiencia coronaria. Hacia los 50 años tienen que hacerle un by-pass.

Infarto de miocardio o crisis cardiaca. El infarto de miocardio aparece cuando se priva de sangre a una zona del miocardio, creándose una necrosis. A menudo, aparece tras una angina de pecho.

Frente a la pérdida de lo que representa nuestro territorio, tenemos diferentes elecciones: encontrar un nuevo territorio en el que nos sintamos tan bien como en el anterior o adaptarnos a una situación diferente sintiendo tristeza por lo que hemos perdido (esto puede dar lugar a la insuficiencia coronaria, que está diciendo: "Está bien, pero no es suficiente"). O también, podemos luchar por conservar o recuperar nuestro territorio, desplegando para ello tales esfuerzos que nos arriesgamos a dejarnos la piel. El cerebro, preocupado por nuestra supervivencia, pedirá una detención del flujo sanguíneo en nuestro corazón que nos obligue a parar; esto es lo que llamamos infarto de miocardio.

Roger y su crisis cardiaca. Roger proviene de una familia numerosa. A los 10 años, tiene un accidente en las piernas que lo deja inmovilizado durante casi un año. Cuando vuelve a la escuela, lo ponen en una clase de recuperación donde están los alumnos que no son capaces de seguir un ritmo normal. Al finalizar el año escolar, se invita a los padres para que recojan la cartilla con los resultados escolares. Se tiene por costumbre aplaudir al primero de la clase. Roger es, precisamente, el primero de su clase de recuperación, pero nadie le aplaude. En ese momento, se siente tan indignado que empieza a odiar al auditorio y se dice con rabia: "Vais a ver, un día os daréis cuenta de quién soy". Roger crece alimentando grandes ambiciones. Llega a un nivel de éxito que le permite ser socio de un club selecto. Pero, después, atraviesa una fase muy difícil en sus negocios y pierde mucho. Le retiran su carnet de miembro selecto y Roger dobla sus esfuerzos para reconquistar lo que ha perdido, descuidando a su mujer, sus hijos y sus propios momentos de ocio. Luego, su mujer le deja. Entonces, aparece el infarto de miocardio. Al final de su terapia, exclama: "Gracias Dios mío, he comprendido".

- ¿He doblado mis esfuerzos para continuar con mi empresa, mi cónyuge o mi casa?
- ¿Siento que he tenido que luchar para conservar o recuperar lo que quería hasta el punto de descuidar mi salud y mi bienestar?
- ¿Estoy agotado por todo lo que he tenido que luchar?

Marcapasos o estimulador cardiaco. Este aparato permite que el corazón realice sus contracciones artificialmente. Se implanta en el tórax por medio de una operación quirúrgica y se utiliza para tratar, de manera permanente, un problema de pulso débil del corazón. Las personas que están agotadas porque exigen demasiados esfuerzos al corazón, pueden necesitar un estimulador cardiaco. Quizá ya no tienen fuerzas o motivación suficiente para continuar viviendo.

Pierre lleva un marcapasos desde los 42 años. Siendo Pierre un niño, su madre es muy exigente con él. Le pide que sea perfecto en todo. Espera que saque un 10 en todas las asignaturas; si no lo consigue, le pega con un paraguas.

Para sobrevivir y evitar los golpes, Pierre trabaja hasta agotarse. Una vez adulto, es él mismo quien continúa exigiéndose un rendimiento total. Se siente agotado pero continúa a ese ritmo hasta que su corazón flaquea.

En el pasado memorizó que si no era perfecto decepcionaría a los demás y, en consecuencia, éstos le abandonarían.

Pensaba que estaba obligado a dar siempre al máximo para que lo amaran. Tenía que aprender a amarse a sí mismo y saber que tenía derecho a dejar de responder a las expectativas de los demás, sobre todo cuando éstas no eran razonables.

– ¿Soy un burro de carga?

– ¿Es posible que nunca me haya reconocido a mí mismo o que nunca me haya sentido reconocido por lo que hago?

Pericarditis. Es una inflamación del pericardio que va acompañada de fiebre y dolores torácicos.

El pericardio es una bolsa membranosa que envuelve el corazón y la base de los grandes vasos que salen de él. Al tratarse de un revestimiento, el pericardio sirve para proteger el corazón. Con frecuencia, una pericarditis indica que estamos preocupados por nuestro corazón.

Robert tiene una pericarditis. Ha tenido varias crisis de angina y continuamente tiene miedo a tener un infarto de miocardio que podría ser fatal.

Su médico le propone una operación a corazón abierto para solucionar sus problemas de angina. Antes de la operación, Robert tiene una pericarditis.

- ¿He sentido una amenaza para mi corazón por los esfuerzos que he tenido que realizar o por la operación que me han propuesto?
- ¿Me preocupa la fragilidad de mi corazón?

Hipertensión. La hipertensión, llamada comúnmente "tensión alta", es un estado en el que vivimos una gran tensión. El flujo emocional es demasiado fuerte, la sangre se calienta y la presión aumenta. La hipertensión puede estar relacionada con una emoción fuerte o con una emoción antigua que no se ha resuelto. Afecta, sobre todo, a las personas que reprimen sus emociones o conservan secretos tristes, de culpabilidad o de rencor. Los secretos de familia, por ejemplo:

- La mujer que ha debido dejar a su hijo en un orfanato;
- La mujer que acepta que su hijo sea reconocido como si fuera el de su madre, en una época en la que había que salvar el honor de la familia, etc.

Una participante de un seminario, que tiene la tensión arterial alta, me llama por teléfono un día porque su tensión alcanza un umbral crítico. Le pido que me cuente la última emoción fuerte que le haya impactado. Me confiesa que la han invitado a la pedida de mano de su sobrina y que la madre de ésta le ha dicho algo que la ha herido profundamente. Doris ha hecho como si nada, pero se siente tan ofendida que no quiere volver a ver a su cuñada.

Estas emociones que nos producen resquemor, son el origen de la hipertensión.

Jeannine padece hipertensión y depresión. Tiene 45 años. De niña, su padre le pegaba y abusaba sexualmente de ella. A los 13 años, le llegó el turno a un tío suyo que también abusó de ella. Ella rechaza su feminidad, pero se casa de todas formas. Cada vez que su marido quiere tener relaciones sexuales, su ira almacenada sale a la superficie. El horror que siente ante las relaciones sexuales, la conduce gradualmente a una hipertensión tenaz y a la depresión. El día en el que, por fin, puede perdonar a su padre y cambiar de actitud respecto a la sexualidad, gracias a la comprensión de su marido, se libera de su hipertensión y de su depresión.

- ¿He sentido una fuerte emoción que sigue perturbándome?

- ¿Guardo algún secreto con una fuerte carga emocional que nunca he dicho a nadie?
- ¿Tengo tendencia a reprimir mis emociones?

Hipotensión o tensión baja. La hipotensión es el opuesto a la hipertensión. El pulso de la vida es débil. Ya no tenemos ganas de luchar. Nos sentimos solos, abandonados y desalentados.

- ¿Qué es lo que me hace sentirme tan desalentado?

LAS ARTERIAS

Las arterias son los vasos que transportan la sangre del corazón a los tejidos.
Las principales son:

La aorta: sale del ventrículo izquierdo y, con sus ramificaciones, distribuye la sangre oxigenada al conjunto de los tejidos excepto a los pulmones. (Es el sistema arterial sistémico).

Las arterias pulmonares transportan la sangre del ventrículo derecho del corazón a los pulmones. Son más cortas y contienen sangre desoxigenada. Al contrario que la circulación sistémica, forman un sistema de baja presión y sus paredes son más delgadas.

Después vienen **las carótidas.** Las carótidas son las principales arterias del cuello y de la cabeza. Podríamos decir que se trata del periférico de la cabeza, puesto que tiene una izquierda y una derecha que se dividen en dos ramas, una carótida interna y una carótida externa. La carótida primitiva izquierda nace directamente de la aorta y sube a lo largo del cuello, por el lado izquierdo de la tráquea. La carótida primitiva derecha sigue un trayecto similar por el lado derecho del cuello, pero nace en el tronco arterial braquiocefálico.

Las arterias distribuyen la energía y la vida a las células con el oxígeno y los nutrientes que les aportan. *Representan lo que aportamos o recibimos de los demás para mantener o conservar lo que queremos.* Puede tratarse de una relación de pareja, de la unidad familiar, de la rentabilidad de una empresa, de la casa, de nuestros hijos.

Arteritis. Si nos resulta difícil mantener aquello a lo que tenemos cariño o corremos el riesgo de que nos lo quiten, podemos desplegar muchos esfuerzos para intentar conservarlo. Esos esfuerzos pueden llevarnos a un estado de estrés permanente. Este estrés acelera nuestro corazón, aumenta nuestra presión sanguínea y termina por crear lesiones arteriales, inflamatorias o degenerativas; esto es lo que llamamos arteritis.

La arteritis puede manifestarse, por una parte, con un adelgazamiento de la pared arterial. En este caso, la arteria se ahueca para permitir que circule más sangre que pueda aportar más oxígeno a las células y, por tanto, más energía a nuestro cuerpo para que éste pueda defenderse contra el enemigo que quiere arrebatarnos algo tan importante para nosotros y que no queremos perder (casa, empleo, cónyuge, etc.). Si esta situación no se soluciona y se prolonga, la arteria se irrita y la pared se inflama o se forma una úlcera. Además, la pared arterial puede encontrarse debilitada y distendida y, entonces, nos acecha el aneurisma.

Por otra parte, si en lugar de desplegar esa gran cantidad de energía para defender o conservar aquello que quiero, me aferro a ello, resisto o me cierro a cualquier otra alternativa, puede producirse un engrosamiento de la pared arterial, favoreciendo una trombosis u obstruyendo la arteria y, esta vez, la arteritis se convierte en embolia o en accidente vascular cerebral (llamado también apoplejía).

Embolia y trombosis

Se trata de la obstrucción de un vaso sanguíneo a causa de un coágulo de sangre o de un cuerpo extraño en la sangre.

Las embolias y las trombosis indican con mucha frecuencia conflictos de pérdida de territorio (a lo que nos aferramos).

Trombosis en la pierna. Irene quería ser monja, pero los acontecimientos de la vida la llevaron al matrimonio. Su unión terminó en separación. Para consolarse, se metió en un movimiento religioso que propagaba que la felicidad no era de este mundo y recomendaba, a imagen de Cristo, cargar con el peso de su cruz si se quería ser "elegida" para el paraíso. Irene renunció a todo lo que podría aportarle alegría, creyendo que la vida era una etapa de sufrimiento para alcanzar la felicidad eterna. (Ver "Flebitis en la pierna").

Isquemia cerebral transitoria y accidente vascular cerebral. La isquemia cerebral transitoria es una breve interrupción de la circulación sanguínea en una parte del cerebro que ocasiona trastornos momentáneos de visión, de expresión verbal, de sensibilidad o de motricidad. Si este episodio se prolonga más de 24 horas, hablamos de accidente vascular cerebral, el cual se manifiesta con pérdida de conocimiento, parálisis y pérdida de sensibilidad.

– ¿He pasado por alguna emoción fuerte que me ha cogido de improviso y que para mí significa una pérdida inestimable? Puede tratarse de un embargo, de una separación o de un duelo.

Úlcera coronaria
– ¿He experimentado mucho estrés al tiempo que hacía grandes esfuerzos para defender o conservar algo preciado para mí?

Aortitis. Es la inflamación de la pared de la aorta.

– ¿Me he sentido desengañado e indignado porque, a pesar de todos mis esfuerzos, he tenido que declararme en quiebra o admitir que he fracasado?

Aneurisma de la aorta. Se trata del afinamiento y dilatación de la pared arterial.

– ¿Me siento fatigado, agotado, cansado de luchar y de hacer tantos esfuerzos para conservar mi territorio o para que mis ideas, mis necesidades o mis deseos se respeten?

Ruptura aórtica. Se trata de la ruptura de la aorta que, en la mayoría de los casos, proviene de un aneurisma.

Recuerdo lo que me contó la hija de un hombre que murió de un aneurisma con ruptura de aorta. Su padre se había separado hacía años y se había vuelto a casar. Había construido un bonito chalet cerca de un lago y decidió invitar a todos sus hijos a una gran fiesta. En el último minuto, cuando ya todo estaba preparado, surgió un problema familiar que provocó que la mayoría de los hijos se negaran a presentarse en la fiesta. Esto le hizo mucho daño y dio al traste con la alegría que sentía por reunirlos a todos. Le dijo a su hija, que estaba presente: "Yo corto con esta familia", y, a continuación, hizo el gesto de cortarse el pecho. Una hora más tarde, sucumbió por una ruptura de la aorta.

Para este hombre, su familia significaba mucho. Había hecho muchos esfuerzos para darle lo mejor de sí mismo. Cuando dijo a su hija "Yo corto con esta familia", sin duda quería decir: "No puedo seguir intentando unir a esta familia, estoy agotado, mi corazón va a estallar". Y fue la aorta la que lo hizo.

– ¿He querido huir o desligarme de una situación que me resulta demasiado difícil de asumir?

Síndrome y enfermedad de Raynaud. Se trata de una afección de los vasos sanguíneos en la que la exposición al frío provoca una brusca contracción de las pequeñas arterias que irrigan los dedos de la mano y, a veces, los dedos de los pies. Esta vasoconstricción hace que las extremidades se vuelvan blancas, violáceas y sobre todo frías.

– ¿Me he sentido impotente o incapaz de ayudar a alguien que se ha suicidado o que ha muerto?

Colesterol. Es un elemento importante en las células del organismo. El colesterol interviene en la producción de hormonas y sales biliares y en el transporte de las grasas de la circulación sanguínea hacia todos los tejidos del organismo. La mayor parte del colesterol sanguíneo proviene del hígado, que lo fabrica a partir de una gran variedad de alimentos. Una parte del colesterol pasa a la sangre y otra es eliminada en la bilis. Un índice elevado de colesterol relacionado con las lipoproteínas de alta densidad, protege las paredes de los vasos sanguíneos contra el desgaste causado por el paso rápido y repetido de sangre y contra la formación de placas de ateroma (células cargadas de grasa y de cristales de colesterol).

Por otra parte, un índice elevado de colesterol relacionado con las lipoproteínas de baja densidad, representa un factor de riesgo porque favorece la formación de la placa de ateroma que puede provocar la ateroesclerosis (esclerosis o endurecimiento de las paredes arteriales).

Muchas personas dicen: "Tengo colesterol". Sin embargo, todos producimos colesterol. No es la producción de colesterol lo que puede resultar arriesgado, sino la calidad de éste.

Esta calidad depende del régimen alimenticio, la herencia y las enfermedades metabólicas como la diabetes mellitus.

– ¿Me alimento con pensamientos de alta frecuencia vibratoria (pensamientos de paz, amor y confianza) o de baja frecuencia (pensamientos de preocupación, miedo, ira, rencor o nostalgia)? Si elevo mis pensamientos, mi cuerpo fabricará más lipoproteínas de elevada densidad.

Ateroesclerosis. Es el endurecimiento de las paredes arteriales causado por la acumulación de placa de ateroma. Los temores acumulados y el miedo a perder nuestra autonomía, nuestra libertad o nuestro territorio, contribuyen a la formación de esta placa y al endurecimiento de nuestros sentimientos hacia el entorno y la vida misma.

Gervais padece arteriosclerosis y tienen que ponerle un by-pass. Gervais es como un burro de carga: perfeccionista, no sabe delegar y piensa que está obligado a hacer todo. Siendo niño, fue humillado por un cura que era su profesor. Con el tiempo, se convirtió en el defensor de los oprimidos y entró a formar parte de un grupo sindical. No puede aceptar ninguna forma de injusticia y, cuando ve alguna, se vuelve muy agresivo. Sus pensamientos hacia los demás son duros y severos. No se da cuenta de que actúa exactamente igual que aquel cura a quien tanto rencor guarda. Cuando reconoce esta forma de actuar, su vida cambia. Gervais comprende mejor al cura, le perdona y deja de querer salvar al mundo. Evita el by-pass y empieza a curarse.

– ¿Estoy en lucha contra una autoridad que considero injusta o humillante?

- ¿Tengo miedo de que me quiten lo que he ganado con muchos años de esfuerzo?

VENAS Y VÉNULAS

Las venas son vasos que garantizan el retorno de la sangre desde los órganos y tejidos del organismo hasta el corazón, desde donde se envía seguidamente a los pulmones. La mayoría de las venas transportan sangre desoxigenada (sangre negra).

Existen otras venas que transportan sangre oxigenada; son las venas pulmonares que aportan la sangre oxigenada de los pulmones al lado izquierdo del corazón, así como la vena porta, que transporta una sangre rica en nutrientes a los intestinos y al hígado.

La presión sanguínea es mucho más débil en las venas que en las arterias y las paredes venosas son más finas, menos elásticas y menos musculosas. De tal manera que, una vena vacía se aplasta mientras que una arteria vacía queda abierta.

Las venas representan nuestra capacidad para afrontar nuestras dificultades, solucionar nuestros problemas o eliminar lo que nos impide estar en paz.

Varices. Son venas varicosas, infladas y tortuosas. Normalmente se hallan en los miembros inferiores. Las varices son normalmente una prolongación de las emociones que hemos arrastrado durante cierto tiempo y que han llegado a inflar nuestras venas.

- ¿En qué momento han aparecido las varices?
- ¿Qué emociones dolorosas han podido originarlas?

Piernas pesadas.
- ¿Mi vida diaria me pesa en este momento?

Hemorroides. Las hemorroides son varices o dilataciones de las venas del ano y del recto. Frecuentemente están relacionadas con el hecho de forzarse a seguir en una situación en la que tenemos la impresión de estar en punto muerto. Por ejemplo, forzarse a seguir en un trabajo que no nos gusta porque no sabemos qué otra cosa podríamos hacer; forzarse a vivir con un hombre o una mujer a quien no amamos realmente, por el bien de los hijos; forzarse a llevar una vida de hombre casado y buen padre de familia cuando se es homosexual y sólo se piensa en el amante.

Las hemorroides que sangran revelan una pérdida de alegría a causa de la presión a la que la persona se somete.

- ¿En qué situaciones me fuerzo a hacer algo o a llevar una vida que no me gusta?

Flebitis o tromboflebitis. Es la inflamación de una vena, acompañada a menudo de un coágulo. La flebitis puede indicar que no logramos superar nuestras dificultades o que nos sentimos decepcionados una y otra vez, de manera que toda nuestra alegría se encuentra bloqueada.

- ¿Me paso la vida solucionando problemas?
- ¿Me siento muy decepcionado o frustrado con mi cónyuge o con otras personas importantes para mí?
- ¿Me freno para no avanzar hacia situaciones agradables por miedo a decepcionarme más todavía?

Marjolaine arrastra un problema de flebitis en la pierna derecha, cerca del tobillo, desde hace más de 15 años; esta flebitis sólo se manifiesta de forma ocasional.

Marjolaine participa en uno de mis seminarios. Yo propongo una fiesta para el sábado siguiente. Cuando lo oye, la pierna empieza a quemarle, enrojece y se inflama. Me dice que lleva años en tratamiento por este problema, pero que nunca han encontrado la causa ni el remedio adecuado. Le pregunto cuándo fue la última vez que se manifestó la flebitis. Me dice que fue el 25 de diciembre pasado. Su prima la había invitado a su casa para la fiesta de Nochevieja. Cuando su marido y ella iban por la carretera, tuvieron problemas con el coche. Se vieron obligados a regresar y terminaron discutiendo. Me dice que, de todas maneras, nunca ha tenido unas buenas Navidades.

Para ella, fiesta es igual a decepción. Esto explica que, al haber hablado de fiesta, su miedo a sentirse decepcionada saliera a la superficie y provocara los síntomas de la flebitis.

La ayudé a liberar los sentimientos de decepción que había vivido de niña cuando esperaba febrilmente ante el árbol de Navidad el regalo que, finalmente, siempre recibía su hermana.

Con la ayuda de todo el grupo, organizamos una bonita fiesta para ella y la flebitis que tenía desde hacía tanto tiempo se curó.

LA SANGRE Y SUS MANIFESTACIONES DE DESEQUILIBRIO

La sangre representa la vida. Los **glóbulos rojos** *(eritrocitos) representan los intercambios con nuestro entorno. Los* **glóbulos blancos** *(leucocitos) representan nuestra capacidad para defendernos del invasor. Las* **plaquetas** *(trombocitos) representan nuestra capacidad para obstaculizar al enemigo.*

La médula ósea. Es un tejido blando y adiposo que produce las células sanguíneas. Se encuentra en todos los huesos en el momento de nacer. Durante la adolescencia, se reemplaza progresivamente por una médula amarilla menos activa en algunos huesos. En el adulto, la médula roja está limitada esencialmente a la columna vertebral, al esternón, a las costillas, a las clavículas, a los omóplatos, al hueso iliaco y a los huesos del cráneo.

La médula ósea representa nuestra capacidad para evolucionar en la vida. Cuando evolucionamos de manera armónica, tanto en nuestras relaciones con los demás como en nuestra manera de afrontar nuestras dificultades o proteger nuestro territorio, nuestra médula está sana y asume su papel a la perfección.

Pero cuando pensamos que no somos capaces de defendernos contra la adversidad o dejamos continuamente que los demás invadan nuestro territorio, nuestra médula puede verse afectada hasta el punto de desarrollar un cáncer.

- ¿Me han dicho alguna vez que no servía para nada y que era incapaz de hacer cualquier cosa bien?
- ¿Me lo he creído? ¿Me lo creo todavía?
- ¿Creo que soy incapaz de superar mis dificultades o de defenderme contra los que no respetan nada de lo que me pertenece?

Anemia. Es una disminución de la cantidad de glóbulos rojos en relación a la cantidad necesaria para conservar la salud. El papel de los glóbulos rojos es, esencialmente, asumir la respiración tisular aportando oxígeno a los tejidos. Los signos de la anemia son palidez de piel y mucosas, fatiga, sofoco y palpitaciones tras un esfuerzo, aunque sea ligero. La anemia se asocia a menudo con un sentimiento de soledad o una falta de interés por la vida.

- ¿Me siento incomprendido o solo entre los demás?
- ¿Tengo pocas ganas de vivir?

Leucemia. Término que designa varias formas de cáncer caracterizadas por una proliferación de los glóbulos blancos en la médula ósea, donde se forman todos los glóbulos sanguíneos.

Otros organismos como el hígado, el bazo, los ganglios linfáticos, los testículos o el cerebro pueden estar invadidos por células leucémicas y dejar de funcionar correctamente. Las leucemias se clasifican de dos maneras: según sean crónicas o agudas y según el tipo de glóbulos blancos que prolifere anormalmente.

Existen cuatro tipos principales: la leucemia aguda linfoblástica, la leucemia aguda mieloblástica, la leucemia linfoide crónica y la leucemia mieloide crónica.

La leucemia en el adulto revela, a menudo, un sentimiento de desvalorización e impotencia. Se haga lo que se haga, se tiene la impresión de que no se llegará a vencer al adversario. (Ver la historia de Antonia en el prólogo).

- ¿Estoy ya cansado de luchar para intentar tener mi lugar en la vida?
- ¿Me parece que este combate va más allá de mis fuerzas?

La leucemia en el niño puede estar relacionada con un dolor de encarnación. Es posible que los problemas que ve que tienen los adultos le quiten las ganas de luchar por la vida. Sin embargo, tenemos que tener en cuenta que la vacunación en masa puede ser un nido para el cáncer en individuos cuyo sistema inmunitario no está lo suficientemente fuerte o desarrollado como para defenderse contra los agentes patológicos (virus) que se les inyecta. (Ver el capítulo 3).

Leucopenia. Es un descenso de glóbulos blancos que lleva a la agranulocitosis, la cual se manifiesta por una gran sensibilidad a las infecciones. La leucemia representa el acto de blandir las armas y la leucopenia, más bien, la entrega de éstas. Ya no tenemos ganas de luchar porque hemos perdido la confianza en la vida. Al principio, en la leucemia crónica, se produce un aumento de la cantidad de glóbulos blancos. Esto puede evolucionar hacia la leucemia aguda en la que la sangre no contiene ya leucocitos normales sino únicamente células jóvenes, los blastos.

El fuerte descenso del número de glóbulos polinucleares provoca entonces múltiples afecciones. Es decir, al comienzo de la enfermedad, sentimos que tenemos que luchar mientras que, al final, ya no tenemos ningunas ganas de hacerlo. Dejamos las armas.

- ¿Me siento incapaz de defenderme?
- ¿He elegido callarme o dejarme destruir pensando que, de todas maneras, no puedo hacer nada?

Hemorragia. Las hemorragias se caracterizan por una gran pérdida de sangre unida a una gran pérdida de alegría en la vida. El lugar donde se manifiesta la hemorragia nos dice con qué se relaciona esa pérdida de alegría. Veamos algunos ejemplos:

Hemorragia nasal: gran pérdida de alegría en relación con nuestra vida.

Hemorragia en el útero (ver metrorragia): gran pérdida de alegría relacionada con nuestro hogar.

Hemorragia digestiva: gran pérdida de alegría relacionada con una situación que consideramos injusta.

Trombocitopenia: Fuerte disminución del número de plaquetas sanguíneas (trombocitos) que se manifiesta con hemorragias y equimosis causadas por pequeñas hemorragias subcutáneas. Esta enfermedad, rara y muy grave, se traduce en hemorragias al más mínimo corte o herida que nos hagamos o de forma natural (menstruación). El sujeto necesita a menudo transfusiones sanguíneas. La trombocitopenia se asocia a menudo con una actitud de desgana por la vida o con un rechazo de la propia vida relacionado con un embarazo trágico de la madre, por ejemplo, una violación o un nacimiento traumático.

Nancy padece trombocitopenia. Su madre se drogaba e ignoraba quién era el padre de la hija que esperaba. No quería tener esa niña. Cuando Nancy nace, la abandona en las escaleras de una comunidad religiosa. Nancy va de hogar de acogida en hogar de acogida, acumulando experiencias traumáticas (abusos sexuales, malos tratos y violencia). Nancy no ha aceptado nunca la vida, ésta sólo pendía de un hilo y eso es, exactamente, lo que expresaba su enfermedad.

Septicemia o envenenamiento de la sangre
– ¿Siento que una persona o una situación me envenena la existencia o que me la enveneno yo mismo?
– ¿Repito con frecuencia que algo o alguien "me envenena la sangre"?

Mononucleosis. Se trata de una infección viral aguda, caracterizada por una fuerte hipertermia, faringitis y tumefacción de los ganglios linfáticos con aumento del volumen del bazo. Afecta especialmente a personas que descuidan sus necesidades físicas para ser eficaces.

Karine tiene mononucleosis. Prepara la selectividad para entrar en la facultad de medicina. Sabe que sólo quienes tengan una media de nueve serán aceptados y ella quiere formar parte de ese grupo de elegidos. Para ello, estudia hasta llegar a agotarse. La mononucleosis la obliga a ralentizar porque ya no tiene energía para mantener el ritmo al que se había sometido. Hablamos de ello y acepta trabajar de una manera más razonable diciéndose: "Si ése es mi lugar, me aceptarán. Si no, quizá no es lo que me conviene". Su mononucleosis se curó.

Karine, finalmente, no estudió medicina. Encontró otro camino que iba mejor con su personalidad.

– ¿Cuál es la actividad familiar o profesional que me agota?

PALUDISMO O MALARIA

Enfermedad parasitaria grave que produce fiebre severa y, en algunos casos, complicaciones renales, hepáticas, cerebrales y sanguíneas que pueden llegar a ser mortales. La causa de esta enfermedad se atribuye a la transmisión de un parásito, el *Plasmodium falciparum*, por un mosquito.

Podríamos preguntarnos, sin embargo, por qué en un mismo lugar o en un mismo entorno sólo resultan afectados determinados individuos. ¿Será una cuestión de resistencia o, más bien, de frecuencia vibratoria?

- ¿De qué frecuencia se trata?

Puede existir el miedo a contraer la enfermedad, pero también el sentimiento de estar bajo el control de una persona o de un sistema que nos envenena la vida.

- ¿Siento que me resulta difícil dejar a una persona, una situación o un sistema que tiene poder sobre mí?

EL BAZO

El papel del bazo es limpiar la sangre de los glóbulos rojos desgastados y recuperar la hemoglobina liberando el hierro. Su segunda función es luchar contra las infecciones produciendo determinados anticuerpos, fagocitos y linfocitos que destruyen los microorganismos invasores.

El bazo[1] *representa nuestra victoria o nuestro fracaso en nuestras relaciones con los demás.* Cuando nuestras relaciones son productivas, nuestro bazo funciona bien. Si, por el contrario, nuestras relaciones nos dejan un sentimiento de fracaso, nuestro bazo sufre por ello.

---

1. Nota de la traductora: el verbo rater, derivado de la palabra francesa *rate* (bazo), significa fracasar en algo, fallar. La frase «J'ai raté ma relation de couple, ma carrière...»,ha sido traducida como «he hecho una bazofia de mi relación de pareja, de mi carrera...». Podría también traducirse como "hemos desperdiciado nuestra vida o parte de ella".

- ¿Siento que he fracasado en mis tentativas para presentar ese proyecto que yo consideraba formidable?
- ¿Siento que el éxito se me ha escapado de las manos, que he perdido una buena ocasión, que he hecho una "bazofia" de mi relación de pareja, una "bazofia" de mi carrera, una "bazofia" con mi papel de padre o de madre o, incluso, que he hecho una "bazofia" de mi vida?, es decir, "he fracasado en..."

Esplenomegalia. Es un aumento de volumen del bazo. Puede aparecer con numerosas enfermedades como el paludismo, la mononucleosis infecciosa, la tuberculosis, la fiebre tifoidea y en las afecciones sanguíneas como la leucemia, la talasemia o la anemia hemolítica. Si la esplenomegalia está relacionada solamente con una de las afecciones que conciernen al bazo, podríamos averiguar si la persona afectada ha imaginado proyectos muy ambiciosos hasta el punto de haberse vuelto megalómana. Cuando la esplenomegalia provoca una o varias hemorragias, puede indicar una gran pérdida de alegría relacionada con el fracaso de este ambicioso proyecto.

- ¿He invertido mucha energía en un gran proyecto que me importaba mucho y que no ha tenido éxito?

Extirpación (esplenectomía) o ruptura del bazo
- ¿Tengo un profundo sentimiento de fracaso?

Cuidado con el poder creador de las palabras que utilizamos:
Una persona decía siempre: "Esto es una bazofia, un desperdicio". Finalmente, tuvieron que quitarle el bazo.

Sistema linfático

El sistema circulatorio comprende el sistema sanguíneo y el linfático. El primero garantiza la circulación sanguínea y el segundo drena la linfa de todos los puntos del cuerpo hacia el torrente sanguíneo.

El sistema linfático forma parte del sistema inmunitario y juega un papel importante en la defensa del organismo, tanto contra la infección como contra el cáncer.

El sistema circulatorio

Todos los tejidos del cuerpo están rodeados de un líquido acuoso que proviene del torrente sanguíneo. La mayor parte de este líquido regresa al sistema circulatorio a través de las paredes capilares, pero el que queda es transportando (junto a las células fagocitadas y pequeñas partículas como bacterias) hasta el corazón por el sistema linfático para después llegar a los órganos de eliminación por medio del sistema de circulación venosa.

Este líquido acuoso, recibe el nombre de plasma cuando está en el interior de las vías sanguíneas, y de linfa cuando está en el exterior. *El plasma representa el medio donde se desarrollan nuestros intercambios.* Además de este medio, existe toda una red de defensas corporales que forma el sistema linfático. El sistema linfático está formado por conductos linfáticos y los ganglios linfáticos.

Los problemas que afectan al sistema linfático tienen relación con la defensa de nuestro organismo. Cuando tenemos mucho miedo porque sentimos que una infección, una lesión o un tumor amenazan la vida de nuestro cuerpo, se intensifican las funciones del sistema linfático y los ganglios se inflaman y se vuelven sensibles.

LA LINFA

La linfa es un líquido que ocupa los espacios intercelulares y se drena en los vasos linfáticos.

La linfa intersticial (intercelular) es el resultado del filtrado de sangre en las paredes de los capilares sanguíneos. Su papel es aportar a las células los elementos provenientes de la sangre y devolver a la sangre los desechos celulares. La linfa vascular circula a través de un sistema cerrado, la red linfática, que es una vía muy importante de drenaje de los tejidos y del tubo digestivo.

La linfa asume el papel de intercambio y defensa. En consecuencia, los problemas con la linfa se refieren a los intercambios con nuestro entorno y a nuestra necesidad de protección. Por ejemplo, sentirnos despojados e indefensos en las relaciones con nuestro entorno puede manifestarse con problemas en la linfa.

Los ganglios linfáticos. Están constituidos por una fina cápsula externa fibrosa y una masa interna de tejido linfoide. Unos pequeños vasos linfáticos aferentes penetran en el ganglio y le aportan la linfa. Para salir, ésta sólo cuenta con un vaso grueso.

Los ganglios contienen macrófagos cuya función es limpiar los tejidos circundantes de bacterias o partículas extrañas. Además, sirven de barrera para evitar la propagación de infecciones, destruyendo o filtrando las bacterias antes de que puedan pasar al torrente sanguíneo.

Los ganglios linfáticos representan el ejército de nuestro cuerpo: aseguran la defensa, destruyen al enemigo y limpian el terreno tras un ataque. Cuando el enemigo es muy fuerte, este ejército aumenta sus efectivos y los ganglios se inflan. Eliminar al ejército cuando el enemigo gana terreno no es sensato, sin embargo, esto es lo que se hace cuando se extirpan los ganglios inflamados tras el desarrollo de un tumor o de una infección.

Una vez que el ejército ha vencido al enemigo, regresa a su base militar. Los ganglios disminuyen de volumen hasta recuperar su tamaño inicial.

Esos enemigos son nuestras emociones negativas (nuestros miedos) y todos los sentimientos no favorables que desestabilizan nuestra homeostasis, causando afecciones, lesiones, tumores, etc.

Cáncer de ganglios axilares. El cáncer en los ganglios o la necrosis de los ganglios linfáticos se asocia, a menudo, con un sentimiento de desvalorización. Con frecuencia se diagnostica como metástasis del cáncer de mama. Esta confusión se debe a la proximidad de los ganglios axilares y el pecho.

Linfoma. Es un tumor canceroso provocado por la proliferación de las células del tejido linfoide que se encuentran sobre todo en los ganglios linfáticos y en el bazo.

Existen dos categorías de linfomas: los hodgkinianos que se caracterizan por la presencia de células anormales (células de Reed-Sternberg) y los no hodgkinianos que reagrupan los demás tipos de linfomas.

Isabelle tiene un cáncer linfático. Es hija de un médico y siente que no cuenta nada para su padre. Cuando tiene pequeños problemas de salud, su padre no le presta ninguna atención. Me dice: "Necesitaba una enfermedad que se saliera de lo ordinario para que mi padre se preocupara por mí y recordara que tenía una hija".

– ¿Siento que tengo que luchar para obtener lo que deseo? (Puede tratarse de la salud).
– ¿Me siento abandonado y solo, sin defensa ni protección para afrontar lo que me amenaza o me da miedo?
– ¿Tengo conflictos con mi entorno (familiar o laboral) y me siento indefenso contra los ataques de los que soy objeto?

Linfoma hodgkiniano o enfermedad de Hodgkin. Este linfoma, conocido también con el nombre de linfogranulomatosis maligna, afecta principalmente a los ganglios linfáticos y al bazo. La enfermedad de Hodgkin se caracteriza por una proliferación y un aumento del volumen de los ganglios linfáticos.

La enfermedad de Hodgkin puede ser el resultado de sentir que hemos perdido la lucha o el combate para obtener aquello que apreciábamos.

CAPÍTULO 17

El sistema digestivo

Podemos definir la nutrición como un conjunto de intercambios entre un organismo y su medio ambiente para transformar la materia en energía y, de este modo, mantener ese organismo con vida.

La nutrición en un organismo humano conlleva una gran cantidad de operaciones, además de varias subfunciones para cada órgano en particular. Esta especialización funcional no debe hacernos perder de vista que la nutrición es un todo y que el objetivo que se persigue es que se realice el metabolismo en el interior de cada célula.

La nutrición pesenta cuatro fases principales:

1. El aporte o entrada de alimentos en el tubo digestivo, a cargo de los labios, la lengua y el paladar. *Esta etapa representa el abrirnos a nuevas ideas y nuestras aspiraciones* (aquello que deseamos recibir, por ejemplo: besos), o aquello que queremos morder (por ejemplo, las decisiones).

2. La digestión comienza en el momento en que el alimento penetra en la boca. Los dientes mastican ese alimento, las glándulas salivares secretan la saliva que lo lubrifica y aporta los enzimas que inician la digestión de los hidratos de carbono. La lengua conduce el alimento y ayuda y facilita la deglución al fraccionarlo. El alimento pasa por la faringe, que lo empuja hacia el esófago. Éste, a su vez, lo propaga hacia el estómago. Los jugos digestivos y las secreciones ácidas del estómago inician la descomposición de las proteínas. La acción mecánica y química del estómago da a este alimento una consistencia semilíquida para que pueda pasar al duodeno. *Esta segunda etapa corresponde a nuestra capacidad para "morder" las nuevas ideas o la vida (dientes) y para aceptar las diferentes situaciones que encontramos a lo largo de nuestra existencia.*

3. Cuando los alimentos están en el duodeno, el páncreas libera jugos digestivos que contienen los enzimas necesarios para la descomposición de los hidratos de carbono, las grasas y las proteínas. Las últimas etapas de esta transformación tienen lugar en el intestino delgado y se producen con la ayuda de los enzimas que segregan las glándulas situadas en la pared intestinal. A medida que se realiza la digestión, los alimentos son absorbidos por la mucosa del intestino delgado y pasan al torrente sanguíneo o a la linfa. *La absorción está relacionada con lo que obtenemos o no de nuestro trabajo, de nuestras relaciones afectivas o de nuestros compromisos.*

4. Los restos de alimentos que no han sido absorbidos pasan al colón, donde su mucosa asegura la reabsorción del agua. Los residuos se evacuan por el recto y por el ano con las deposiciones. *La excreción corresponde a lo que debemos abandonar para gozar de una buena salud física (desechos orgánicos), mental (ideas fijas y obsoletas, principios, juicios y creencias no favorables) y espiritual (odio, rencor, celos, envidia, miedo, culpabilidad y apegos).*

LOS LABIOS Y LA BOCA

Los labios son anillos musculares que rodean la entrada de la boca. Están formados por dos partes: una externa cubierta de piel y otra interna cubierta por una mucosa. Asumen una triple función: conservar los alimentos en la boca, emitir sonidos y besar. *Representan nuestra capacidad para abrirnos y expresarnos* verbalmente (mediante la palabra) o no verbalmente (mediante los movimientos de nuestros labios como cuando besamos).

Los problemas que tengamos en los labios pueden estar relacionados con lo que recibimos o no recibimos, con lo que expresamos o no expresamos. El labio superior se asocia con nuestro lado femenino y emocional, y el labio inferior con nuestro lado masculino y nuestra tendencia racional y analítica.

Herpes bucal (comúnmente llamado "calentura"). El herpes bucal, caracterizado por una erupción cutánea, se manifiesta en forma de vesículas agrupadas sobre una base inflamada. El herpes bucal está relacionado con la ira que se nos ha quedado en los labios. Podemos reprocharnos haber tenido dificultades para decidirnos o habernos expresado de forma colérica. También podemos sentirnos indignados con una persona o sentirnos frustrados respecto a nuestra necesidad de besar o de ser besados.

- ¿He vivido alguna situación que me haya provocado una ira que no he sabido manejar?
- ¿Me siento rechazado por la persona que tantas ganas tengo de besar?

Herida en los labios. Una herida en los labios se asocia a menudo con pequeños sentimientos de culpabilidad porque nos reprochamos haber dicho algo de lo que nos hemos arrepentido después. Podemos pensar o decirnos: "He hablado demasiado" o "debería haberme callado".

Labios secos. El invierno y el frío pueden secar los labios y agrietarlos. Lo mismo pasa cuando sentimos una falta de calor humano. También pueden estar relacionados con un sentimiento de soledad. No tenemos nadie a quien besar, nos falta algo de calor en el corazón.

- ¿Me siento solo?
- ¿Me siento triste porque no puedo comunicarme o ser besado?

Labios agrietados que sangran. Se asocian con una pérdida de alegría (sangrar) relacionada con nuestro deseo de compartir algo con un ser amado o de besarle. Esta manifestación se encuentra, con frecuencia, en niños cuyos padres se han separado o en personas que no soportan su soledad.

- ¿Me siento triste por no poder comunicarme o besar a la persona que amo porque estoy lejos de ella?
- ¿Siento tristeza por no tener a nadie con quien compartir besos, confidencias y aficiones?

Labios entumecidos. Indican miedo a responder o replicar, así como un deseo de insensibilizarse respecto a la necesidad de ser besado.

Aftas o úlceras en la mucosa bucal. Se trata de ulceraciones superficiales, dolorosas a nivel de la mucosa bucal, y menos molestas a nivel genital.

Las aftas pueden ser el resultado de una mezcla de frustraciones y tristeza por ser rechazados por la persona con quien quisiéramos compartir una intimidad sensual (besos) o sexual (hacer el amor). También pueden provenir de la indignación que sentimos hacia nuestro compañero sexual.

Muguete. El muguete es una inflamación de la mucosa bucal y de la faringe, en forma de erosiones cubiertas de un revestimiento blanquecino, que es provocado por una levadura (cándida).

Hay que distinguir entre el muguete del lactante y el que puede tener un niño o un adulto. En el lactante indica a menudo las emociones que siente el bebé respecto a su dificultad para mamar: su mamá se le escapa. En el niño y en el adulto puede estar provocado por la ingesta de antibióticos o por una falta de afecto o carencia de besos.

- ¿Me siento falto de afecto en estos momentos?

LA LENGUA Y LA SALIVA

La lengua está formada por 17 músculos. Juega un importante papel en los procesos de masticación, deglución y fonación.

Los problemas en la lengua pueden estar relacionados tanto con las dificultades que tenemos para expresar lo que pensamos, como con un desagrado por los alimentos, o con el miedo a comer por temor a engordar.

Tener la lengua espesa
– ¿Me contengo para no decir lo que pienso por miedo a ser ridiculizado o a que el otro se enfade?

Tener la lengua espesa y agrietada
– ¿Siento que tengo derecho a expresar mis sentimientos y mis emociones?

Una participante afectada por ese problema había tenido una madre que no le permitía sentir sus emociones. Cuando su madre la castigaba, le decía: "Si lloras, vas a llorar por algo de verdad", que se sobreentendía como arriesgarse a recibir unos azotes si lo hacía. Como tenía miedo a que le pegara, se tragaba sus lágrimas. Estuvo casada desde hacía varios años con un hombre que, al igual que su madre, también tenía miedo de sus propias emociones y que tampoco permitía que los demás las expresaran. Él le decía: "Si lloras, te dejo". La mujer se sentía destrozada por las emociones que tenía que retener.

Morderse la lengua
– ¿Me siento culpable por lo que acabo de decir o por lo que iba a decir?

– ¿No nos han enseñado a "mordernos la lengua antes de hablar"?

Tener la lengua que arde
– ¿Estoy indignado por tener que comer siempre lo mismo o por comer alimentos insípidos?
– ¿Me reprocho mi glotonería?

Tener la lengua entumecida
– ¿Deseo no tener más ganas de comer?

A una persona que había sido obesa antes de casarse, su marido le dice: "No engordes otra vez o me perderás". Cuando se quedó embarazada, estaba obsesionada con no engordar. Unos meses después del parto, se dio cuenta de que pesaba más de lo que su médico le había dicho que debía pesar. El pánico se apoderó de ella provocándole náuseas e impidiéndole alimentarse, además de una parálisis parcial y temporal de la boca acompañada de entumecimiento de la lengua.

Saliva

La saliva es producida por la secreción de las glándulas salivares. Favorece la deglución del bolo alimenticio y contiene un enzima, la amilasa, que hidroliza los azúcares complejos. Los problemas con la amilasa pueden indicar una falta de alegría. ¿Se produce porque nos sentimos privados de comer lo que nos gusta o porque no podemos comer más? Cuando salivamos mucho, expresamos el deseo de saborear sensaciones (gustativas o carnales) agradables.

Hipersalivación (salivación excesiva)
– ¿Necesito más alimento o más muestras de afecto?

Hiposalivación (salivación escasa)
– ¿Tengo pocas ganas de comer, de tener relaciones sexuales o de vivir? (Ver "Glándulas salivares").

EL PALADAR

Es la bóveda bucal, constituida por la base de las fosas nasales y el techo de la boca. El paladar blando juega un importante papel en la deglución, puesto que cierra la cavidad bucal, evitando el paso de alimentos y de líquidos hacia la nariz. En el paladar se reúnen el olfato y el gusto. Los problemas en el paladar pueden venir de una dificultad para conservar aquello que nos resulta agradable. La presencia de nuestra madre o de nuestro cónyuge, por ejemplo.

– ¿Hay alguna situación que me desagrade o me disguste en mi vida?

Aliento. Es el olor que impregna el aire que expiramos. Determinados alientos pueden ser característicos de algunas afecciones. Por ejemplo, un olor a acetona a consecuencia de una enfermedad hepática. También puede ser el resultado de una mala higiene dental (caries dentales), o de problemas en las vías respiratorias (bronquios, pulmones) o en el tubo digestivo (estómago). La mayoría de las veces, el mal aliento indica una ira reprimida o pensamientos de odio (ver "Olores de la piel").

El mal aliento también puede estar relacionado con un profundo sentimiento de injusticia que nos indigna sobremanera, pero nos sentimos impotentes para cambiar la situación.

– ¿Me siento realmente indignado por una situación o persona que encuentro injusta, pero pienso que es mejor que me calle porque podría hablar de más?

LA MANDÍBULA, LOS DIENTES Y LAS ENCÍAS

La mandíbula, los dientes y las encías representan mi capacidad de morder en la vida (tomar decisiones), en relación a las nuevas ideas. Cuando tengo miedo y no confío en los resultados de mis acciones, pueden dolerme los dientes, la mandíbula o las encías.

Dolor de mandíbula. El dolor de mandíbulas puede ser algo pasajero, como cuando nos forzamos a sonreír durante un día entero y no tenemos costumbre de hacerlo. Por ejemplo, durante una gran boda organizada por nuestra madre o nuestro cónyuge, a la que ha sido invitada toda la familia, cuando nosotros hubiéramos preferido una boda íntima entre amigos.

El dolor persistente en la mandíbula puede asociarse con la ira o la rabia que nos lleva a apretar los dientes para controlarnos y no explotar, por miedo a no tomar una decisión adecuada o por un sentimiento de desvalorización respecto a nuestra capacidad de decisión.

- ¿Me siento indignado y rabioso porque me han explotado, manipulado o han abusado de mí?
- ¿Creo que nunca tomo las decisiones correctas?

Los dolores persistentes en la mandíbula pueden provocar el desgaste prematuro de los dientes. Un hombre que tenía este tipo de malestar, además de un desgaste prematuro de los dientes, sentía rabia porque siempre había permitido que los demás decidieran en su lugar a causa del miedo que tenía a no tomar la decisión adecuada.

Fractura de mandíbula
- ¿Me desvalorizo respecto a la estética de mis dientes, de mi boca o de mi sonrisa?

Dolor de muelas. A menudo se relaciona con el miedo a los posibles resultados de una decisión que tenemos que tomar o de un proyecto que debemos dirigir. Pero también puede estar relacionado con el miedo a perder los dientes o muelas afectadas.

- ¿Tengo miedo de equivocarme, de elegir mal, de no poder dar vuelta atrás, de que me engañen, de no lograr lo que me propongo, etc.?
- ¿Estoy preocupado por el tratamiento que me han propuesto para mis dientes?

Un dentista que asistió a uno de mis talleres, preguntaba a sus pacientes si tenían que tomar una decisión en ese momento de su vida. Con frecuencia, el paciente, sorprendido, le respondía: "¿Cómo lo sabe doctor?".

Un dolor de muelas persistente acompañado de dolor de encías puede provenir del miedo a "morder" (tomar decisiones) en la vida.

Caries dental. Es una enfermedad inflamatoria de los huesos y dientes que los reblandece y los destruye. A menudo se asocia con un sentimiento de desvalorización (estética o intelectual).

- ¿Me siento menos guapo o peor que los demás?

Una niña de siete años tenía ya demasiadas caries dentales con perforación del esmalte dental para su edad. Cuando nació, su madre la encontró muy fea e hizo un gesto de rechazo al verla. Esa niña pensaba que los demás eran mucho más guapos que ella.

Romperse un diente. Puede tratarse de un sentimiento de culpabilidad respecto a una decisión que no hemos tomado o que hemos tomado sin consultar.

– ¿Me siento culpable de haber tomado una decisión respecto a mi pareja o a mi equipo sin haber consultado antes?

Pérdida de dientes por caries o extracciones voluntarias. Quienes han perdido varios dientes o ya no tienen ninguno, son, generalmente, personas que permiten que los demás decidan por ellas. Esto les provoca una gran ira (caries). El hecho de saberlo no les hará recuperar los dientes perdidos, pero puede contribuir a salvar los que les quedan.

Las encías

Las encías forman la parte de la mucosa bucal que cubre los huesos maxilares cerca de los dientes. Los problemas con las encías están relacionados con la duda y el miedo a los resultados. Esta actitud puede llevarnos a aplazar continuamente una decisión y a vivir un largo periodo de indecisión. Quizá es a consecuencia de ciertos pronósticos que nos han dado. No nos atrevemos a actuar porque persisten nuestro miedo y nuestras dudas. Preferimos esperar. Pero este miedo y estas dudas nos desposeen y nuestras encías retroceden. Es bueno que recordemos que cualquier pronóstico no es más que una previsión que podemos cambiar.

Hace años, un "futurólogo" predijo que mi relación de pareja no duraría más de tres años. Durante los años siguientes, viví continuamente con dudas, sin atreverme a comprometerme por completo en la relación. Por un lado, quería superar aquel pronóstico, pero, por otro, la duda me carcomía interiormente. Fue así como comenzó un serio problema en las encías que casi me costó un diente. Actualmente, evito ir a futurólogos y me contento con preparar en el presente aquello que viviré mañana, acogiendo lo que sucede a medida que va llegando.

- ¿Qué dudas me impiden "morder fuerte" y afianzarme en lo que he elegido?
- ¿Qué decisión aplazo y por qué lo hago?

Una participante que tenía graves problemas en las encías, me dijo, en relación a ese problema, que hacía años que soñaba con ser diseñadora de moda, pero que siempre había aplazado su decisión por problemas financieros. ¿Qué hacemos con nuestro poder de creación? Recordemos la parábola sobre el talento. Aquello que no se utiliza, se pierde. Así es como una enfermedad en las encías puede llegar a provocar la pérdida de los dientes.

Si decidimos, las cosas suceden. Y como suele decirse: "Ayúdate y el cielo te ayudará".

Encías que sangran. Indican una tristeza antigua, camuflada por un mecanismo de consuelo. Estos malestares son propios de personas que, desde hace años, huyen de una profunda tristeza a través del alcohol, el chocolate, las golosinas, las patatas fritas o la seducción, pasando de un amante a otro para no sentir dicha tristeza.

- ¿Me siento triste desde hace mucho tiempo por la pérdida de un ser querido, por la impotencia que he sentido ante el sufrimiento de una persona a quien quería o por haber soportado la decisión de otra persona?

Un ejemplo de esto, sería un niño a quien han impuesto un lugar para vivir (convento, familia de acogida, tíos, abuelos, etc.).

Labio leporino del recién nacido. Malformación del paladar o división palatina. ¿Ha querido la madre tener a su cónyuge cerca de ella durante su embarazo, provocando escenas y crisis cuando se ausentaba?

ESÓFAGO

El esófago es la primera parte del tubo digestivo, y va desde la faringe hasta el cardias del estómago. *Representa nuestra capacidad para acoger.*
Los problemas en el esófago indican que nos resulta difícil acoger o aceptar una situación.

La sensación de tener algo pegado en la entrada del esófago puede estar relacionada con el miedo a engordar. Resulta difícil acoger el alimento que se lleva a la boca o recibir las cosas buenas que la vida nos ofrece. Nos sentimos demasiado colmados respecto a los demás.

Si el dolor se sitúa a lo largo del esófago, puede relacionarse con una situación que consideramos injusta o que no podemos aceptar. Por último, los dolores de esófago son, a menudo, el resultado de una situación en la cual nos hemos sentido forzados o asfixiados.

- ¿Me siento culpable por comer cosas que no son beneficiosas para mi cuerpo?
- ¿Tengo dificultades para aceptar tanta felicidad y tantos regalos al mismo tiempo?
- ¿Hay alguna situación que no haya aceptado?

Esofagitis. Es una inflamación aguda o crónica de la mucosa del esófago. Indica que nos sentimos indignados con alguien que, según nosotros, tiene privilegios, o con una situación que consideramos inaceptable o injusta. Podemos pensar o decirnos: "Lo tengo atragantado", "No puedo tragarlo" o "Eso es intragable".
Roger tiene *varices en el esófago* y ardor de estómago. Tiene un hermano a quien apodan "el genio", porque logra muy buenos resultados en la escuela. Para recuperar el amor de sus padres, que según Roger sólo se dirige a su hermano, hace muchas tareas para ellos. Aunque se las apaña muy bien, continúa pensando: "No tengo el talento de mi hermano. Tengo que trabajar duramente para poder obtener un mínimo resultado". Este sentimiento de no valer nada le genera mucha bilis. Tiene grandes dificultades para tragar que sus esfuerzos sean menos reconocidos que el talento de su hermano. Gracias a sus

esfuerzos y a su facilidad para desenvolverse, logra obtener un puesto de ejecutivo, pero en su trabajo está rodeado de personas con titulaciones mucho más reconocidas que las suyas. Como las emociones que experimenta resuenan con los acontecimientos de su infancia, los efectos se amplifican. Roger se siente menos reconocido que la última persona titulada que han contratado, a pesar de que él trabaja en esta empresa desde hace años. Siente mucha ira (su ardor de estómago) y piensa que es una gran injusticia. Roger se libera de su malestar cuando admite que nunca se ha aceptado a sí mismo y que siempre se ha subestimado. Cuando reconoce que tiene aptitudes que ningún título podría aportar y que nadie, excepto él mismo, ha cuestionado su competencia, sus varices de esófago desaparecen y su estómago se calma.

– ¿Hay alguna situación que encuentro inaceptable o injusta y que no he podido tragar?

Cáncer de esófago
– ¿Me siento ahogado en una situación en la que no veo salida?

Réjean y un cáncer de esófago. Réjean es hijo único. Su padre pone todas sus esperanzas en él para que le releve un día. Réjean tiene la impresión de que sus necesidades y sus deseos no cuentan para nada y que lo único que importa es la empresa familiar. Incluso, cuando enferma, su padre le dicta todo lo que debe hacer. Réjean se siente ahogado por su padre y por la empresa. Además, piensa que es muy injusto que sus hermanas no reciban más que los beneficios y él sólo los problemas. Cuando Réjean comprende que es su miedo a no agradar lo que le ha impedido expresar sus necesidades y sus deseos, se libera de esa carga que piensa que está obligado a llevar. Elige aquello que cree que es mejor para su bienestar y se cura.

DIAFRAGMA

El *diafragma representa el esfuerzo*. Este músculo, que separa el tórax del abdomen, juega un importante papel en la respiración. Además, con su contracción, participa también en las funciones de expulsión (micción, defecación, parto).

El hipo. Está directamente relacionado con el diafragma. Puede representar un sentimiento de culpabilidad por haber comido o reído demasiado, o haber hecho demasiados esfuerzos. Necesitamos calmarnos (un buen vaso de agua puede servir para cambiar las ideas). También puede asociarse con algo que no va bien en nuestra relación con los demás.

Hernia diafragmática o de hiato
– ¿Me siento atascado o inhibido a la hora de expresar mis sentimientos y emociones?

EL ESTÓMAGO

El estómago es la parte del sistema digestivo que está entre el esófago y el duodeno. Sirve para digerir y *representa nuestra capacidad de aceptación.*

Los problemas en el estómago están relacionados con situaciones que no hemos digerido (indigestión); con ideas, alimentos o situaciones que rechazamos (vómitos) y con situaciones que encontramos injustas y nos hacen daño (dolor) o nos indignan (ardores, gastritis). Puede tratarse de una tristeza que nuestro corazón haya guardado, una gran pérdida de alegría tras una situación que consideramos injusta (hemorragias gástricas), la pérdida del deseo de vivir relacionada con un sentimiento de injusticia o un sentimiento de culpabilidad por haber provocado una situación injusta (cáncer).

Dolores de estómago. El dolor de estómago puede ser el resultado de un sentimiento de injusticia o de indignación respecto a una situación que no podemos aceptar.

– ¿Qué me parece difícil de digerir o de aceptar?

Geneviève viene a la consulta aquejada de dolores en el estómago. Siente que tiene un peso en el hueco del estómago. Cuando tenía nueve años, su padre tuvo cáncer. Ella estaba convencida de que iba a curarse, pero, una tarde, su padre le pidió que fuera a darle un beso antes de irse a dormir, algo que no estaba en sus costumbres. Geneviève se olvidó de hacerlo y su padre murió durante la noche. Geneviève encontraba eso injusto porque estaba segura de que su padre se salvaría. No podía aceptar la manera en que todo había sucedido. Después, en sus relaciones afectivas, siempre se encontraba con situaciones en las que su pareja la dejaba de repente. De nuevo, encontraba eso injusto y decía: "Me acerco a ellos y, después, me abandonan". Se sentía como una víctima impotente y la vida se convertía en una carga cada vez más pesada para ella.

Indigestión. La indigestión, cuando es provocada por una mala digestión, puede manifestarse con ardores. A menos que se trate de una situación o persona que no aceptamos, ¿qué hemos oído, estando a la mesa o tras la comida, que no hemos digerido?

Vómitos
– ¿Qué es lo que no puedo asimilar y qué es lo que rechazo?
– ¿Qué es lo que me ha producido asco o desagradado?

Ardores de estómago
– ¿Qué situación inaceptable o injusta me está quemando (en el sentido de hacerme sentir mucha ira)?

Gastritis. La gastritis es una inflamación de la mucosa del estómago. A menudo está relacionada con la indignación por no sentirnos respetados o apreciados en nuestro justo valor.

– ¿Qué situación no puedo digerir y suscita tanta ira en mí?

Gastroenteritis. Esta infección es, a menudo, el resultado de rechazar con indignación una situación en la que sentimos que nos la han jugado. Podemos llegar, incluso, a rechazar la vida. La vida se nos escapa, es como si la vomitáramos. Para un niño de pecho, puede estar relacionada con un rechazo hacia la vida o con la culpabilidad de vivir.

Un participante sufrió una gastroenteritis tras asistir a un taller en el que tuve que ser reemplazada en el último momento. Su reacción fue muy violenta. Sentía eso como un acto de maldad hacia él. Se sintió manipulado, traicionado y no respetado. Aquella situación estaba en resonancia con otras que había vivido con su madre. Como yo representaba esa autoridad, revivía la situación con indignación y rechazo. Incluso, sentía ganas de morir. Todo esto, lo manifestaba a través de la gastroenteritis.

Diarrea de los turistas o de los viajeros. Se trata de una forma de gastroenteritis, a través de la cual rechazamos totalmente una situación que vivimos durante las vacaciones.

- ¿Me ha desagradado extremadamente que se explote a los turistas o que los vendedores no nos dejen tranquilos ni un momento?
- ¿He sentido un miedo visceral relacionado con mis necesidades básicas (no encontrar habitación para pasar la noche, quedarme sin dinero, etc.)?

Úlcera de estómago. Es una lesión de la mucosa gástrica que no cicatriza con normalidad. Expresa, con frecuencia, indignación frente a una situación que hemos encontrado injusta, pero que nos sentimos impotentes para cambiar. La ira que provoca esta situación no digerida, continúa irritándonos cada vez que se habla de ella. Al persistir, nos corroe interiormente dando lugar al rencor o al odio.

- ¿Me dejo reconcomer interiormente por un sentimiento de odio o de rencor relacionado con una situación que no he digerido?

Cáncer de estómago. El cáncer de estómago afecta, especialmente, a las personas que viven el día a día con un sentimiento de impotencia ante una injusticia o a quienes tienen remordimientos respecto a un acontecimiento pasado.

Fernand y el cáncer de estómago. Fernand es un arquitecto famoso. También es un gran manipulador. Las personas que lo rodean deben tener alguna utilidad para sus fines, si no, no hay lugar para ellas. Está casado, tiene tres hijos y una amante que trabaja en su empresa. Esta última es una mujer extraordinaria que, incluso en la sombra, logra el buen funcionamiento del estudio de arquitectura y consigue muchos contratos. En resumen, es un eslabón muy importante de la empresa. Él le regala joyas, flores, etc. Un día, ella le dice que va a dejarle. Como esto representa un riesgo demasiado grande para él, apuesta por ella y le dice que la quiere y que está dispuesto a dejar a su mujer. Para retenerla, incluso le propone tener un hijo. Cuando esto se convierte en una realidad, Fernand se siente atrapado en su propia trampa. No puede divorciarse porque quiere mucho a los hijos que tiene con su mujer y reprime su cariño por este nuevo hijo. Se siente desgarrado y lleno de remordimientos hacia sus primeros hijos y hacia este último, a quien hay que contar miles de historias para explicarle por qué papá no duerme nunca en casa. Fernand no puede soportar esta situación en la que se siente destrozado y, a la vez, culpable.

> – ¿He vivido alguna situación, que he considerado injusta para mí, que me ha quitado las ganas de vivir o a la que no puedo adaptarme?
> – ¿Me siento responsable de haber creado una situación injusta que debo afrontar día a día?

El hígado

El hígado es una glándula anexa al tubo digestivo que cumple múltiples funciones metabólicas; entre ellas, la absorción del oxígeno y de los nutrientes que vienen de la sangre. Regula los niveles de azúcar y de aminoácidos en la sangre, y ayuda a descomponer numerosas sustancias y varias toxinas. El hígado favorece la fabricación de importantes proteínas, como la albúmina y los factores de coagulación. También produce la bilis, que permite eliminar los productos de desecho y ayuda a digerir las grasas.

El hígado representa la adaptación. Los problemas en el hígado son el resultado de nuestras inquietudes, preocupaciones (entre otras, de dinero) o nuestros miedos a que nos falte lo esencial (trabajo, alojamiento, alimento), o de falta de adaptación cuando nos sentimos coléricos e indignados.

> – ¿Qué me preocupa?
> – ¿A qué situación no logro adaptarme?

Hepatitis. Es una inflamación del hígado causada por la ira o la indignación respecto a una situación a la que no logramos adaptarnos.

- ¿A qué situación no logro adaptarme?
- ¿Tiene que ver con ser yo mismo, con mi sexo o con mi homo-sexualidad? (Se sabe que los homosexuales constituyen un grupo de riesgo para esta infección).
- ¿Tiene que ver con los comentarios de la gente que me rodea respecto a mi manera de vivir?

Cirrosis. La cirrosis es una esclerosis difusa del hígado, que, con frecuencia, afecta a los alcohólicos. Es una forma de autodestrucción relacionada con un rechazo hacia uno mismo y hacia la propia vida, que indica, como muchas otras enfermedades autodestructivas, un dolor o una culpabilidad de vivir.

- ¿Qué no acepto realmente?
- ¿Me siento culpable por hacer sufrir a quienes amo con mi alco-holismo?

Vías biliares. Son órganos y conductos que garantizan la forma-ción, concentración y evacuación de la bilis desde el hígado hasta el duodeno. Los problemas de la red biliar se relacionan con las preocu-paciones "me hierve la sangre, me angustia, tragar bilis", o con la ira mezclada con el rencor. Es interesante observar que las sustancias que estimulan la evacuación de la bilis reciben el nombre de "coleréticas".

- ¿Me preocupo ("me hierve la sangre") por una situación veni-dera (exámenes, oposiciones, respuestas que espero...)?
- ¿He vivido situaciones que soy incapaz de perdonar?

Ictericia. A menudo se trata de una destrucción excesiva de gló-bulos rojos que puede estar relacionada con el rechazo hacia uno mismo o hacia la propia vida. La ictericia también puede expresar ira ante una situación inaceptable para nosotros.

Cálculos biliares o litiasis vesicular. Reciben también el nombre de "piedras". Los cálculos biliares están formados por depósitos de colesterol o de cal. Puede tratarse de un único cálculo grande o de varios pequeños. Una persona puede tener cálculos desde hace años sin ser consciente de ello. Pero, cuando uno de estos cálculos quiere pasar por el conducto colédoco, la persona siente unos dolores intensos. Por regla general, la formación de cálculos proviene de pensamientos duros respecto a uno mismo, respecto al entorno o respecto a la vida. Podemos sentirnos encolerizados, alimentar un sentimiento de rencor o tener miedo de que los demás nos juzguen porque nosotros mismos nos juzgamos.

– ¿Qué pensamientos alimento hacia mí mismo, hacia mi entorno o hacia la vida? ¿Hay dureza en ellos?

Cáncer de hígado

Hay dos tipos de cáncer de hígado. El primero se trata de un cáncer primario, el hepatoma, que se desarrolla a partir de las células hepáticas y el epitelioma colangiocelular, que nace de las células parietales de los conductos biliares.

El segundo tipo, mucho más frecuente, al menos en los países industrializados, hace referencia a cánceres secundarios que forman tumores hepáticos.

Cáncer de hígado primario. Este primer cáncer se asocia con un exceso de emociones porque sentimos que nos falta algo vital, o porque nos da miedo morir de hambre. Cuando tenemos en cuenta que el papel de los tumores hepáticos es utilizar al máximo el alimento restringido, podemos comprender mejor la analogía entre el sentimiento de carencia y la aparición de este tumor.

– ¿Estoy harto de vivir continuamente con restricciones, con miedo a que me falte dinero o comida?

Cáncer de hígado secundario. Puede aparecer tras un cáncer de mama, de huesos, de estómago, de páncreas, etc. En la mayoría de los casos, es señal de abdicación y expresa: "No puedo más, ya no puedo seguir con esta enfermedad ni con tantos tratamientos, renuncio a curarme".

- ¿Estoy harto de sufrir? ¿Pienso que más vale terminar lo más rápidamente posible?
- ¿He alimentado una gran ira respecto a los tratamientos por los que me han hecho pasar o respecto a cómo me tratan?

EL PÁNCREAS

El páncreas es una glándula digestiva de secreción interna, que produce la insulina (hormona que sirve para disminuir el nivel de glucemia) y el glucagón (hormona que sirve para aumentar el nivel de glucemia), y de secreción externa, que produce el jugo pancreático (alcalino formado por enzimas digestivas e iones de bicarbonato y sodio) que vierte en el duodeno para favorecer la digestión.

El páncreas es un órgano que va asociado a nuestro valor y a nuestra alegría de vivir. Si sentimos tristeza o nos encontramos en una situación en la que nos sentimos inferiores a los demás, si pensamos que la vida es injusta o sentimos mucha amargura, podemos manifestarlo con la **hipoglucemia.** Si la pérdida de alegría es súbita e intensa, puede generar una pancreatitis aguda; y si se produce de manera repetitiva y crónica, puede manifestarse como **diabetes.** Si la pérdida de alegría proviene del sentimiento de no encontrar nuestro lugar en la vida, puede originar una diabetes insípida.

Hipoglucemia. Pierrette tiene hipoglucemia. Vive una vida solitaria y triste. No comprende por qué no puede abrir su corazón a un hombre. Durante la terapia, vemos que cuando Pierrette tenía tres años, tuvo un hermanito. Este bebé acaparó la atención que antes era exclusivamente para Pierrette. Ella se sintió abandonada y traicionada por sus padres. Sólo tenían ojos para el bebé. Reaccionó pensando: "Ya no quiero vuestro cariño, guardadlo para vosotros y para el bebé". A partir de esa edad, se niega a que la quieran y cierra su corazón al amor. 30 años más tarde, descubre y toma conciencia de que puede, por fin, abrirse de nuevo al amor.

- ¿Me siento solo en una relación afectiva que no me aporta nada?
- ¿Me da miedo estar alegre, ser feliz y tener éxito para perder todo otra vez?

– ¿He pensado que no tengo ningún valor?

Pancreatitis. Se trata de una inflamación del páncreas, y puede ser aguda o crónica.

Cuando es aguda, puede provenir de una pérdida de alegría súbita e intensa. Por ejemplo, nos hemos implicado totalmente en una relación amorosa y nuestra pareja nos deja. También puede estar relacionada con un enorme miedo a comenzar un trabajo que nos han propuesto y para el que no nos sentimos a la altura.

Cuando es crónica, está relacionada con arrastrar la tristeza de no haber sido reconocidos por uno de nuestros familiares o allegados. A menudo por el padre o la madre. Este es el caso de muchos alcohólicos, en quienes encontramos, a menudo, este tipo de afección.

– ¿Tengo tendencia a desvalorizarme o a subestimarme?
– ¿He sentido emociones fuertes que me han quitado la alegría de vivir?
– ¿Me siento triste por no haber sido reconocido?

Diabetes

La diabetes es una enfermedad en la que el páncreas no segrega insulina, o lo hace de manera insuficiente. La insulina es una hormona necesaria para controlar la glucosa, responder a las necesidades energéticas celulares y permitir su almacenamiento en el hígado y las células adiposas. El índice de glucosa en sangre se eleva de manera anormal (hiperglucemia) y provoca una eliminación excesiva de orina, sed y hambre intensas.

Se distinguen, principalmente, dos tipos de diabetes mellitus:

– La diabetes de Tipo 1, llamada también diabetes insulinodependiente.
– La diabetes de Tipo 2, llamada también diabetes no insulinodependiente.

La diabetes de Tipo 1 está ligada a la destrucción de las células beta pancreáticas, lo cual provoca una carencia absoluta de insulina. Generalmente, aparece en niños o adultos de menos de 30 años, sin antecedentes ni sobrepeso. Su aparición es rápida y los primeros síntomas son sed y orina abundante, junto con un adelgazamiento provocado por la carencia de insulina. Antiguamente, recibía el nombre de diabetes magra. Esta diabetes tiene que tratarse con insulina.

Con mucha frecuencia, tiene su origen en una gran tristeza ocasionada por no poder existir tal como somos realmente o según lo que pensamos. Se rechazan todas nuestras ideas o deseos y tenemos que actuar conforme a lo que dice nuestro padre o madre. Esto nos encoleriza, sentimos rencor y, sobre todo, nos duele no ser reconocidos.

Jean-Louis tiene 29 años y es insulinodependiente. Perdió la vista a los 20 años, a raíz de un glaucoma relacionado con la diabetes. Jean-Louis tenía un padre que le imponía continuamente sus puntos de vista. Rechazaba de entrada cualquier idea o proposición que viniera de Jean-Louis y éste no podía hacer otra cosa que aquello que su padre le imponía. Jean-Louis sentía cada vez más rencor hacia su padre.

Cuando surgió el problema del glaucoma, no quería operarse pero, una vez más, su padre insistió tanto que se puso en manos de los cirujanos. Antes de la operación no veía demasiado bien, pero veía. Después de la operación, ya no volvió a ver.

Sufre enormemente por no poder ver más el sol, las flores o el cielo azul. Trabajamos juntos para liberar el rencor que sentía hacia su padre, y para que pudiera encontrar la alegría en su vida y sintiera el placer de "ver" con sus otros sentidos. En las semanas siguientes, Jean-Louis logró reducir en un cincuenta por ciento su necesidad de insulina.

- ¿Siento que no puedo o no podía existir tal como soy realmente?
- ¿Siento rencor hacia alguno de mis padres porque me hicieron sentirme inferior?
- ¿Siento tristeza por no haber sido reconocido o no haber sido el preferido?

La diabetes de Tipo 2 está relacionada con un mal funcionamiento del páncreas. Generalmente, se observa en adultos mayores (a partir de los 40 años) sedentarios, con sobrepeso, por lo que con frecuencia recibe el nombre de diabetes grasa. Puede mantenerse estable durante años y después evolucionar con múltiples complicaciones. En este tipo de diabetes, se produce insulina, pero en cantidad insuficiente para responder a las necesidades del organismo.

A menudo indica una gran necesidad de ternura y, al mismo tiempo, una gran dificultad para expresarla.

- ¿Me falta alegría, placer o valoración en mi trabajo, en mi relación de pareja o en mi vida en general?
- ¿He pasado por una situación que ha arruinado mi felicidad o me ha quitado las ganas de vivir?

La diabetes mellitus en el embarazo. La diabetes de embarazo está relacionada con una gran tristeza que aparece en este periodo. Por ejemplo, la pérdida de un ser querido.

- ¿He recibido alguna noticia, o vivido una situación, que me ha entristecido mucho?

Diabetes insípida. La diabetes insípida es poco frecuente. Se caracteriza por una poliuria (emisión de enormes cantidades de orina diluida) y una polidipsia (sed intensa).
La vejiga y la orina se asocian a la noción de territorio. El animal marca su territorio con su orina.

- ¿Lucho por una parte de territorio que me corresponde, por ejemplo, una herencia?

Cáncer de páncreas. Se trata de un tumor exocrino que abarca la mayor parte de la glándula.
El cáncer de páncreas se asocia a menudo con un sentimiento de repulsión. Se puede llegar a pensar: "Esto me repugna, me asquea", en relación al hombre que ha abusado de nosotros, a un cónyuge alcohólico o al padre que abusaba de nuestras hermanas. También puede tratarse del lugar donde vivimos o hemos vivido.

- ¿Tengo un profundo sentimiento de repulsión hacia alguien o hacia el entorno en el que vivo o he vivido?

EL INTESTINO

El intestino es la parte del sistema digestivo que va del píloro al ano. Se distinguen principalmente dos segmentos anatómicos: el intestino delgado y el intestino grueso (caecum o intestino ciego, colón y recto). *Representa nuestra capacidad de retener y abandonar.* Hay cosas que vale la pena retener y otras que más vale soltar. Los problemas en el intestino corresponden a los miedos (a carecer de algo o a no agradar), a creencias que nos hacen retener algo (estreñimiento, gases intestinales) o a la no aceptación o rebelión que nos hace rechazar todo (diarrea, enfermedad de Crohn). También podemos sentirnos atrapados en una situación (diverticulitis), o ésta puede "partirnos en dos" (fisura anal).

El intestino delgado

El intestino delgado está formado por tres partes: el duodeno, el yeyuno y el íleon. Los conductos biliares y pancreáticos penetran en el intestino al nivel del duodeno. Su mucosa está constituida por múltiples vellosidades que aumentan de manera considerable la superficie total de intercambio y de absorción de las sustancias nutritivas. Los problemas que afectan al intestino grueso corresponden a situaciones que no podemos aceptar, que nos indignan y que rechazamos (enfermedad de Crohn); a situaciones que nos corroen interiormente (úlcera de duodeno); o a un enorme miedo a morir de hambre (cáncer).

Duodeno

El duodeno es la primera sección del intestino delgado. Recibe dos conductos importantes: uno proviene del páncreas y vierte el jugo pancreático; el otro, el colédoco, vierte la bilis. Ahí termina la digestión.

Úlcera de duodeno. Corresponde a una situación que no podemos aceptar pero que estamos obligados a vivir.

– ¿Vivo diariamente una situación que me horroriza?

Ileitis o enfermedad de Crohn. Esta afección del intestino delgado afecta especialmente al íleon. Se caracteriza por una inflamación aguda o crónica, necrotizante y cicatrizante. Las personas que padecen la enfermedad de Crohn, con frecuencia se desprecian y, al mismo tiempo, atraen a personas que las dominan o desprecian, lo cual provoca que se sientan continuamente indignadas. A menudo tienen dificultades para ocupar su lugar, ya sea porque se someten para agradar a los demás o porque se rebelan interiormente. Tanto en un caso como en otro, se sienten encolerizadas.

Josée tiene dolores abdominales con diarrea crónica, además de padecer vaginitis tras vaginitis. Josée rechaza inconscientemente a los hombres Cuando era niña, veía que su padre pegaba a su hermana y estaba resentida con él. A los 16 años, tenía una amiga íntima que, cuando volvía a su casa, murió atropellada por un hombre que conducía borracho. A los 18 años, sale con un hombre sólo para no estar sola, pero no siente realmente nada por él. Su primera relación sexual es casi una violación por parte de este hombre. Para colmo, cree que es injusto lo que le sucede con su jefe. Josée debía perdonar a los hombres de su vida.

– ¿Qué rechazo?

Estreñimiento. Está relacionado con el hecho de contenerse. Nos contenemos porque estamos demasiado ocupados y retardamos el momento de escuchar nuestras necesidades porque tememos molestar o no agradar: "Si digo esto y no le gusta, puede enfadarse o cerrarse. Si hago esto y no lo aprecia va a criticarme o a reprochármelo. Si actúo de esta manera, quizá me deje".

El miedo a no agradar se relaciona directamente con el miedo a no ser amado o a ser abandonado. Por eso queremos ser perfectos. También podemos aferrarnos a creencias que nos dan seguridad.

Joël y un problema de estreñimiento crónico. Joël tenía mucho miedo de no gustar a su padre cuando era un niño. Su padre era un hombre autoritario, que quería que sus hijos fueran bien educados. Una vez adulto, Joël no entendía cómo podía tener miedo de no agradar, puesto que era su propio jefe. Sin embargo, el estreñimiento persistía.

Cuando le pregunté cómo iba su relación de pareja, me respondió: "Llevamos 12 años casados y nos entendemos de maravilla". Yo añadí:

"¿Tienes miedo de que tu relación de pareja deje de funcionar bien? Entonces, pudo comprender. En su interior, ese miedo inconsciente le hacía estar continuamente atento para que su pareja continuara funcionando bien. Contenerse se había convertido en su segunda naturaleza, hasta el punto de no llegar a percibirlo. Sin embargo, su organismo lo manifestaba.

- ¿Vivo más para los demás que para mí?
- ¿Me aferro a principios, creencias o a algún recuerdo que me impida soltarme?
- ¿Me contengo porque tengo miedo de perder a la persona que amo?
- ¿Dejo de actuar por miedo a lo que los demás puedan pensar o decir de mí?

Cólicos. Los cólicos son dolores de intensidad progresiva causados por contracciones. Son el resultado del estrés y de las tensiones. La persona que se siente demasiado tensa con lo que hace, tiene cólicos a menudo. Los bebés de madres ansiosas tienen a menudo cólicos, porque el bebé siente su nerviosismo y esto hace que no se sienta seguro.

- ¿Qué situación hace que me ponga tenso actualmente?

Colitis. La colitis es una inflamación del colón. Afecta a niños que tienen miedo a la reacción de uno de sus padres. Lo que más temen es perder su amor. Esto les lleva a vivir angustiados por no hacer lo correcto o por no hacer las cosas lo suficientemente bien.

En el adulto, esta colitis puede evolucionar hacia una colitis ulcerosa o hacia una rectocolitis hemorrágica. En este caso, el padre puede ser reemplazado por un jefe, por la clientela o por el público (si se es cantante o actor, por ejemplo).

- ¿Me exijo constantemente ser casi perfecto para asegurarme de que no me van a rechazar?

Flatulencias o gases intestinales. Con frecuencia es una señal de que me aferro a una persona, o a una situación, que no es beneficiosa para mí, pero que representa mi seguridad afectiva o material. Los gases también pueden provenir de los miedos.

Yo, personalmente, tardé seis meses en decidirme a dejar el trabajo que tenía en un laboratorio de microbiología, para dedicarme a la medicina alternativa, la cual no me ofrecía ni salario ni seguridad laboral. Durante ese periodo padecí de gases intestinales. Cuando finalmente dejé aquel trabajo, que ya no correspondía a mi potencial, dejé de tener gases. Nunca me he arrepentido de mi decisión.

Otro ejemplo: siento miedo cuando no hago pie en el agua. Una vez, hice el descenso de un río en canoa. Apenas salimos, me dijeron que había 20 metros de agua bajo la embarcación. A la vuelta no sentía mis piernas (miedo relacionado con la supervivencia en mi centro coccígeo) y tuve gases intestinales durante toda la noche.

– ¿A qué tengo miedo?
– ¿A qué me aferro?

Apendicitis. La inflamación del apéndice se asocia a menudo con un sentimiento de ira hacia alguien que es excesivamente autoritario. Si la tensión creada por esta cólera interior se vuelve demasiado fuerte, puede hacer estallar el apéndice provocando una peritonitis.

Conocí a un hombre que nunca se enfadaba y que parecía muy dulce. Era sumiso y estaba al servicio de todo el mundo, pero estaba continuamente aquejado de infecciones. Cuando su padre le dijo que iba a instalarse en su casa durante algún tiempo, tuvo su primer brote de apendicitis. Como no sabía decir que no, se tragó su enfado. Seis meses más tarde, se sentía atrapado en una situación en la que no veía ninguna salida. Tuvo mucha fiebre y un nuevo brote de apendicitis. Al agravarse la situación y encolerizarse cada vez más, su apéndice estalló sólo un mes después de esta segunda crisis, pero esta vez con peritonitis. En este caso, vemos que se trataba de ira contenida porque, exteriormente, esta persona no era colérica en absoluto. Durante la terapia, vemos que nunca ha aceptado ninguna forma de autoridad. De niño, cuando su padre le pegaba, no reaccionaba. Sin embargo, lo detestaba interiormente y continuaba haciéndolo. Por fuera, era un hombre muy amable pero, por dentro, estaba lleno de ira.

Darse permiso para expresar su enfado, equivalía para él a actuar como su padre y no quería eso por nada del mundo.

- ¿Reprimo la indignación que me provoca la forma de actuar de una persona? ¿Me siento indignado porque me han aplastado, dominado o pegado?

Diverticulitis. Los divertículos son pequeñas hernias de la mucosa intestinal. La inflamación de éstos recibe el nombre de diverticulitis. A menudo, está relacionada con la ira cuando nos sentimos estancados en una situación sin salida. La diverticulitis es frecuente en mujeres totalmente dependientes de maridos a quienes temen. Esta situación alimenta su ira, que se manifiesta mediante la inflamación de los divertículos.

Una de mis lectoras, un día, me dijo que había comprendido su problema de diverticulitis. Un hombre se había encariñado de ella y la llenaba de regalos y de flores. Cuanto más intentaba ella hacerle comprender que no podía corresponderle, más pasión ponía él en conquistarla.

Parásitos intestinales. Los parásitos intestinales (tenia, giardia, entamoeba, etc.) provienen, a menudo, de sentir que han abusado de nosotros, que nos han ensuciado o que nos han parasitado y somos víctimas. También pueden ser recuerdos de viajes. Quizá hayamos tenido miedo a contraerlos o nos hayamos sentido culpables por irnos de vacaciones.

Las lombrices en los niños corresponden a emociones relacionadas con lo que ellos consideran sucio. Una participante, que había tenido lombrices durante su etapa escolar, me contaba que tenía como profesora a una religiosa que, para castigarla, le hacía besar varias veces el suelo. El suelo, para ella, era algo sucio. Otro me contó que, cuando era niño, había llegado a vomitar lombrices, en un periodo en que su primo lo sodomizaba. Por último, una tercera persona me contó que tuvo lombrices durante una época en la que fue víctima de abusos sexuales.

Cáncer de colón y colostomía *(ano artificial).* A menudo está relacionado con un miedo profundo y con sentirse manchados y sucios. Por ejemplo, haberse metido, sin querer, en un asunto corrupto; sentirse sucio a raíz de haber sufrido abusos sexuales; sentirse manchado por una situación; ver ensuciada la reputación por una persona del entorno; haber escuchado que era un niño malo o vivir en una casa insalubre, que nos repugna, o en la que no hay suficiente armonía porque no tenemos dinero para otra cosa mejor.

A Marco le practicaron una colostomía. Cuando su madre estaba a punto de dar a luz, el bebé no lograba salir y el médico propuso utilizar fórceps. Su madre se negó. El médico insistió diciéndole: "Si no utilizo los fórceps, el bebé se va a pudrir en tu vientre". Su madre sintió tanto miedo que aceptó. Marco me dijo durante la terapia que no podía explicarse de dónde venía ese miedo de pudrirse por dentro. Sólo después de la operación, en la que le extirparon gran parte del intestino, y después de haber hablado con su madre, supo lo que había sucedido cuando nació.

- ¿Siento que estoy con "el culo al aire" económicamente hablando?
- ¿Me he sentido totalmente sucio, denigrado o mancillado?
- ¿Me siento muy mal emocionalmente porque no puedo comprarme ese bonito coche o esa bonita casa que tanto me gusta?

Lilianne tiene cáncer de colón. De pequeña, tiene mucho miedo de su padre, que la desvaloriza continuamente. Después, se casa con un hombre autoritario que también la denigra. No pudiendo más, utiliza sus últimas fuerzas para dejarlo. Cerca de siete años más tarde, conoce a Jean-Hugues, quien se muestra muy bondadoso con ella. Me dice que, desde que está con este nuevo compañero, siente que no merece todo ese amor. Su ex-marido siempre le decía que no valía más que un trapo viejo. Lilianne se liberó de todas las emociones de su pasado, que correspondían con lo que su padre y su ex-marido le decían, y comprendió que esos hombres no se valoraban a sí mismos y proyectaban esa falta de valor en ella. Se hizo consciente de lo poco que se valoraba y se curó, recuperando su autoestima y creando una imagen más sana de sí misma.

Jean-Pierre es un hombre que ha vivido de manera desahogada durante una gran parte de su vida. Pide el divorcio y deja todo lo que posee a su mujer y a sus hijos, diciéndose que va a comenzar una nueva vida. Un tiempo después, conoce a Dorothée y se enamora de ella. Dorothée es un poco bohemia, se adapta fácilmente a todo y vive al día. Jean-Pierre decide seguirla. Ella da masajes e imparte, de forma ocasional, seminarios de crecimiento personal. Asisten juntos a muchos cursos de formación y viven confiados en el mañana. Todo esto cambia por completo la vida que antes llevaba Jean-Pierre y eso le gusta. Pero, con el tiempo, se siente angustiado ante ese mañana que los lleva de restricción en restricción. De vivir en un bonito chalet, ha pasado a una casa minúscula, sin lujos ni comodidades. Él, que siempre había tenido coches magníficos, ahora debe contentarse con un pequeño coche oxidado que ya tiene muchos años. Se siente económicamente perdido, no ve cómo puede salir de esa situación y termina desarrollando un cáncer de intestino grueso y de colón.

EL RECTO

El recto es una ampolla en la que se acumulan las materias fecales hasta que se produce la necesidad de defecar. El recto representa "el logro, el resultado". Allí van a parar los restos de los alimentos transformados antes de ser eliminados. Los dolores en el recto están a veces relacionados con el hecho de no aceptar el resultado de aquello en que nos hemos implicado tanto.

Hemorroides. Las hemorroides, con frecuencia, están relacionadas con la obligación de tener que quedarnos en una situación que no nos conviene (ver página 375).

Cáncer o tumor del recto
- ¿He pasado por situaciones vergonzosas o me he sentido sucio y mancillado?
- ¿He vivido alguna situación que considere sucia o que encuentre innoble?
- ¿Considero un fracaso, o un despilfarro, el resultado obtenido con todos los esfuerzos que he realizado en mi relación de pareja o en mi empresa, sin haber llegado a desligarme de ello?

EL ANO

El ano es la parte terminal del sistema digestivo. *Representa el final de un proceso.*

Fisura anal. Malestar relacionado con el sentimiento de estar entre dos aguas y de estar esperando a que cambie una situación. Por ejemplo, vivo con una persona, pero me gustaría estar con otra.

- ¿Me siento dividido entre dos situaciones porque espero que una de ellas se concrete?

Fístula anal o absceso

- ¿Hay alguna situación, que corresponda con el final de un proceso, que me produzca rabia porque las cosas no han salido como deseaba?
A veces se dice que la situación nos "parte en dos".

- ¿Siento rabia porque no veo el final de una situación problemática?

Picores anales. A menudo están relacionados con el miedo a estar separados de nuestro hijo o de aquello que consideramos "nuestro bebé", por ejemplo, nuestra empresa.

René y sus picores en el ano. La mujer de René ha dado a luz en casa. Él pide a sus suegros que no vayan a visitarlos durante los primeros días. Desea vivir los primeros momentos de su hijo a solas con su mujer. Cuando llegan los suegros, se niega a dejarlos entrar. Según él, no han respetado lo que les había pedido. Después de esto, comienzan los picores. Luego, cuando tiene que salir de casa para ir a su trabajo, se preocupa por su hijo, ya que piensa que su mujer no es lo suficientemente maternal.

- ¿Tengo miedo de que me quiten a mi hijo, o aquello que considero "mi bebé"?
- ¿Siento que estoy separado de una parte de mí mismo?

CAPÍTULO 18

El sistema reproductor
y el pecho

Existe una función esencial para la supervivencia del género humano: la reproducción. Su misión primordial es garantizar la continuidad de la especie.

Pero, ¿por qué garantizar esa continuidad? Para que haya evolución. Sin continuidad, no hay evolución. El aspecto femenino es el complemento del aspecto masculino, así como la mano derecha es el complemento de la izquierda. ¿Podemos aplaudir con una sola mano? La creación viene de la unión. Por eso, consciente o inconscientemente, nos atrae el otro aspecto de nosotros mismos y, gracias a la unión de dos partes complementarias, se realiza la fusión que es creación. Esta fusión puede producirse en el plano físico o en otros. Los seres humanos más conscientes y lúcidos tenderán hacia esos otros planos. Hay que tener en cuenta, también, que la energía sexual es la más fuerte del cuerpo y que está relacionada con la energía del centro laríngeo (garganta), que es el centro de la creatividad.

Cuando existe un problema en los órganos reproductores, también se pueden ver afectadas la garganta, la tiroides y las vías respiratorias. No tenemos más que observar el cambio de voz que se produce en los chicos cuando llegan a la pubertad.

El sistema reproductor corresponde pues a nuestra feminidad o a nuestra masculinidad en nuestras relaciones con los demás.

Femenino: se trata principalmente de los ovarios, las trompas de Falopio, el útero y la vagina. Los problemas con el sistema reproductor están relacionados con:

- Un rechazo de la feminidad.
- La culpabilidad o indignación respecto a un incesto, violación o aborto.
- Problemas que afectan al hogar (nacimiento, separación, pérdida de un miembro de la familia, sufrimiento de la madre, etc.).
- La culpabilidad sexual respecto a los tabús (creencias erróneas).
- La necesidad de protegerse de las relaciones sexuales.

LOS OVARIOS

Los ovarios son dos glándulas que expelen, por turnos, un óvulo, que podrá unirse al espermatozoide. Además, secretan las hormonas (estrógenos, progesterona) que determinan la apariencia femenina y sirven para desarrollar la mucosa uterina, permitiendo la fecundación y el desarrollo del huevo.

Los ovarios representan la feminidad y la creatividad, puesto que, gracias a ellos, la mujer puede dar la vida. La creatividad puede tratarse tanto de un hijo como de un proyecto que deseamos realizar.

Dolores en los ovarios. Pueden estar relacionados con la dificultad para aceptar la condición femenina porque hemos visto a nuestra madre dominada, eclipsada y sometida a nuestro padre, porque nuestros hermanos tenían privilegios que nosotras no teníamos o porque sentimos que es difícil ocupar nuestro lugar en un mundo dirigido en gran parte por hombres. También pueden dolernos los ovarios cuando nos preocupamos por nuestro hijo o por un proyecto que queremos poner en marcha.

He observado que, a veces, me dolían los ovarios antes de empezar a escribir un libro. Esto indica una cierta inquietud: "¿Sabré estructurar todo lo que tengo en la cabeza para que el libro resulte interesante?".

– ¿Estoy decepcionada o triste por ser mujer?
– ¿Me preocupa mi hijo o el proyecto que tengo en mente?

Ovaritis. Es la inflamación de un ovario que puede relacionarse con un sentimiento de ira o de rebelión frente a nuestra condición de mujer, o frente a la condición de las mujeres en general.

– ¿Me siento encolerizada porque soy una mujer o por cómo tratan a las mujeres?

Quiste en los ovarios. El quiste en los ovarios suele ser consecuencia de un dolor provocado por una pérdida o de una gran decepción respecto a nuestra creatividad. Puede tratarse de un proyecto o embarazo frustrados, de la muerte de un hijo o de la dificultad para tener descendencia.

– ¿He perdido algo que consideraba una parte de mí misma?
– ¿Me siento triste porque no logro quedarme embarazada?

Cáncer de ovario. El cáncer de ovario está relacionado, al igual que el quiste en el ovario, con un dolor causado por la pérdida de un hijo o de algo relacionado con un proyecto. Sin embargo, en el cáncer de ovario, el dolor por la pérdida va acompañado de un sentimiento de culpabilidad.

Andréa tiene cáncer de ovarios tras un aborto; pensaba que había cometido un asesinato.

Al dolor de la pérdida, amplificado con la culpabilidad, pueden añadirse otras emociones como la cólera, el rechazo hacia uno mismo e incluso el odio. Podemos estar resentidas con el hombre que se ha negado a asumir sus responsabilidades y que nos ha forzado a recurrir al aborto.

Hay que señalar también que el cáncer de ovario es tres veces más frecuente en mujeres que no tienen hijos. ¿Será una desvalorización profunda de su feminidad por el hecho de no haber podido dar vida?

– ¿Me siento culpable por haber perdido un hijo?
– ¿Me siento sin valor o lamento no haber podido dar vida?

LAS TROMPAS DE FALOPIO

Las trompas son las vías de expulsión del óvulo, que se encuentran entre el ovario y el útero. Al tratarse del lugar de encuentro entre el óvulo y el espermatozoide, *corresponden a la relación (comunicación) entre el hombre y la mujer* (a menudo compañero o ex-compañero sexual).

Dolor en una trompa de Falopio. Se trata de un conflicto de comunicación masculino-femenino. La mujer puede sentirse encolerizada o frustrada porque tiene la impresión de que su pareja espera todo de ella. Entonces dirá: "Soy yo quien debe encargarse de todo: los niños, los asuntos económicos, las vacaciones. Él no hace nada".

– ¿Me siento frustrada o indignada con mi pareja sexual"?

Fibroma tubárico. Tiene que ver con un sentimiento de desvalorización relacionado con nuestra relación de pareja. Por ejemplo, podemos sentirnos culpables por hacer sufrir a nuestros hijos a causa de las dificultades que tenemos en nuestra de relación.

Salpingitis. Es la inflamación de una o de las dos trompas uterinas.

– ¿Me siento indignada con los hombres o con un hombre que no me respeta o que no cumple sus compromisos?
– ¿Me he sentido indignada con mi pareja o ex-pareja?

Aline tiene Salpingitis. Está separada de Franco desde hace casi siete meses. Tienen un hijo de dos años. Franco es español y, en verano, se lleva a su hijo a España por un mes, con el permiso de Aline. Ésta aprovecha para hacer un viaje por su cuenta. Franco tenía que volver unos días después que ella. Pero los días pasan y no tiene ninguna noticia de ellos. Muy preocupada, le llama por teléfono a España. Él le dice que van a quedarse allí un mes más. Aline no puede hacer nada porque ha dado su consentimiento. Está muy indignada con su ex-marido porque no ha respetado lo que habían acordado. Se siente manipulada y, además, tiene miedo de perder a su hijo.

Embarazo ectópico (tubárico). La fecundación tiene lugar en el primer tercio de las trompas y, después, el huevo se dirige al útero y comienza a dividirse. Si el huevo no inicia este trayecto hacia el útero, crece en la trompa y puede hacerla estallar; a esto se le llama embarazo ectópico. A menudo indica que la mujer se inhibe de dar a luz. Esta retención puede ser totalmente inconsciente.

Céline ha tenido dos embarazos ectópicos. Desde hace dos años, vive con un hombre más joven que ella que desea con todas sus fuerzas tener hijos. Unos años antes, Céline tuvo un hijo que tuvo que dar en adopción porque no tenía medios para cuidarlo. Su compañero de entonces la había abandonado cuando ella no tenía nada. Ahora, acepta la posibilidad de quedarse embarazada de nuevo para complacer al hombre a quien ama. Unos meses más tarde, tienen que hospitalizarla con dolores abdominales muy fuertes. Está embarazada y se trata de un embarazo ectópico. Los médicos deben extirparle una trompa. Ella y su compañero, se sienten profundamente decepcionados.

Nuevo intento: se queda embarazada por segunda vez. Su embarazo también es ectópico, pero esta vez estalla la trompa. Ya no puede dar hijos a su marido y éste no puede estar resentido con ella, puesto que ha arriesgado su vida dos veces para poder tener un hijo. Inconscientemente, Céline ha bloqueado estos embarazos por temor a revivir lo que había vivido en su primera maternidad.

- ¿Me siento preparada para este embarazo?
- ¿Deseo realmente este embarazo?
- ¿Tengo miedo de lo que podría pasar después de este embarazo?

EL ÚTERO

El útero es un órgano hueco y muscular en forma de pera inverti-
da. La parte inferior, más estrecha, se abre en la vagina a la altura del
cuello del útero. El endometrio es una mucosa que recubre el útero y
que, durante el ciclo menstrual, se hace más gruesa por la influencia de
las hormonas producidas por el ovario. El útero es el lugar donde se
anida. *Representa el hogar, la familia.*

Fibroma uterino. El fibroma uterino es un tumor formado por tejidos fibrosos. A veces está relacionado con un sentimiento de culpabilidad, una pena o una tristeza mantenida y alimentada en relación con:

- la pérdida o el sufrimiento de un miembro de la familia (hijo,
  hermano o hermana);
- un aborto cuando el feto era casi viable;
- un aborto que no nos hemos perdonado;
- un hijo que hemos dado en adopción pero nunca hemos olvidado, lamentando haberlo hecho y sintiéndonos secretamente
  muy apenadas;
- la pérdida de un hijo por accidente, ahogamiento, enfermedad o
  suicidio. Seguimos alimentando nuestra tristeza por haberlo perdido, lamentamos no haberlo podido ayudar o no haberle dicho
  que lo amábamos;
- el hecho de no haber logrado ser madres.
- ¿Puede que no haya aceptado la pérdida de un hijo o de un
  miembro de la familia?
- ¿Cuál es la tristeza que albergo respecto al hijo que he perdido o
  que no he tenido?

Útero inclinado o retrovertido. La retroversión del útero está relacionada, a menudo, con el miedo a quedarse embarazada. Tememos no
poder manejar esa situación. La retroversión conlleva con frecuencia la
extirpación del útero, lo que indica un deseo inconsciente de no poder
tener hijos o no querer tenerlos. Este problema afecta especialmente a
mujeres que temen que su cónyuge quiera tener más hijos, dándose así
la excusa ideal para no volver a quedarse embarazadas.

Descenso del útero. El útero puede descender hasta la vagina y exteriorizarse en la vulva (prolapso). Este problema puede indicar un deseo de terminar con las relaciones sexuales, puesto que esta afección las impide.

– ¿Deseo dejar de tener relaciones sexuales?

Podemos querer dejar de tener relaciones sexuales para castigar al otro, por temor a un nuevo embarazo, o porque no nos sentimos respetadas en nuestro cuerpo de mujer.

Cáncer de cuello uterino. Es el cáncer más frecuente en la mujer. Su único síntoma, al principio, es la pérdida de sangre, a veces mínima, fuera de las reglas. El cáncer de cuello uterino, con frecuencia, está relacionado con una profunda decepción con nuestra pareja sexual.

– ¿He vivido alguna situación, relacionada con el hombre a quien amo (o amaba), que me ha decepcionado profundamente, me ha frustrado o me ha dejado un gusto amargo? Por ejemplo, ¿me ha dejado por otra?

Endometritis. Es la inflamación de la mucosa del útero (endometrio). La endometritis puede estar relacionada con la tristeza que sentimos por no lograr quedarnos embarazadas. Podemos sentirnos indignadas con nuestro cónyuge, cuando éste nos niega la alegría de la maternidad. Por último, también puede ser el resultado de diferentes conflictos en nuestro hogar o en nuestra familia.

Metrorragia. Estas hemorragias, que provienen del endometrio del útero fuera del periodo de menstruación, se asocian generalmente con una pérdida de alegría en lo que concierne al hogar.

– En la pubertad: puede expresar una pérdida de alegría porque han abusado de nosotras sexualmente o porque hemos visto que maltrataban a nuestra madre.
– En edad de procrear: puede representar una pérdida de alegría por no poder quedarnos embarazadas, por la enfermedad o

minusvalía de nuestro hijo o por la distancia o alejamiento de nuestro marido, etc.

– Después de la menopausia: puede relacionarse con la tristeza que sentimos frente a lo que les pasa a nuestros hijos o a nuestros nietos.

Sylvie tiene hemorragias frecuentes. La conocí durante una gira por Francia. Tenía que hacerse una histerectomía unas semanas después. Me preguntó cuál podía ser la causa de sus hemorragias y le pregunté por sus hijos y por su marido. Por ese lado, todo iba bien. Cuando le pregunté por su madre, me contó que había sido adoptada. Se había pasado años intentando encontrar a su madre biológica y, por fin, la había localizado. Le escribió para decirle que deseaba verla. La carta había sido devuelta con una nota: "Ya no vive aquí y no ha dejado ninguna dirección".

Las hemorragias comenzaron cuando le devolvieron esa carta. La guié hacia la posibilidad de entregar su petición al Universo. Si era preferible que no la viera, lo aceptaría; en caso contrario, la encontraría. Y eso fue lo que hizo. Las hemorragias cesaron y no tuvo que hacerse la histerectomía.

Cuando la vi, un año después, me dijo que había encontrado a su madre biológica, que vivía actualmente en Estados Unidos. Por fin había podido conocerla.

– ¿Qué es lo que ha podido quitarme la alegría respecto a mi hogar o a mi familia?

Cáncer del endometrio o del cuerpo uterino. En la mayoría de los casos, el cáncer del cuerpo uterino es el resultado de haber sentido fuertes emociones en el hogar (con el marido o con uno de los hijos o nietos). También puede referirse a una persona a quien queríamos como si fuera nuestro hijo.

– ¿He vivido un fuerte impacto o una situación dramática que afectase a algún miembro de mi hogar?

Menstruación

La menstruación es una función natural que proviene de la ruptura de los vasos sanguíneos de la mucosa uterina cuando no hay fecundación.

Los problemas menstruales. Cuando yo era una niña, se decía, equivocadamente, que las mujeres cuando tenían la menstruación "estaban malas o indispuestas". Recuerdo que una mujer me contó que, el día en que tuvo su primera menstruación, una tía de su madre le había dicho cuando supo la noticia: "Pobrecita mía, te esperan 40 años de estar indispuesta". Cada mes, cuando le venía la menstruación, se sentía realmente enferma. Cuando se liberó de esta influencia, sus problemas menstruales desaparecieron.

Otra, se sentía impaciente justo antes de la menstruación. Recordó que, de niña, estaba muy impaciente por tener la menstruación por primera vez. Todas sus amigas ya la habían tenido a los 12 ó 13 años, mientras que ella empezó a los 14 años. Tenía mucha prisa por ser mujer. Cuando tomó conciencia de esto, se liberó de esa impaciencia que la llevaba a ser desagradable con la gente que la rodeaba siempre que iba a tener la regla.

Los dolores menstruales pueden expresar un rechazo a la feminidad. A Carole le dolía el vientre, la espalda y las piernas cada vez que tenía la menstruación. Siempre había visto a su madre en una actitud sumisa ante su padre y había grabado en su memoria emocional "hombre = poder y dominación" y "mujer = impotencia y sumisión". A pesar de su apariencia realmente femenina, su actitud interior expresaba: "Ningún hombre tendrá poder sobre mí". Para protegerse, intentaba atacar o dominar a los hombres. Además, le gustaba medirse en actividades reservadas al género masculino. La menstruación le recordaba, una y otra vez, que era una mujer. Este rechazo a su feminidad le creaba dolores en el lado izquierdo del vientre, (aspecto femenino, yin), porque quería destruir su feminidad. Además, su indignación y su impotencia por no poder cambiar de sexo se manifestaban con dolores en la parte inferior de la espalda y en las piernas. Esto indicaba que se negaba a avanzar en la vida como mujer.

Cuando habló de ello a su médico, éste le respondió: "En eso consiste ser mujer". Esto la puso todavía más furiosa, porque entendió:

"Una mujer está hecha para soportar el dolor cada mes, para servir al hombre en casa, traer niños al mundo, sufrir con sus embarazos y sus partos y después angustiarse por sus hijos". Carole no quería este tipo de vida. Desarrolló pues una endometriosis y tuvieron que practicarle una histerectomía total con extirpación de las trompas.

Tras esta operación, Carole comprendió que ser mujer u hombre no tenía nada que ver con la sumisión o la dominación. Simplemente era una cuestión de actitud. Su madre, probablemente, había interpretado que, para ser una buena esposa, tenía que ser sumisa. Carole se ponía en el extremo contrario, dominando a los hombres que había en su vida.

El equilibrio consiste en aceptar la complementariedad entre los aspectos masculinos y femeninos, un equilibrio que debemos integrar en nosotros mismos. Cuanto más vamos hacia un extremo, más atraemos el otro. Nuestro cónyuge está ahí para permitirnos encontrar nuestro equilibrio.

Por último, los dolores durante la menstruación pueden estar relacionados con abusos sexuales. La persona rechaza entonces su condición de mujer porque se siente culpable o siente rencor hacia quien se ha aprovechado de su condición femenina.

– ¿He rechazado mi condición de mujer o la de mi madre?
– ¿Siento rencor hacia algún hombre?

Menstruación abundante o menorragia
– ¿Qué me hace perder la alegría respecto a mi hogar?

Puede tratarse de no poder dar a luz. Con frecuencia, afecta a mujeres que llevan un DIU y no lo aceptan. Una alumna de uno de mis seminarios, había perdido el conocimiento mientras le insertaban un DIU. Esta mujer deseaba tener un hijo más que nada en el mundo pero, como su marido no quería, había aceptado este método anticonceptivo por amor a él. Sin embargo, lo rechazaba. Y eso le causaba muchos dolores, problemas en los ovarios y menstruaciones abundantes.

Endometriosis. Esta enfermedad se caracteriza por la presencia de mucosa uterina fuera de lugar. Esta afección se asocia, casi siempre, con un miedo a lo que pueda suceder tras la llegada de un hijo. Las personas que la padecen tienen a veces miedo de que el hijo ocupe su lugar y rompa la armonía de su relación de pareja, o temen traer un niño a un mundo que ellas mismas no han aceptado.

Diane tiene 36 años y está afectada de endometriosis. Lleva 10 años casada y no tiene hijos. Su caso de endometriosis es muy similar a otros que he tratado en terapia. Cuando Diane era niña, su padre y su madre tenían problemas entre ellos. Su padre, a quien quería mucho, decía: "El peor error que puede cometer un hombre es casarse y tener hijos". De alguna manera, Diane rechazaba la idea de tener hijos, lo cual le causó ya problemas con la menstruación. Un año después de morir su padre, se casó y, gradualmente, desarrolló la endometriosis.

Renée tiene endometriosis. No quiere ser mujer y madre a la vez porque teme dejar de gustar a los hombres. Fue varias veces testigo de las aventuras de su padre con otras mujeres. Esto destruyó la imagen que tenía del hombre y del padre. A los 17 años, se queda embarazada. El matrimonio y el papel de madre le producen miedo. Sin decir palabra a su compañero, aborta. A los 25 años, piensa que está embarazada otra vez. Toma "la píldora del día después" y tiene la regla al cabo de unos días, pero se siente cada vez más culpable. Tiene la impresión de haber quitado la vida dos veces. Cree que ser mujer es muy triste y que, en una pareja, si el hombre no quiere usar anticonceptivos, es la mujer quien siempre tiene que asumir las consecuencias. La culpabilidad que siente y el miedo a quedarse otra vez embarazada, cuando no quiere comprometerse en una relación de pareja, hacen que desarrolle endometriosis. Esta enfermedad provocará la extirpación de los órganos reproductores y le impedirá traer niños al mundo.

– ¿Es posible que no quiera tener hijos?
– ¿Es posible que no quiera que un niño, o mi hijo, viva conmigo?

Menopausia. El cese definitivo de la menstruación es tan natural como su aparición. Los problemas que se tienen en ese periodo, sofocos entre otros, provienen a menudo del miedo a envejecer. Este miedo puede ocultar muchos otros, como:

– a ser menos atractiva y ver que nuestro cónyuge se interesa por otra mujer más joven;
– a no ser ya útil para nuestros hijos y ver que éstos nos abandonan;

– a envejecer sola (si la menopausia llega cuando estamos solas).

– ¿Me da miedo envejecer?

Síndrome premenstrual. Conjunto de trastornos físicos y emocionales que aparecen en la mujer una o dos semanas antes de la regla. Afectan especialmente a mujeres que no se sienten comprendidas por su pareja o por su cónyuge.

En el mundo animal, durante determinados periodos de estrés, la hembra necesita instintivamente que el macho se ocupe de ella, que la proteja cuando está en celo, que se ocupe de su alimento y de su seguridad para que ella no tenga otra preocupación que la de llevar a buen término la venida de sus cachorros.

Lo mismo pasa con la mujer. En un determinado momento de su ciclo, es más sensible, más vulnerable y, en esos momentos, es cuando más necesita que su compañero la comprenda. Si él es considerado, todo va bien. En caso contrario, puede sentirse irritable y emotiva.

– ¿Tengo el apoyo y la comprensión de aquel a quien amo?

LA VAGINA

La vagina está relacionada con la sexualidad y *representa el principio femenino, receptivo o yin.* Es la vía de encuentro entre los principios femenino y masculino.

Picores vaginales (sin infección).
– ¿Soy impaciente con mi pareja sexual?

Vaginitis. La inflamación de la mucosa vaginal se manifiesta a través de leucorreas (pérdidas blancas), picores, ardores y molestias en las relaciones sexuales (dispareunia).

Esta inflamación puede ser el resultado de infecciones provocadas por agentes:

– fúngicos (el más frecuente es la *Candida albicans*)
– bacterianos (estafilococo, estreptococo, gonococo)

- parasitarios (tricomonas, etc.)
- virales (herpes)

La vaginitis expresa con frecuencia ira hacia el compañero sexual, culpabilidad por haberse dejado seducir con demasiada facilidad o rechazo a los hombres a raíz de un abuso o violación. También puede venir de un sentimiento de culpabilidad relacionado con los tabúes sexuales. (Ver «Condilomas», página 430).

Claire sufría una vaginitis tras otra. Había tenido un padre alcohólico, y a su cónyuge también le gusta tomarse alguna copa de más. Nunca había establecido una relación entre su vaginitis y la indignación que sentía cuando su marido se emborrachaba. Le pregunté qué había pasado antes de que se desencadenase su última vaginitis. Contestó que su marido había llegado a casa totalmente ebrio. No sólo le enfurecía verlo así, sino también el hecho de que quisiera tener relaciones sexuales a pesar de que apestaba a alcohol. Esas vaginitis expresaban su indignación, pero también decían: "No me toques".

Las vaginitis transmitidas sexualmente, están casi siempre relacionadas con la culpabilidad: por haber engañado al compañero, por utilizar la sexualidad para fines personales, por tener relaciones con un hombre casado, por tener relaciones extramatrimoniales o sin amor, etc.

Marie-Andrée tiene un herpes vaginal. En la consulta vemos que está muy aferrada a ciertos principios, según los cuales está mal tener relaciones sexuales únicamente para satisfacer los sentidos. Su último herpes apareció después de haber tenido relaciones sexuales con un hombre que no era su "gran amor".

Se había arrepentido de haber cedido tan fácilmente y, a la mañana siguiente, observó un principio de herpes. Marie-Andrée piensa que sólo puede tener relaciones sexuales con un hombre a quien ame profundamente. Como está buscando ese gran amor, acepta de todas maneras relaciones sexuales ocasionales, pero se arrepiente después. Cuando se libera de la culpabilidad, el herpes desaparece por completo.

- ¿Estoy enfadada con mi pareja y por qué?
- ¿Me siento culpable de algo relacionado con mi sexualidad?
- ¿Llevo en mi memoria emocional la ecuación "sexo = está mal", "sexo = es sucio" u otras cosas de ese tipo?

Fisuras vaginales
– ¿Me siento dividida o desgarrada entre dos compañeros sexuales?

Abscesos o forúnculos vaginales
– ¿Qué hace que me sienta indignada con mi pareja?
– ¿Estoy insatisfecha con nuestras relaciones sexuales? ¿Es a causa de las películas pornográficas que él ve regularmente? ¿Es por ver que intenta seducir a todas las mujeres?

Condiloma. Este pequeño tumor benigno redondeado vive en las mucosas, especialmente en el contorno de los orificios naturales (vulva, ano). Los condilomas se asocian con un sentimiento de culpabilidad respecto a la sexualidad. También pueden expresar indignación frente a los hombres que abusan sexualmente de los más débiles.

Charline tiene vaginitis con *candida albicans* desde que está casada y, actualmente, tiene cada vez más condilomas que le impiden tener relaciones sexuales.

Charline no comprende cuál es la causa. Ella y su esposo nunca han tenido relaciones sexuales con otras personas, ni antes ni durante el matrimonio. Ella quiere mucho a su cónyuge y lo encuentra sexualmente atractivo.

Durante la terapia, recuerda un suceso que vivió cuando tenía cinco años. Estaba jugando con un niño que le examinaba la vulva. Su madre la sorprendió y le dio una bofetada diciéndole: "Eso no se hace Charline, eso no se hace nunca, está muy mal". Charline, inconscientemente, se sentía culpable cada vez que sentía placer sexual.

– ¿Tengo algún sentimiento de culpabilidad o de ira respecto al acto sexual?

Vaginismo. Es una contracción involuntaria de los músculos perivulvares que dificultan las relaciones sexuales (incluso los reconocimientos ginecológicos), y las hacen dolorosas. El vaginismo puede, incluso, imposibilitar la penetración.

El vaginismo está relacionado con el miedo a la penetración tras algún traumatismo: una violación, haber visto a un hombre en erección, el temor a ser violada, etc.

Mireille sufre de vaginismo. Un día, cuando tiene cinco años, vuelve a casa con una moneda. Su madre le pregunta de dónde proviene el dinero. Inocentemente, responde que se lo ha dado un señor que le ha pedido que pusiera su mano en su pene. Cuando su padre vuelve, su madre le cuenta lo que ha sucedido. Su padre se pone nervioso, la tumba con dureza sobre la cama, le arranca las braguitas y mete el dedo en su vagina para averiguar si hay esperma. Para Mireille, haber puesto la mano en el pene de aquel desconocido no fue algo traumático. El gesto de su padre, sin embargo, sí lo fue. Nunca ha podido tener relaciones sexuales con un hombre. Incluso un reconocimiento ginecológico le resulta prácticamente imposible.

Suzanne tiene un serio problema de vaginismo. Está casada desde hace años, pero nunca ha podido llegar al coito (relación sexual con penetración). Sus relaciones se limitan a caricias mutuas. El traumatismo se remonta a la época en que tenía cuatro años. Un día, cuando vuelve de casa de una amiga, un coche se detiene y un hombre la llama. Se acerca y ve su pene en erección. Aterrorizada, corre hasta su casa. Para ella, el pene de aquel hombre era desmesuradamente grande. Cuando supo que las relaciones sexuales consistían en introducir el órgano masculino, pene, en el órgano femenino, vagina, se sintió horrorizada. La imagen del pene que conservaba en su memoria le decía que moriría si un hombre la penetraba con semejante órgano. Esta ecuación, grabada en la memoria emocional de Suzanne, fue la causante de su vaginismo.

Sequedad vaginal

– ¿Temo las relaciones sexuales?
– ¿Me siento mal con las relaciones sexuales?
– ¿Siento menos deseo sexual hacia mi compañero?
– ¿Quiero poner freno a mi sexualidad?

Infertilidad o esterilidad. Ya sea femenina o masculina, puede provenir de un miedo inconsciente a tener hijos. Este temor puede estar relacionado con la angustia del parto, el miedo a perder nuestro lugar o a tener menos atención por parte de la persona que amamos, el miedo a no estar a la altura del papel de padres, la inquietud de traer un niño a un mundo lleno de incertidumbres.

Annie y Michel celebran su séptimo aniversario de casados. Desde hace más de dos años, Michel espera la llegada de un hijo, pero Annie no logra quedarse embarazada. Ambos se han sometido a varias pruebas de fertilidad y los resultados revelan que no hay ningún problema por parte de ninguno de ellos. Esto hace que vengan a verme. Annie empieza un seminario de terapia de grupo conmigo y, antes de finalizarlo, me dice: "He comprendido por qué no logro quedarme embarazada. Soy una niña. Me da miedo perder la atención de Michel si tengo un hijo. Sé que si elijo crecer, un día podré asumir mi papel de mujer y el de madre. Entonces podré tener hijos". Esto era totalmente cierto. Annie actuaba como una niña y Michel la protegía en exceso.

- ¿Qué temo que pase si llega un hijo?
- ¿Me da miedo traer un niño al mundo en la época en que vivimos?
- ¿Tengo miedo de que un niño rompa la felicidad de mi relación de pareja o me convierta en una esclava de la casa, reduciendo así mi libertad de acción?

El embarazo y sus problemas. Las náuseas indican una no total aceptación de la nueva vida que se está gestando. Afectan, sobre todo, a las mujeres que temen que la llegada de un hijo dé un vuelco desfavorable a su vida futura. Por ejemplo, una niña-madre que debe interrumpir sus estudios; una mujer embarazada de su amante; una mujer que tiene una bonita relación de pareja y teme que la presencia de un hijo aleje a su cónyuge, etc.

Carolina está embarazada de tres meses y tiene náuseas. Carolina ha dejado a su compañero porque no se siente preparada para comprometerse en una relación de pareja. Es estudiante y vive con sus padres. Un tiempo después de romper, se da cuenta de que está embarazada. Aunque la situación esté lejos de ser ideal, se siente feliz con este embarazo y está orgullosa de anunciárselo a sus padres. Éstos no lo ven de la misma manera; se sienten tan decepcionados que se muestran incluso agresivos con ella. Carolina se siente culpable y triste por disgustar a sus padres y, al mismo tiempo, se avergüenza de sentirse feliz por estar embarazada.

Edema. El edema en las piernas, o en otras partes del cuerpo, se relaciona con el hecho de sentirse limitada por el embarazo para avanzar o hacer lo que se quiera: bailar, practicar deporte, hacer el amor.

– ¿Siento que mi embarazo me limita?

Diabetes de embarazo. La diabetes en el embarazo está relacionada con una gran tristeza que aparece durante este periodo. Por ejemplo, la pérdida de un ser querido.

Raymonde y la diabetes de embarazo. Raymonde padece una grave enfermedad. Su médico le advierte que corre el riesgo de morir si se queda embarazada. Pero su deseo de ser madre es más fuerte y se arriesga. Durante todo su embarazo tiene mucho miedo y se siente muy triste con este secreto, porque no habla con nadie sobre las repercusiones que el embarazo puede tener sobre su enfermedad. Por suerte, da a luz a un niño con buena salud. Su miedo y su tristeza desaparecen al igual que la diabetes. (Ver "Diabetes").

Eclampsia. Intoxicación en el embarazo caracterizada por ataques convulsivos asociados a signos de toxemia gravídica (albuminuria, hipertensión, edemas). Cuando no se trata de un rechazo total al embarazo y a una misma, está relacionada con una profunda culpabilidad o con un rencor hacia la pareja, responsable en parte de este embarazo.

– ¿En qué condiciones me he quedado embarazada?

Las eclampsias están relacionadas, a veces, con la culpabilidad de vivir. El embarazo puede reavivar esta culpabilidad.

Picores en el abdomen al final del embarazo
– ¿Estoy impaciente por dar a luz porque ya no puedo soportar verme tan gorda?

Aborto. Se relaciona con el hecho de que la mujer (a veces inconscientemente) no desea el hijo o no se siente preparada para tenerlo. También puede ser que el alma del niño no esté lista y decida volver.

Solange y sus dos abortos. Solange está embarazada de un primer hijo que desea con todo su corazón. El parto es difícil y la llegada del bebé muy penosa. Además, no se siente apoyada por su marido. Diez meses después del nacimiento, se queda de nuevo embarazada, pero no desea realmente otro hijo. Al no sentirse preparada ni con las fuerzas suficientes para tener un segundo hijo, aborta. Un año y medio más tarde, desea otro hijo. Como la fecundación no llega, hace una novena y se queda otra vez embarazada. Esta vez, todo sale bien. Dos años después de nacer su segundo hijo, se queda de nuevo embarazada, pero en ese momento están surgiendo problemas conyugales. Ya no quiere más hijos con ese hombre y pierde a su bebé. Durante la terapia, le pregunto si ve una relación entre los niños no deseados y sus abortos. Ella me dice que nunca lo había visto de ese modo.

Parto. Fenómeno natural de liberación del niño cuando la gestación ha llegado a término. Los problemas en el parto, con frecuencia, están relacionados con diferentes miedos (miedo de dar a luz, de sufrir, inquietud por lo que pasará tras el nacimiento de este niño, etc.). También podemos desear seguir con ese estado privilegiado en el que sentimos que nuestro cónyuge está más atento con nosotras. Los dolores durante el parto también pueden provenir de la creencia de que hay que sufrir para dar a luz. Recordemos la frase: "Parirás con dolor".

Yo he tenido dos cesáreas. Cuando era niña, mi madre me contó la historia de una mujer a la que habían tenido que sacarle el niño en diferentes partes para recomponerlo después. Esta historia me horrorizó y se quedó grabada en mi memoria emocional. Necesité más de cuatro años para quedarme embarazada, y creo que esta imagen tuvo mucho que ver con ello. Y cuando no quería quedarme embarazada porque, en aquel momento, me interesaban otras cosas, me quedé. Un mes antes de dar a luz, padecí de insomnio. Éste provenía del miedo al parto. Inconscientemente deseaba una cesárea para que el niño no corriera el riesgo de salir a trozos o deformado; esto expresaba muy bien el miedo que tenía. No lo comprendí hasta que me interesé en la Metamedicina.

¡Cuántos casos habré oído en los que se pedía algo al feto y éste lo hacía! Estoy pensando en un padre que me contó que había pedido al niño que su mujer llevaba en el vientre, que llegara antes de que él se fuera al trabajo, pero que fuera por la mañana para que su madre pasara una buena noche. Las contracciones fuertes empezaron a las siete y media de la mañana y él, normalmente, salía de casa hacia las ocho menos cuarto. ¿Casualidad? Piénsalo.

En el seno de la madre, el niño oye y siente todo lo que ella vive: tristeza, miedo, angustia y alegría. Esto puede tener consecuencias determinantes en la vida de este ser.

A un hombre de 34 años le daba pánico conducir un coche. A pesar de las muchas clases de conducir que había recibido, no llegaba a superar ese miedo. Luego descubrió que, cuando su madre estaba embarazada de él, había tenido un accidente de coche.

Una enfermera, que trabajaba en un departamento de obstetricia y venía a mis sesiones, me contó lo que le sucedió cuando, un día, asistía a una mujer que no quería el hijo que iba a tener. Aquella mujer tuvo muchas dificultades para dar a luz y hubo que utilizar fórceps. Cuando el niño apareció, estaba totalmente inerte y no reaccionaba a ningún estímulo. El médico entregó el niño a esta enfermera y le pidió que lo enviara a un hospital especializado. Ésta tomó al bebé en sus brazos, le acarició la palma de la mano y le dijo: "¿Sabes?, no es que tu mamá no te quiera, es que tiene dificultades y necesita ayuda. Ella te necesita, ábrete y verás cómo va a quererte y tú también vas a quererla. Ábrete y verás que la vida es bella. Puedes dar mucho a tu mamá". Gradualmente, el niño comenzó a apretar el dedo de la enfermera. Cinco minutos más tarde, el test de Apgar alcanzaba 8 de 10.

Otra mujer sentía que había sido violada cuando era niña y tenía mucho miedo a las relaciones sexuales. Sin embargo, nunca había sido violada. En cambio, su madre sí se sintió violada por su marido durante su embarazo.

Podemos ver las consecuencias del estado fetal y, por tanto, la importancia de tener durante este periodo mucha calma, confianza y alegría. Es importante comunicarse con ese pequeño ser que va a nacer, prepararse para recibirlo, decirle que es esperado y amado. Podemos hacerle escuchar una música suave que le calmará después de nacer. La madre es el puente que permite a un alma franquear el umbral de una nueva vida. El padre representa el pilar de ese puente.

El nacimiento también es muy importante. Nuestra reacción frente al niño que llega también puede tener consecuencias. Éste puede sentirse rechazado, pensar que nos ha decepcionado o sentirse responsable de nuestro sufrimiento. Nunca es demasiado tarde para hablar a este pequeño ser, para decirle que no es el responsable de nuestros sufrimientos, para confesarle que, aunque deseábamos una niña, somos muy felices de que sea un niño, etc.

Un día me encontraba en Nouveau-Brunswik, en casa de unos amigos que ahora tienen tres hijos. El padre me dijo que su hijo de cuatro años tardaba horas en sonreír por la mañana, que debía mecerlo y que estaba siempre de mal humor cuando se despertaba. Le pregunté qué había pasado durante su nacimiento y me respondió que se habían sentido muy decepcionados. Su mujer deseaba dar a luz en casa pero, como el médico no podía ir, habían tenido que ir al hospital. Le propuse entonces una experiencia. Les dije a su mujer y a él que, a la mañana del día siguiente, fueran a la cuna de Jonathan antes de que se despertara y le dijeran: "¿Sabes Jonathan?, muy pronto vas a abrir los ojos a la vida. Papá y mamá te esperan y están impacientes por tu llegada. Vas a ver lo bonita que será la vida juntos, etc.". De esta manera, hicieron que Jonathan viviera un nuevo nacimiento. A partir de ese momento, el niño se despertó siempre de buen humor y con prisa por levantarse.

Nuestro despertar representa nuestra llegada a la vida.

EL PECHO

Los senos son glándulas de secreción doble. La secreción externa produce el calostro y la leche. La secreción interna suministra los elementos necesarios para el funcionamiento de otras glándulas.

El pecho está compuesto por un grupo de glándulas alojadas en un tejido graso. Sus conductos finalizan en el pezón. La areola contiene glándulas sudoríparas, glándulas sebáceas y folículos pilosos. *Los senos representan la maternidad, el nido maternal y la afectividad.*

En una mujer diestra, el pecho izquierdo corresponde al aspecto maternal, a nuestras relaciones con aquellos a quienes cuidamos o a nuestro nido familiar (casa). Mientras que el seno derecho (para una mujer diestra), corresponde a la afectividad, es decir a aquello que amamos. En la mujer zurda es al contrario.

Sin embargo, hay una excepción que tenemos que tener en cuenta. Una fuerte emoción ligada al dolor de separarse de la pareja, puede afectar al seno derecho (la afectividad en una mujer diestra). Sin embargo, si esta emoción está en resonancia con el dolor vivido durante nuestra infancia al habernos sentido abandonadas cuando éramos bebés, podrá afectar a un solo seno, el izquierdo.

Una situación parecida en una mujer zurda afectará a su seno derecho. Si están afectados los dos senos, la emoción corresponde al aspecto afectivo y al maternal al mismo tiempo.

Podría parecer que los pechos grandes indican que se es una persona muy maternal, mientras que si son pequeños, se es menos.

Tuve una participante que tenía muy poco pecho y que estaba aquejada de cáncer. Me dijo: "No hay nadie más maternal que yo, soy comadrona". Esto me desconcertó un poco, aunque ya sabía que no hay que tomar nada al pie de la letra.

Después, descubrí que no era así. Veamos su historia.

Marguerite tiene 39 años. Es madre de dos niñas y trabaja como comadrona. Su nacimiento fue muy penoso para su madre, ya que tardó más de 30 horas en nacer. Inconscientemente, se había hecho comadrona para redimirse de su propio nacimiento. Ayudando a que las mujeres dieran a luz, pretendía ayudar a su propia madre. Cuando Marguerite se casó, no quería tener hijos. Sin embargo, para no arriesgarse a perder a su marido, acepta quedarse embarazada. Pero las responsabilidades maternales le pesan más de lo que quisiera y crean muchos problemas en su relación de pareja. Se separa, pero no quiere ocuparse de sus hijas. La enfermedad se convierte en la excusa que necesita para no asumir sus responsabilidades de madre. Marguerite se sentía culpable de vivir porque creía que había hecho sufrir a su madre con su nacimiento. Esta culpabilidad la llevó a creer que no tenía derecho a ser feliz con su propia familia. Además, no podía dedicarse a sus hijas, puesto que ella misma seguía siendo una niña que necesitaba enormemente que se ocuparan de ella. ¿Era tan maternal? Su historia nos muestra lo contrario.

Displasia mamaria. La displasia es una anomalía en el desarrollo de un tejido o de un órgano que desemboca en alguna deformidad (forma o volumen) o en un mal funcionamiento. La displasia mamaria puede manifestarse a través de un dolor que hace que el pecho se endurezca. Expresa, a menudo, dureza de pensamiento hacia nuestra propia feminidad. Podemos estar hartas de la menstruación o de los inconvenientes de la menopausia.

Mastitis. Es la inflamación del pecho, provocada la mayoría de las veces por la obstrucción del conducto galactóforo, que produce un atasco de sangre en los senos que puede resultar muy doloroso. En una mujer que no tenga hijos, puede estar relacionada con el miedo a no tenerlos (si los desea y no logra quedarse embarazada). Para otra mujer, puede estar relacionado con el miedo a la separación cuando se producen conflictos en su relación de pareja. En la madre que amamanta, puede tratarse de inquietud por el bebé. Inconscientemente, puede tener miedo de perderlo o de que le ocurra algo.

– ¿Tengo miedo de perder a mis seres queridos?
– ¿Tengo miedo de no tener hijos?

Ptosis mamaria (senos caídos)
– ¿Es posible que no me sienta a la altura de mi papel de madre porque me tomo demasiado a pecho lo que viven mis hijos?

Tumores en el pecho

Tumores de pecho benignos. Puede tratarse de un quiste (cavidad llena de líquido), de un lipoma (formado con tejido graso), de un adenoma (formado a expensas del epitelio) o de un adenofibroma (proliferación del tejido glandular acompañado por un tejido fibroso abundante).

Los tumores benignos pueden provenir de emociones que nos han desestabilizado en nuestro aspecto maternal o en nuestro nido familiar (seno izquierdo para una diestra), o en nuestra afectividad (seno derecho para una diestra y al contrario para una zurda).

El aspecto maternal atañe a nuestros hijos, al hijo que no hemos tenido (aborto, separación), a la persona a quien cuidamos (nuestra madre si nos ocupamos de ella, nuestro cónyuge si somos un poco como una madre para él), o a alguien de quien nos sintamos responsables. El nido familiar concierne, la mayoría de las veces, a la casa.

El aspecto afectivo concierne a las personas que llevamos en nuestro corazón, sin que cuidemos de ellos necesariamente. Nuestro cónyuge, nuestro amante, nuestra madre, padre, suegra, hermano, hermana, amigo (a), padres, etc. Si los dos senos están afectados, la emoción puede corresponder tanto al aspecto afectivo como al maternal.

Marie tiene varios quistes en el pecho. Ha tenido varios amantes que, en su mayoría, estaban casados. Nunca se había parado a pensar en las esposas de esos hombres hasta el día en que su hermano, a quien tanto quiere ella, llega a su casa sintiéndose muy desgraciado y le cuenta que su mujer le ha engañado. No es el hecho en sí lo que tanto le duele, sino sentir que su mujer ha traicionado su confianza. Marie empieza a pensar en todos esos amantes que ha tenido y en el dolor que ha podido causar. Marie es diestra. Siente pena por su hermano (seno derecho) y culpabilidad por quienes ha podido hacer sufrir (seno izquierdo). Los quistes aparecieron tras esa confidencia que le hizo su hermano.

Laurette tiene 57 años. Tiene un lipoma del tamaño de un huevo entre los dos senos. Tiene esta joroba, como ella la llama, desde hace tanto tiempo que ya no recuerda cuando apareció.

Laurette tuvo un hijo antes de casarse. Su madre, queriendo evitar la vergüenza a la familia, la convenció para que lo entregara en adopción. Laurette se casa y tiene otros hijos, pero continúa guardando ese secreto en su corazón.

Un día, creyendo haber visto a ese niño, revela su secreto. No lo vuelve a ver más, pero se siente aliviada de saber que ha sido adoptado por unos buenos padres y que es feliz. Después de saber eso, su joroba (lipoma) desaparece. Ella dice: "Lo que más me preocupaba era que pudiera sentirse desgraciado".

- ¿Me he sentido culpable, triste o nostálgica en relación con alguien a quien cuido, a quien quiero o de quien me siento responsable?

Tumores de pecho malignos o cáncer de mama

Dependiendo del tejido afectado, existen diferentes tipos de cáncer de mama:

1. La glándula = adenocarcinoma.
2. Los conductos galactóforos = carcinoma ductal, epitelioma intraductal.
3. La dermis = melanoma.

Los adenocarcinomas conciernen a situaciones, vividas dramáticamente, con nuestro cónyuge, con uno de nuestros hijos o con aquello que representa nuestro nido (de amor, familiar).

Estella es diestra y tiene cáncer de mama. Se trata de un adeno-carcinoma en el seno izquierdo. Tiene cinco hijos. Una bonita tarde de verano, mientras friega el suelo, echa el cerrojo para que sus hijos, que entran y salen continuamente, no la molesten. Mientras tanto, su hija más pequeña, que tiene dos años y medio, y que Estella piensa que está jugando con sus hermanos, va hacia la piscina, se cae y se ahoga. Esto es un drama para Estella, que se siente responsable y culpable de la muerte de su hija.

- ¿Me he sentido muy culpable, triste, rechazada, abandonada o acusada sin razón por mi marido o mi hijo, o a causa de una persona de quien me siento responsable?
- ¿He vivido fuertes emociones respecto a mi nido familiar (apartamento, casa)?

Los epiteliomas y los carcinomas están relacionados con el dolor que sentimos por la pérdida de alguien, al separarnos o al morir esta persona.

Francine, tras haber padecido un primer epitelioma en el seno izquierdo, tiene cáncer de mama. Éste surge después de separarse de su marido y dejarle a sus hijos. Las personas de su entorno le dicen que una madre no abandona nunca a sus hijos. Ella piensa que es una mala madre y se siente culpable por haberlos abandonado. Cuando se hace cargo de sus hijos, se cura.

Siete años más tarde, pierde a su mejor amiga en un accidente. Esta amiga era más que una hermana para ella. Se siente destrozada, como si una parte de ella hubiese muerto. Seis meses después, tiene un epitelioma, esta vez en el seno derecho. Le dicen que es una metástasis de su primer cáncer. Cuando examinamos la causa, nos damos cuenta de que, en ambos casos, son dolores que han surgido a raíz de una separación, pero uno está relacionado con sus hijos (seno izquierdo, Francine es diestra) y el segundo con la amiga a la que tanto quería (seno derecho).

- ¿Me he sentido conmocionada interiormente tras la separación o la muerte de una persona a quien quería mucho?
- ¿Me he sentido desvalorizada como mujer tras una ruptura o después de ser abandonada por el hombre a quien amaba?

El melanoma está relacionado con un dolor provocado por un sentimiento de vergüenza, agresión, deshonra o mutilación (extirpación de un miembro o de un pecho).

Gilberte tiene un melanoma y un adenocarcinoma en el seno izquierdo. Gilberte fue la razón por la que sus padres se casaron, puesto que su madre se quedó embarazada antes del matrimonio. Gilbert se siente culpable al ver que su madre no es feliz. A los ocho años, la viola un primo suyo. Cuando su madre la encuentra con las piernas ensangrentadas, comienza a pegarle. Una vez adulta, también se queda embarazada sin estar casada y se dice: "No quiero que mi hija se sienta culpable". Decide no casarse y educar a su hija sola. Cuando su hija ya es adulta, le reprocha haberla privado de un padre y llega incluso a reclamarle la pensión que podría haber recibido de su padre si ella hubiera aceptado que él reconociera su paternidad. Esto último será el golpe de gracia. Ella le dice a su hija: "Acabas de matarme", del dolor que sentía que le había hecho. Unos meses más tarde, Gilberte descubre un bulto en su seno izquierdo (ella es diestra).

Este cáncer está en resonancia con la culpabilidad de su nacimiento, con la vergüenza de ser violada por su primo y con la culpabilidad respecto a su hija. Puesto que se había liberado del sentimiento de culpabilidad hacia su madre y su hija y del odio hacia los hombres, este cáncer la conecta especialmente con su primo.

- ¿Me he sentido desvalorizada estéticamente tras una operación que me haya desfigurado o mutilado?
- ¿Me he sentido agredida o mancillada, físicamente o como mujer, por abusos sexuales?
- ¿Me he sentido desvalorizada como mujer al descubrir que aquel en quien confiaba me había traicionado?

Los neurinomas son pequeños tumores benignos localizados en las terminaciones nerviosas que expresan aversión a ser tocada y que está en resonancia con el recuerdo de haber sido manoseada o sobada, especialmente en el pecho.

Françoise tiene un neurinoma en el seno derecho. Siendo adolescente, una vecina la contrata para que cuide a los niños. El marido de ésta no deja de acosarla, a escondidas de su mujer, para manosearla, especialmente en el pecho. Ella no quiere volver más a casa de esa vecina, pero su madre la obliga. En cuanto ve a ese hombre, intenta evitarlo como puede, pero él es muy astuto y siempre logra salirse con la suya.

Françoise se hace adulta y se casa. Su marido tiene cierta debilidad por los pechos. Cada vez que quiere acariciarle los senos, ella reacciona con brusquedad y, con mucha frecuencia, sus relaciones amorosas terminan de forma conflictiva. Con el tiempo se le forman pequeñas bolas que se desplazan bajo la piel del pecho. Ella va al médico, se hace unas pruebas y el resultado es un cáncer de mama (en los dos pechos) por neurinomas.

Durante la terapia, Françoise me confesará: "Si supieras la de veces que he deseado no tener pechos para que no me manosearan".

- ¿He vivido fuertes emociones relacionadas con el hecho de haber sido manoseada de forma incestuosa o irrespetuosa?

El pecho en el hombre

En el adolescente o en el hombre, el pecho está relacionado con su lado femenino (aspecto maternal). El adolescente puede estar afectado por el sufrimiento de su madre, a quien desea proteger, mientras que para el hombre puede tratarse de su hijo o su mujer.

Dolor de pecho en el hombre
- ¿Me afecta lo que vive mi madre o mi hijo?

Cáncer de pecho en el hombre
Un cáncer de pecho en el hombre puede estar relacionado con determinadas emociones respecto a su hijo.

- ¿Me he sentido inquieto por uno de mis hijos o por una persona de la que me siento responsable?

Sistema reproductor masculino

El sistema de reproducción masculino incluye, principalmente, la próstata, el pene y los testículos.

Próstata

La próstata es una glándula que segrega un líquido que da olor y color al esperma. *Representa la potencia masculina.* Los problemas de próstata representan para el hombre, lo que los problemas de la menopausia para la mujer. Por regla general, se manifiestan hacia la cincuentena, aunque algunos hombres presentan estos problemas cuando son más jóvenes. Sus causas están relacionadas con el miedo a perder potencia sexual o a sentirse menos fuerte ante los proyectos de la vida, ya sean de trabajo o a nivel personal. La persona con este tipo de problemas piensa: "Si no puedo continuar siendo competitivo, nadie querrá nada de mí".

Dolor en la próstata. El dolor de próstata afecta sobre todo a hombres con dificultad para aceptar una disminución de sus capacidades físicas o sexuales, que temen perder el amor de su pareja si no pueden satisfacerla o perder su empleo si no son tan competitivos como antes. Si las emociones relacionadas con esta disminución de la potencia masculina perduran o se intensifican, pueden favorecer la aparición de un cáncer de próstata.

Cáncer de próstata. Romeo y el cáncer de próstata. Romeo es el presidente de una compañía que ha pasado por enormes dificultades. Ha tenido que despedir a una buena parte de sus empleados, entre ellos la mayoría de personal que trabajaba para él desde hacía años. El día que tomó esa decisión, mientras salía de la fábrica, vio la zona de aparcamiento llena de coches nuevos. Pensó en todos los trabajadores para quienes él era como un buen padre de familia y se preguntó cómo iban a poder pagar ni siquiera el coche. Entonces, sintió un fuerte dolor en la próstata, pero no le prestó atención y pensó que era a causa del estrés.

Los problemas económicos se agravaron y provocaron el cierre de la fábrica. Para él, esto significaba que ya no valía nada. Además, se sentía impotente y culpable por haber tenido que despedir a sus trabajadores. Seis meses más tarde, le operaron de la próstata. Tenía cáncer.

El caso de Ernest. Ernest es un directivo que trabaja desde hace años para una empresa internacional y que, junto con un equipo muy dinámico, se ocupa de los contratos importantes. Viaja por todo el mundo: Norte de África, Sudamérica, etc. Cuando llega a la cincuentena, la empresa en la que trabaja deja de confiarle los retos que tanto le gusta asumir. Se preocupa porque piensa que ahora es menos competitivo y cree que va a perder su trabajo. Entonces siente problemas en la próstata que degeneran en cáncer. Ernest pasa un periodo de convalecencia y cambia por completo su forma de vida. Adopta una alimentación sana y se permite disfrutar de aquellos placeres que había dejado para más tarde (pescar truchas, pasar tiempo al aire libre, etc.). Se dio un plazo de dos años para recuperarse y, finalmente, se curó. Regresa, entonces, a su trabajo y, de nuevo, le retiran las responsabilidades. El miedo de no ocuparse ya más de los negocios es todavía mayor. Tres meses después de su regreso, tiene una recaída. Cuando hablamos de ello, me dice que no puede dejar su trabajo porque representa su seguridad.

– ¿Tengo miedo de perder el amor o el interés de mi pareja si no puedo seguir satisfaciéndola?
– ¿Tengo miedo de perder mi trabajo si no puedo continuar siendo tan competitivo como requiere mi estatus?

Prostatitis. Inflamación de la próstata con hipertrofia de la glándula y dolor en la micción. La mayoría de las veces expresa frustración ante la disminución de las capacidades o indignación frente a comentarios del tipo: "Ya no tienes 20 años, ya no rindes tanto, más vale que lo dejes, no lo conseguirás, estás envejeciendo, es el momento de pensar en la jubilación, etc."

– ¿Me siento indignado o frustrado por la disminución de mis capacidades o por los comentarios que me hacen sobre los elementos en los que baso mi valía como hombre?

Cálculos en la próstata. Indican una acumulación de miedos respecto a aquello que deseamos realizar, pero también pueden provenir de un cúmulo de pensamientos duros hacia las mujeres, o hacia una mujer en particular, ya sea la esposa actual o la precedente.

- ¿Cuáles son mis pensamientos no favorables respecto a mi valor como hombre?

PENE

Así como la vagina representa el principio receptivo yin, *el pene representa el principio masculino activo o yang.* En algunas religiones de tipo patriarcal, el pene, llamado también falo, es objeto de veneración. Freud no escapa a esta tendencia patriarcal al afirmar que la libido es profundamente masculina y que la mujer busca una compensación por la pérdida del pene. Esto nos ofrece una idea de cómo se ha valorado la potencia varonil (principio masculino). Por eso, muchos hombres se sienten obligados a mostrarse totalmente competitivos y a rendir al máximo sexualmente, a pesar de los problemas que pueda provocar esta forma de actuar.

Dificultad de erección o impotencia. Los problemas de erección pueden aparecer:

- en hombres que ven a su mujer como si ésta fuera su madre (la misma resistencia que oponían a su madre, la oponen a su mujer);
- en hombres que sienten rencor hacia su compañera sexual, cuando ésta los ha abandonado;
- cuando un hombre se ha sentido traicionado por su pareja.
- ¿Guardo todavía rencor hacia una ex-pareja?
- ¿Me siento culpable por experimentar placer con mi nueva compañera?

Mario tiene un problema de erección. Cuanto tiene 14 años, es seducido por una mujer mucho mayor que él. Es su primera vez. La mujer lo invita a su casa y lo arrastra hasta su cama. Sus caricias le hacen experimentar unas nuevas sensaciones, tan fuertes para él, que eyacula rápidamente. La mujer, frustrada, se burla de su inexperiencia y le ridiculiza. Obliga a Mario a volver a empezar, pero éste es incapaz de tener una erección. Entonces, lo denigra todavía más. Esta primera experiencia sexual será traumatizante para él. En adelante, el miedo a ser ridiculizado le llevará a ser incapaz de tener una erección con una mujer. Para solucionar su problema, se masturba. Una mujer comprensiva que lo ama, hace que venga a la consulta. Tiene que liberar de su memoria emocional la comprensión que ha tenido del acto sexual: "no estar a la altura = ser ridículo". Tiene que transformarla en "acto sexual = acto de amor entre dos personas", algo que no tiene nada que ver con el rendimiento o la competitividad. Se trata de una "comunión" de ternura y de amor, o de compartir momentos agradables para los dos.

Problemas de penetración. Los hombres con este problema han sido, con frecuencia, testigos de las quejas de su madre diciéndole a su padre: "Para, me haces daño", o del llanto de su hermana cuando su padre abusaba de ella.

Robert es incapaz de penetrar a una mujer. De niño, se entregaba a juegos sexuales con sus hermanas por curiosidad. Llamaba a eso: "jugar a papá y a mamá". Un día, quiso intentar introducir su pene en erección en la vagina de su hermana. Ésta se puso a gritar de miedo y la madre fue a ver qué ocurría. Robert se había quedado paralizado en esa emoción que le impedía penetrar a una mujer. Se sintió terriblemente culpable y avergonzado de su gesto y, además, tuvo que prometer a su madre que no lo haría nunca más.

Corte y sangre en el pene. Los cortes en el pene, especialmente en el glande, cerca del orificio de la uretra, expresan a menudo una pérdida de alegría. El hombre puede sentirse utilizado como un objeto de placer por su compañera o puede sentir que no tiene derecho al placer tras una separación o un divorcio del que se siente culpable.

– ¿Me siento culpable de sentir placer sexual?
– ¿Me siento utilizado como si fuera un objeto de placer sexual?

Eyaculación precoz. El fenómeno de la eyaculación precoz es muy frecuente. Esta relacionado con el descubrimiento de la sexualidad en el chico, en el momento en que comienza a masturbarse. Como se siente culpable, a causa de los tabúes, lo hace muy deprisa. Así, sus primeras experiencias sexuales se producen, a menudo, con una excitación rápida. Por lo tanto, la memoria de sus primeras experiencias provoca, inconscientemente, la eyaculación precoz. La solución para el hombre consiste en volver a descubrir el placer sexual masturbándose de nuevo pero, esta vez, liberándose de su culpabilidad y retardando gradualmente el orgasmo.

La consideración hacia la pareja también puede influir. Por lo general, los hombres que se centran en la satisfacción de su compañera, raras veces tienen este problema. Por el contrario, un hombre más centrado en su propio placer tiene mayor probabilidad de padecerlo. A veces, la eyaculación precoz se convierte en un medio para resistirse al dominio de su compañera, de forma más o menos consciente.

Una pareja vino a mi consulta por un problema de eyaculación precoz, tras haber buscado múltiples soluciones. La mujer era una auténtica controladora, se pasaba el día diciendo a su marido lo que debía hacer y lo que no. Para no discutir ni separarse, él se sometía a su voluntad. Sin embargo, se vengaba en el plano sexual, resistiéndose a darle placer. Cuando ella lo comprendió, modificó su actitud con su marido sin pedirle que cambiara como hacía antes. Al sentirse amado, pudo amarla y entregarse a ella sin ninguna resistencia. El problema se solucionó.

– ¿Qué me crea este problema de eyaculación precoz?

Si se debe a una disminución del placer, habrá que buscar cuál es el sentimiento de culpabilidad que la provoca. Si se debe a problemas en la pareja, hay que tener en cuenta que esos problemas ya existían antes, independientemente de la sexualidad. Por ejemplo, pueden ser las expectativas del otro lo que nos crea la tensión.

Ausencia de eyaculación o imposibilidad de tener una eyaculación durante el coito (durante la penetración). Representa la dificultad del hombre para abandonarse a una mujer. Puede deberse a que tiene demasiadas preocupaciones, a que se mantiene en estado de alerta respecto a ella a causa de determinadas heridas emocionales o a la necesidad de dominar o conservar su poder de macho.

Infecciones y enfermedades de transmisión sexual (ETS). A menudo provienen de sentimientos de culpabilidad, de índole sexual, relacionados con un cambio de pareja: culpabilidad relacionada con creencias transmitidas por la educación religiosa o familiar, culpabilidad por haber tenido relaciones sexuales únicamente por placer, culpabilidad por mantener relaciones sexuales con una persona del mismo sexo, etc.

Las parejas que tienen una relación armoniosa y equilibrada, ya se trate de parejas heterosexuales u homosexuales, raras veces sufren este tipo de enfermedades.

– ¿De qué me siento culpable?

TESTÍCULOS

Los testículos son el centro de producción de espermatozoides (secreción externa) y de la hormona masculina testosterona (secreción interna). Representan para el hombre lo que los ovarios para la mujer. *Representan el principio masculino, yang, así como la creatividad para el hombre.* Los problemas en los testículos pueden provenir del rechazo a la propia masculinidad o de una profunda tristeza respecto a la paternidad.

Dolor en los testículos. El dolor en los testículos está relacionado con el hecho de no haberse sentido aceptado o amado como niño.

A Roland le duelen los testículos, además de tener problemas de sordera y de olfato. Cuando era niño, durante sus primeros años de vida, sus hermanas mayores jugaban a las muñecas con él. Le dejaban el pelo largo o lo vestían como una niña hasta que llegó otro hijo, esta vez una niña. En ese momento lo dejaron de lado, le cortaron el pelo y lo vistieron como un niño. Roland sentía que no había sido aceptado como chico y que nunca lo aceptarían mientras tuviera ese cuerpo de hombre. Después, no podía aceptar que cambiaran nada de su personalidad y se cerró ante los demás; esto explicaba su sordera. Pero, en el fondo, persistía el dolor de haber sido rechazado como hombre.

Su segundo hijo tenía un problema de rechazo parecido. Antes de que naciera, su mujer deseaba una niña y se sintió decepcionada cuando supo que era un niño. Su hijo ahogó su culpabilidad de vivir en el alcohol y la droga. Roland comprendió, a través de su hijo, el sufrimiento que había en él. También comprendió que sus hermanas lo habían visto como una muñeca viviente, pero que nunca lo habían rechazado como chico. Fue simplemente la llegada de otro bebé, que para ellas representaba otra muñeca viviente, lo que las llevó a dejarlo de lado. Entonces comprendió que nunca había sido rechazado por ser quien era, sino que simplemente había servido para hacer temporalmente felices a sus hermanas.

Finalmente, ayudó a su hijo haciéndole comprender que, aunque su madre hubiera preferido una niña antes de su nacimiento, nunca lo habría cambiado por una niña después de conocerlo. Se había sentido decepcionada respecto a lo que esperaba, pero no por su llegada.

– ¿Me he sentido rechazado como niño?

Calambres en los testículos. Un hombre sufría dolores esporádicos en los testículos tras las relaciones sexuales. Se dio cuenta de que ese malestar surgía cada vez que se sentía culpable por experimentar placer sexual.

Su dolencia desapareció cuando tomó conciencia de ello y se permitió sentir placer.

– ¿Me siento culpable por sentir placer con esta pareja?

Cáncer de testículos. Este cáncer puede provenir de un sentimiento de culpabilidad que nos conduce a la destrucción. Puede asociarse con perder las ganas de vivir o con el deseo de culpabilizar a quien creemos responsable de nuestro sufrimiento. Afecta a uno o a los dos testículos si no se acepta la propia masculinidad porque nos hemos sentido rechazados como niños o como hombres, o si un fuerte impacto emocional, respecto a uno de nuestros hijos, nos ha quitado las ganas de vivir.

Benoît y el cáncer de testículos. Benoît tiene 28 años. Es el menor de una familia de cinco hijos; tiene una hermana y tres hermanos. Cuando nació, su madre deseaba tanto una niña que sufrió una gran decepción. Benoît se siente mal como niño y rechaza su masculinidad. En la escuela tiene problemas con los chicos porque le repugnan todos sus juegos y los deportes agresivos. Se siente mejor con las chicas. Tiene un carácter suave y amable; su cuerpo tiene características femeninas, sin llegar a resultar afeminado. Tiene un hermano siete años mayor que él. Éste, que tiene un aspecto muy masculino, se burla de él llamándole "niña" y "mariquita". Benoît rechaza de nuevo este aspecto masculino que su hermano representa. Se casa a los 23 años y, dos años después, su mujer lo deja. Este nuevo rechazo le provoca un profundo desaliento y siente que no tienen ningún valor en relación con los demás hombres.

Gilbert tiene también cáncer de testículos. A los 13 años es portero de hockey y debe ceder su puesto a otro que dicen que es mejor. Su primera amiga íntima, también lo deja por otro. Más adelante, tiene una segunda novia. Un día, la encuentra en brazos de otro, pero ella vuelve con él y se casan. Después, ella lo deja por otro. Esto lo arrastra a un profundo estado de desánimo que se resume en: "No valgo nada como hombre, los demás siempre son mejores que yo".

Jean-Marc también está aquejado de cáncer de testículos. Jean-Marc es médico. Tiene dos hijos que son su alegría de vivir. Su hijo de seis años, que siempre había irradiado salud, pierde el apetito, se queja de que está cansado y tiene náuseas. Jean-Marc lo somete a toda una serie de pruebas para analizar qué ocurre. Los resultados dan un diagnóstico sombrío: leucemia mieloblástica aguda. Jean-Marc se siente aterrado. Hará todo lo posible por salvar a su hijo en vano. Su hijo muere seis meses después. Jean-Marc decía que habría dado su vida por salvar a su hijo. Se rechaza por su impotencia y por todos sus conocimientos racionales (yang) que resultaron inútiles ante la enfermedad de su hijo. Tres meses después, tiene cáncer de testículos.

– ¿He creído que no valía nada como hombre?
– ¿He perdido a un ser querido de quien me sentía responsable?

Hernia testicular. Como ya hemos visto, la hernia se manifiesta por la salida de una víscera fuera de la cavidad donde se aloja habitualmente.

Hernia testicular en el joven o en el niño. Puede estar relacionada con no haberse sentido acogido como chico (ver más arriba, "dolor en los testículos"). Además, también puede estar relacionada con el hecho de sentirse atrapado en una situación sin salida respecto a la propia masculinidad.

Las mujeres que cargan con "el dolor provocado por los hombres", tras haber pasado por situaciones de sufrimiento en sus relaciones con el género masculino (padre, amante, esposo, etc.), tienen tendencia a proyectar el sufrimiento sobre su hijo. Pueden mostrarse duras hacia ellos y decirles, incluso si son muy jóvenes: "No vales para nada" "Eres un tonto" "Eres un burro", etc.

Yo misma he llevado conmigo, durante mucho tiempo, ese dolor respecto a la relación con los hombres, que estaba en resonancia con el sufrimiento por el abandono de mi padre, con el miedo a mi hermano mayor y con el sentimiento de rechazo repetitivo en varias relaciones amorosas. Este dolor me hacía ser dura y proyectar mi sufrimiento sobre los hombres que amaba que, sin embargo, eran buenos y amables conmigo. Cuando mi hijo nació, deseaba este niño con todas mis fuerzas. Sin embargo, al cabo de unos meses, y sin darme cuenta, proyectaba sobre él todo mi dolor hacia los hombres. A los 15 meses tuvo una hernia testicular. El pediatra recomendó una intervención quirúrgica. El día que debían operarlo, anularon la intervención porque surgieron demasiadas urgencias. Yo interpreté esto como una señal. Decidí hablar con mi hijo. Su hernia estaba relacionada con un periodo de mi vida en el que estaba resentida con su padre (y con todos los hombres de mi vida), a quien responsabilizaba de mi soledad y del sentimiento de abandono que vivía. Y proyectaba esta frustración sobre mis hijos; especialmente, sobre él. Le dije lo mucho que había deseado su llegada, lo importante que era para mí y lo mucho que lo amaba incluso si, a veces, era áspera con él. La hernia desapareció y no tuvo que operarse.

Es importante observar que las mujeres que sienten dolor en su relación con los hombres, tienen a menudo hijos muy amables que tienen miedo de su madre o que hacen todo para complacerlas. Su amabilidad se convierte en su mecanismo de defensa para evitar golpes y reproches, pero también puede expresar: "Mamá, voy a ser tan amable que, incluso si soy un hombre, vas a amarme". Estos muchachos tienen a menudo problemas con sus órganos genitales y estos se acentúan si, en su vida adulta, se encuentran con mujeres que se muestran duras o violentas con ellos. Al principio, retoman el guión de la amabilidad pero, a fuerza de encajar el sufrimiento del otro, se cierran cada vez más y después se alejan para protegerse.

De este modo, la mujer puede cargarse de dolor en su relación con los hombres y hacer sufrir a sus hijos que, a continuación, cargan sobre ellos el dolor de su relación con las mujeres. Éstos podrán volverse "muy amables" o rebeldes. En este último caso, harán sufrir a sus hermanas, hijas o pareja. Es un auténtico círculo vicioso que se puede dejar si se reconoce. ¿Qué se puede hacer para liberarse de él?

Hay que dejar de ser el "hombre amable" que encaja el sufrimiento del otro. Uno se debe amar y respetar lo suficiente como para decirle al otro: "No cargaré más con tu sufrimiento".De esta forma, no se dejará herir más. Si, por el contrario, somos nosotros los que proyectamos nuestro sufrimiento sobre los demás, debemos curarlo perdonando a quienes nos ha herido con sus palabras o actitudes.

También es muy importante perdonarse a uno mismo. De lo contrario, nos encontraremos continuamente en situaciones en las que hagamos sufrir a los demás.

- ¿Me siento atrapado por el sufrimiento o por el control que una mujer me impone, o proyecta sobre mí, por ser un hombre?

Comprender la homosexualidad. La homosexualidad no es una enfermedad. Evidentemente, tiene sus causas pero, sobre todo, tiene su razón de ser. No afecta a nadie, salvo a quienes no la aceptan. Primero, y ante todo, es una experiencia de vida. Una experiencia diferente de la heterosexualidad, pero que apunta al mismo fin.

El fin último del ser humano es regresar a su divinidad inicial. Para llegar a ella, debe realizar la fusión de sus dos principios, *yin* (femenino) y *yang* (masculino). Lo que llamamos de manera general un hombre es un alma con un vehículo *yang* y un psiquismo *yang* (pensamientos masculinos, activo, atrevido, directo, protector y dador). Para integrar su polaridad femenina, es atraído hacia una mujer con un vehículo *yin* y un psiquismo *yin* (pasiva, atenta, está a la escucha, es la protegida y es receptora). Si un hombre tiene un vehículo *yang* pero un psiquismo *yin*, la ley de la polaridad le lleva a sentirse atraído por una mujer con un vehículo *yin* y una personalidad *yang*. Si el hombre empieza a explotar más su personalidad *yang*, es posible que su compañera libere su personalidad *yin*. Este fenómeno aparece con frecuencia en las parejas que caminan juntas. Si solamente uno cambia y el otro se resiste a ese cambio, la ley de la polaridad que unía a la pareja, se transforma automáticamente. Esta misma ley les lleva a alejarse. De la misma manera que se atraen los polos positivo y negativo, dos polos positivos se repelen. Así es como uno de los componentes de la pareja puede sentirse atraído hacia alguien que entre en resonancia con su nueva polaridad.

¿Qué pasa en la homosexualidad? Operan los mismos principios. Si la mujer rechaza su principio femenino *yin*, buscará este principio en otra mujer, tanto en el plano físico como psíquico. La mujer que ha rechazado su apariencia de mujer y prefiere la de un hombre, se siente atraída hacia una mujer femenina. Una de mis buenas amigas, que es "gay", con una apariencia masculina, me habló de lo bellas que le parecían las mujeres. Esta mujer tiene un vehículo femenino por sus órganos, pero su psiquismo es muy masculino. Por consiguiente, se siente atraída por personas muy femeninas con un psiquismo también *yin*. Este es el principio que su alma intenta integrar. Lo mismo sucede con los hombres.

No hay que confundir la homosexualidad con las experiencias homosexuales. Recordemos que la homosexualidad es una experiencia que algunas almas deben vivir durante su encarnación terrestre, mientras que algunas personas puede que decidan tener este tipo de experiencias tras situaciones emocionales traumáticas.

Esto lleva a una gran cantidad de personas a creer, por ignorancia, que todos los homosexuales han tenido experiencias traumáticas en su infancia que los han conducido a la homosexualidad, cuando no es el caso. Sin embargo, puede ocurrir que un alma que tenga que vivir una experiencia homosexual se haya visto también en una situación que refuerce esa experiencia. Veamos algunos ejemplos:

Huguette es violada por su padre cuando tiene siete años. A esa edad, comienza a rechazar a los hombres, sin que por ello repudie su feminidad. Como rechaza el principio masculino en el hombre, lo busca en una mujer de aspecto masculino. Cuando la conocí, se estaba haciendo inseminar para quedarse embarazada. Me decía que ni siquiera podía soportar la penetración de la aguja. Su cuerpo fabricaba anticuerpos contra los espermatozoides. Mataba la sustancia masculina, al igual que habría querido matar a su propio padre. Por el contrario, su compañera, de aspecto muy masculino, era la tercera hija de su familia y su madre había deseado con todas sus fuerzas un niño. Al sentirse rechazada como niña, dejó de lado su principio femenino para explotar más su principio masculino. Y era precisamente ese principio femenino lo que buscaba en otra mujer.

El padre de François le pegaba cuando era pequeño. Su madre era dulce y comprensiva con él. Prefiere pues el aspecto femenino y se ocupa de desarrollarlo, a la vez que rechaza su aspecto masculino representado por su padre. Aunque se siente atraído por muchachos muy viriles, se niega a admitirlo. Se casa, entonces, con una mujer de carácter muy *yang*, masculina y que decide todo. Ella es quien aporta dinero al hogar, mientras él se ocupa de la casa y de la comida. Un día, la deja para irse a vivir con un hombre. François busca el principio masculino que debe aprender a manifestar en sí mismo.

Cuando Jean-Claude era un niño, su madre estaba muy enferma. Jean-Claude era consciente de que su padre imponía relaciones sexuales a su madre, a pesar de que ésta se encontraba enferma. Me dice: "La violaba incluso en su lecho de muerte". Jean-Claude rechaza ese aspecto de su masculinidad. Hacia los 23 años, se hace novio de una bellísima mujer, pero es incapaz de tener relaciones sexuales con ella. Van a la consulta de un sexólogo que le pregunta si ha intentado alguna vez tener una experiencia sexual con un hombre. Y eso es lo Jean-Claude hace. Ya no se fija en las mujeres, sino que se siente atraído por hombres feminizados. Está buscando el principio femenino; sin embargo, no quiere ser como su padre. Es este sentimiento lo que rechaza cuando está con una mujer.

Cuando nace Dominic, su padre está casi siempre ausente. Su madre deseaba tener una niña que fuese una buena compañera para ella. Dominic se convertirá en esta compañera, haciendo que prevalezca más su aspecto femenino para complacer a su madre. Una vez adulto, se siente atraído por hombres muy masculinos de la edad de su padre. En ellos busca a su padre, además de su aspecto masculino.

Antoine está casado con Ginette desde hace 19 años y tienen dos hijos. Él es el cuarto hijo de su familia. Antes de que naciera, sus padres deseaban de todo corazón tener una niña. Cuando Antoine viene al mundo, se sienten decepcionados. Cuando todavía es un niño, llegan a decirle hasta que punto se sienten decepcionados de que no sea una niña. Inconscientemente, Antoine rechaza su aspecto masculino y explota más su lado femenino. De adolescente, se siente atraído por chicos y esto le da miedo. Conoce a Ginette, que es dulce y que le quiere profundamente. Antoine se casa muy pronto para no entristecer a Ginette y para convencerse de que no es homosexual. Sólo comienza a tener experiencias homosexuales tras 12 años de matrimonio. Se siente atraído por jóvenes bellos y dulces. Lo que busca en estos jóvenes es su propio niño interior a quien no había dejado existir. Cuando Antoine toma conciencia de ello, acepta sentir esa atracción pero deja de alimentarla. Su elección se dirige a Ginette y a sus hijos porque son la fuente de su felicidad.

He mencionado estos casos para dejar claro, a todos los que se rechazan o tienen miedo de la homosexualidad, a quines la juzgan y a los padres que tienen hijos homosexuales, que la homosexualidad no es una enfermedad hereditaria, física o mental. No es más que la búsqueda del principio complementario que el ser humano debe desarrollar.

¿Puede volverse heterosexual una persona homosexual que comprende e integra el principio que busca en una persona del mismo sexo? Tenemos que tener claro que el hecho de ser heterosexual u homosexual no es relevante. Lo que cuenta es saber que el otro está ahí para ayudarnos a poner de relieve cualidades complementarias a las nuestras, de forma que nosotros podamos explotarlas y llegar a ser psíquicamente *yin* y *yang*, sin importar lo que predomine en nuestro vehículo.

De este modo, cultivaremos estos dos aspectos de nuestro ser para llegar a la armonía. Esto es exactamente lo que dos heterosexuales o dos homosexuales deben hacer juntos. La razón sigue siendo la misma, estén atraídos consciente o inconscientemente. Al haber tantos homosexuales que ignoran estas verdades y viven con un sentimiento de culpabilidad rechazándose a sí mismos y sintiéndose avergonzados de que les pongan la etiqueta de marginales, ¿podemos sorprendernos de que constituyan el grupo más afectado por las ETS y el sida?

CAPÍTULO 19

El sistema excretor y glandular

Se da el nombre de excreción a la eliminación de desechos líquidos o solubles en agua. El agua es, con mucho, el producto líquido más importante del catabolismo celular. Su exceso se elimina mediante los pulmones, las glándulas sudoríparas (sudor) y los riñones. Los desechos solubles en agua, entre ellos la urea, las sales minerales, las sales biliares, las toxinas, etc., se eliminan a través de los riñones o de las glándulas de la piel, mientras que los desechos sólidos son conducidos al aparato digestivo (intestinos).

LAS VÍAS URINARIAS

Los conductos urinarios están formados por los riñones, los uréteres, la vejiga y la uretra.

LOS RIÑONES

Los riñones son los órganos donde se filtra la sangre. Sirven para eliminar los desechos y las toxinas, así como para conservar el equilibrio osmótico de los líquidos del cuerpo (sangre, linfa, líquido intersticial). Las arterias del riñón salen directamente de la aorta. Cuando ésta penetra en el interior del riñón, la arteria renal se divide en ramas cada vez más pequeñas para terminar en los glomérulos. Cada riñón contiene aproximadamente un millón de glomérulos que garantizan el filtrado de la sangre. Las principales funciones de los riñones son regular la tensión arterial, mantener el equilibrio de electrolitos y eliminar los productos de desecho.

Los riñones están cubiertos por las glándulas suprarrenales. Éstas salen del centro coccígeo, que está ligado a la supervivencia. *Por consiguiente, los riñones representan nuestra capacidad para afrontar aquello que podría poner nuestra vida en peligro.* Una de las funciones más importantes de los riñones consiste en eliminar lo que podría ser tóxico para nuestro organismo, filtrando la sangre continuamente. Cuando, por ejemplo, tenemos miedo a que nos ataquen, nos maten o a perderlo todo, los riñones pueden verse afectados.

Dolor en los riñones. Una experiencia que tuve mientras revisaba este capítulo me permitió comprender realmente a qué estaba ligada la energía del riñón.

Desde hacía algún tiempo, me dolía el riñón izquierdo, sin haber tenido con anterioridad ningún problema a ese nivel. Me había ido sola a nuestra segunda residencia para revisar este libro. En el momento de tomar el avión, me encontré con uno de mis vecinos, que iba en el mismo vuelo que yo. Yo sabía que había sido atacado salvajemente en su propiedad y me contó más en detalle lo que había pasado. Era la segunda vez que ocurría un drama de este tipo en la zona donde vivíamos. En el pasado, me sentía segura con mis dos perros, pero esta vez, yo decía que dormía "como un perro", siempre con una oreja al acecho. El temor a ser atacada, me creaba este dolor en el riñón izquierdo. Esto puede explicarse por el hecho de que el riñón izquierdo es el riñón femenino, no racional. Mi miedo no provenía de un peligro real, sino imaginario (riñón izquierdo). Pedí a un amigo que viniera a dormir a casa y el dolor desapareció.

- ¿Tengo miedo a que atenten contra mi vida?
- ¿Tengo miedo de perder aquello que he tardado años en construir o de que se destruya el sueño de mi vida?
- ¿Siento que todo se derrumba a mi alrededor?

Cálculos renales. Son sales de ácido úrico que, al ser abundantes, forman precipitados. Estos precipitados pueden formarse en la pelvis para pasar después a los uréteres y a la vejiga. Los cálculos renales hacen que retengamos más líquido y, por consiguiente, más desechos. ¿No es eso lo que retenemos? Puede tratarse de pensamientos duros hacia nosotros mismos por no haber sido más prudentes o hacia personas (organismos) que sentimos que nos han engañado o quitado algo.

William tiene piedras en los riñones (cálculos renales). Es constructor y ha amasado una pequeña fortuna para su jubilación. Uno de sus clientes lo acusa de no haber respetado las cláusulas de su contrato y le denuncia ante la Comisión que rige las leyes para los constructores. William se ve obligado a contratar primero uno, luego dos y, finalmente, varios abogados para defenderse. El proceso dura años. Años infernales para William que ve como su dinero se funde como la nieve al sol, para pagar los honorarios de esos abogados.

Este proceso le cuesta una gran parte de la pequeña fortuna que había tardado años en reunir. William está resentido tanto con los responsables de la Comisión de empresarios, como con los abogados que, según él, se han aprovechado de la situación para enriquecerse a su costa. Cada vez que piensa en ello, siente una gran indignación por haberse dejado "robar" y por tener que retrasar la jubilación con la que tanto soñaba.

Sylvain tiene cálculos renales. Es el mayor de su familia y vive en una granja. Su padre tiene grandes esperanzas puestas en él. Además, Sylvain es el confidente de su madre. Cuando su padre muere, él toma el relevo. Trabaja sin descanso y no tiene tiempo para divertirse. Luego, su madre le propone comprar la granja de manera que pueda dar una parte de la herencia a sus hermanas. Él lo hace para complacer a su madre. Tras la compra de la granja, empieza a tener alergia a los animales. La granja representa una carga para él. Trabaja continuamente, pero ha perdido la alegría, está amargado y habla duramente. No acepta ninguna crítica. Se siente engañado y piensa que sus hermanas han sacado provecho de todo, mientras que él no ha hecho más que trabajar.

Nefrón. El nefrón es la unidad funcional del riñón compuesta por un glomérulo (unidad de filtración) y un tubo (unidad de reabsorción, glucosa, electrolitos, aminoácidos) para la excreción de creatinina o exceso de potasio e hidrógeno.

Nefritis. Es la inflamación del riñón, relacionada a menudo con grandes frustraciones o decepciones respecto a las expectativas que tenemos.

Glomerulonefritis. Se trata de una afección inflamatoria en los glomérulos del riñón. A menudo está relacionada con el sentimiento de que nuestros sueños, los proyectos que acariciábamos o, incluso, aquello que habíamos reunido o edificado, ha sido destruido. Además, también puede suponer la presencia de un elemento líquido. Por ejemplo, el alcoholismo de alguien cercano a nosotros, lluvias abundantes, una inundación, una tormenta de hielo o alguien que se ha ahogado. También puede referirse a una manera de expresarnos. Por ejemplo, si repetimos con frecuencia "estoy con el agua al cuello por las deudas". El elemento líquido se refiere a una palabra, no especialmente a un elemento. La Glomerulonefritis puede dar lugar a una insuficiencia renal.

– ¿Siento que se hunde todo lo que tenía importancia para mí?
– ¿Hay algún problema de alcohol, o relacionado con líquidos, que esté presente en este desmoronamiento?

Enfermedad de Bright. También llamada nefritis crónica. Aquí, además de la inflamación, hay degeneración, necrosis o esclerosis. En este caso, la frustración o la decepción pueden llevar a que la persona se cierre por completo al amor o a la vida.

Quiste renal. Se trata de una bolsa llena de líquido en el interior del riñón. Los quistes renales son una proliferación celular que, al solidificarse, se convierten en tejido renal.

Los quistes renales participan en la reparación del riñón o riñones afectados, durante el estado fetal o a lo largo de la existencia. Podríamos preguntarnos si la persona afectada ha sentido terror durante su estado fetal o durante su existencia.

Conocí a una persona cuyo padre había tenido que ser hemodializado tras una insuficiencia renal con múltiples quistes en los riñones. Los médicos quisieron saber si esto era hereditario e investigaron sus antecedentes familiares. Al no encontrar nada, estudiaron a sus hijos. Sólo uno de ellos tenía quistes en los riñones.

Esta joven tenía 23 años cuando le dijeron que tenía la misma enfermedad que su padre. Para ella, esto significaba: "vas a terminar necesitando hemodiálisis o morirás muy joven". Apenas tuvo vida durante diez años, a pesar de que no tenía ningún problema de riñón. Renunció a casarse o a cualquier proyecto importante. No sabía como superar este temor para poder vivir. Fue el motivo por el cual vino a consultarme.

Cuando comprendió que no fueron los quistes renales de su padre los que generaron su insuficiencia renal, sino un problema con sus riñones, dejó de tener miedo y volvió a confiar en la vida.

Lucille sufre de inflamación en el riñón. Lucille es estudiante y sale con Yvon. Quiere terminar sus estudios y casarse después. Sueña con una gran boda. Pero ciertos acontecimientos la obligan a cambiar de idea. Se queda embarazada y decide terminar sus estudios, traer al mundo a ese niño y después realizar esa bonita boda que tanto desea. Pero su familia la empuja a casarse. Lucille abandona sus estudios y tiene que resignarse con una boda muy modesta. Su mayor sueño se ha venido abajo. Su embarazo tampoco se desarrolla como hubiera deseado. Yvon casi nunca está con ella. Cuando nace el niño, él está fuera trabajando y no verá a su mujer y a su hijo hasta tres días después. Finalmente, Lucille organiza el bautizo de su hijo y llega la gota que colma el vaso: Yvon se emborracha la víspera del bautizo y se siente demasiado mal para asistir a la ceremonia.

Por la noche, Lucille tiene fiebre, edema, prácticamente no orina y siente un fuerte dolor en el riñón izquierdo. Atribuye su malestar al agotamiento. Descansa y todo parece volver a la normalidad. Pero, más tarde, observa una tendencia a la hipertensión y al edema con sangre ocasional cuando orina.

Durante la terapia, descubrimos que ella siempre ha tenido cierta tendencia a idealizar a las personas y los acontecimientos futuros. Analizando sus experiencias, pudo comprender cada una de las situaciones a fin de sacar lo mejor de ellas. Comprendió que todas sus frustraciones y decepciones frente a los sucesos importantes de su vida, la habían llevado a desarrollar problemas en los riñones.

LA VEJIGA

La vejiga es una reserva músculo-membranosa en la que se almacena la orina entre las micciones. Sus paredes están formadas por músculos cubiertos interiormente por un epitelio urinario. La parte más baja de la vejiga, el cuello, se mantiene cerrado por un esfínter hacho de fibras musculares circulares.

La vejiga representa nuestra capacidad para delimitar nuestro territorio. El animal delimita su territorio con su orina. Su orina es su marca, lo que le distingue.

Los problemas con la vejiga están, pues, relacionados con una falta de respeto hacia nuestro propio territorio o con la dificultad para sentirnos seguros en dicho territorio cuando alguien lo invade o se adueña de él.

Enuresis nocturna (mojar la cama). Son micciones involuntarias que aparecen durante la noche, sobre todo en niños que sienten que han perdido lo que representa su territorio (cama, peluche...) o que se sienten invadidos en él.

Una niña pequeña comenzó a mojar la cama cuando su madre tiró un viejo "peluche" con el que dormía. Su madre le puso sábanas de franela y la enuresis cesó.

Louis-Philippe moja la cama. Comparte la habitación con su hermano Patrick. Louis-Philippe es más bien ordenado, mientras que Patrick deja todo sin recoger. El primero se siente invadido por su hermano y se lo dice varias veces a su madre, que le promete que, más adelante, cambiarán de casa y él tendrá su propia habitación. Mientras tanto, moja la cama. Es su manera de manifestar, inconscientemente, que necesita su espacio. En el momento en el que se cambia a una pequeña habitación sólo para él, deja de mojar la cama.

La enuresis también puede estar relacionada con el miedo a un padre demasiado exigente. En este caso, se trata de un atentado contra el territorio psicológico del niño.

Una niña que padecía enuresis tenía mucho miedo de no ir bien en la escuela. Cada vez que volvía de la escuela, se encontraba ante un segundo profesor, su madre, que era maestra y le exigía mucho.

Para ayudarla, hubo que llevarla amablemente a verbalizar aquello que le ha creado tensiones o incomodidad, y apoyarla en ese sentido.

Por último, la enuresis en algunos niños puede estar relacionada con una necesidad de llamar la atención, sobre todo si surge tras el nacimiento de un hermano.

Vejiga irritable. Se trata de contracciones intermitentes e incontrolables de los músculos de la pared de la vejiga que provocan la necesidad de orinar rápida y frecuentemente; puede provocar incontinencia urinaria. Una vejiga irritable está casi siempre asociada al miedo o con una situación estresante que se debe afrontar.

– ¿Qué me estresa o me da miedo?

Incontinencia urinaria. Es la emisión involuntaria de orina. Esta afección la tienen especialmente las personas que se sienten invadidas en su territorio. A veces se expresan así: "No me siento en mi propia casa", "No tengo mi espacio desde que mi marido se ha jubilado o desde que mi hijo ha vuelto a casa".

Nicole y su problema de incontinencia. A Nicole le gustaba mucho bailar. Antes de casarse, su marido y ella iban a bailar a menudo. Una vez casada, Nicole no sale, ya no va a bailar. Después llega un primer hijo y más tarde un segundo. Ahí empiezan sus problemas de incontinencia. Para ayudar con el presupuesto familiar, Nicole acepta quedarse con los niños en casa. Sus problemas de incontinencia ocasionales, se hacen cada vez más frecuentes. Los niños han invadido la casa, hay juguetes por todas partes y Nicole ya no tiene tiempo ni espacio para ella.

– ¿Me siento invadida en mi espacio, en mi tiempo libre o en el tiempo que necesito para mí?

Cistitis (infección urinaria). Es una inflamación de la pared de la vejiga provocada por un agente patógeno (microbio). Muchas veces, la cistitis es señal de indignación porque hemos sentido que no nos comprenden o no respetan nuestras necesidades, o porque no logramos defender nuestro territorio, ya que nuestro compañero o nuestros familiares crean desorden o no respetan nuestras cosas.

Angèle está casada con Yves. Este último no ha tenido un padre que le enseñara a comportarse socialmente ni a tener en cuenta a los demás. A veces, hace demasiado por su mujer y otras no la tiene en absoluto en cuenta. Angèle nunca había comprendido sus cistitis repetitivas hasta que hablamos de lo que sucedió antes de la última que tuvo.

Yves quería ir de acampada a un lugar solitario. Angèle le dijo que, a causa de su problema de corazón, no quería alejarse demasiado de un centro médico. Yves le respondió: "Siempre te preocupas en exceso".

Angèle sintió que lo que ella sentía no importaba demasiado y que los deseos de su marido pasaban, una vez más, por delante de los suyos. Se indignó mucho y, al día siguiente, tuvo una cistitis.

Luce tiene una nueva relación con un hombre. Éste le propone un viaje a las islas Canarias. Tras algunos días de vacaciones, Luce tiene una cistitis. Durante la terapia, me confiesa que se sentía ahogada, que él no la dejaba ni un instante y que hubiera deseado tener un poco de tiempo sólo para ella.

Ginette tiene cistitis repetitivas. Está casada con Pierre que es médico. Cada vez que planifica una salida o una actividad con él, con frecuencia tiene que anularla o acortarla a causa de una urgencia a la que Pierre debe responder. Para Ginette, el trabajo de Pierre invade continuamente su territorio y esto hace que se sienta muy frustrada, expresándolo con sus cistitis.

- ¿Me siento indignado o frustrado porque no logro que comprendan mis necesidades o que respeten mi territorio?

Retención urinaria. Es el resultado de una incapacidad para vaciar la vejiga de manera completa o incompleta (se elimina muy poca orina).

En el hombre, puede estar relacionada con un estrechamiento uretral, un cálculo de vejiga, una prostatitis o un adenoma de la próstata.

Para la mujer, puede surgir a consecuencia de un fibroma uterino. Si no existe causa alguna, se tendrá que comprobar si la persona afectada no se ha sentido invadida y, posteriormente, excluida de su territorio.

Hematuria o sangre en la orina. La sangre en la orina es, normalmente, una reacción secundaria a un problema que haya afectado a los riñones (pielonefritis, glomerulonefritis), a la vejiga (cistitis) o a la uretra (uretritis). También puede estar relacionada con la existencia de quistes, tumores o cálculos renales.

– ¿He sentido emociones en relación a lo que considero mi territorio que me hayan afectado profundamente?

Prolapso cistocele o descenso de la vejiga. Es el descenso de la vejiga a causa de la relajación de sus medios de fijación y de sostén. Se asocia a un deseo inconsciente de cerrarse a las relaciones sexuales.

Angèla y su descenso de vejiga. Angèla ha estado casada cerca de 40 años con Léo. Se querían mucho. Léo muere. Angèla se siente muy triste y pasa seis años sola. Un día, conoce a un viudo y se hacen amigos. Tras un cierto tiempo, deciden compartir el resto de sus días. Unos meses después de su matrimonio, Angèla sufre un descenso de vejiga que le impide tener relaciones sexuales. Tiene la impresión de ser infiel a Léo a quien todavía ama.

– ¿Quiero poner freno a las relaciones sexuales?

Tumor de vejiga. Estos tumores pueden ser benignos o malignos. Pueden producir hematuria (sangre en la orina) y son más frecuentes en los hombres que en las mujeres. Los tumores de vejiga se manifiestan, en muchos casos, por no expresar las emociones que se sienten cuando vemos que no se respeta nuestro territorio.

– ¿He acumulado emociones ante la falta de respeto a mi territorio?

EL URÉTER Y LA URETRA

Los uréteres y la uretra son los conductos de eliminación de la orina. Un problema a ese nivel puede asociarse con la frustración de no pasar de una situación a otra.

Los conductos de evacuación de la orina *representan mi capacidad para hacer circular la energía de mi identificación (orina).* Podemos identificarnos con un lugar, un nombre, un estatus (casado, soltero) o una profesión (médico, dentista, psicólogo).

Uretritis. Es una inflamación del conducto por donde pasa la orina. Este malestar está relacionado a menudo con la indignación o la amargura que podemos sentir cuando tenemos que pasar de una situación con la que nos hemos identificado a otra nueva que nos contraría.

Germaine y la uretritis. Germaine padece uretritis durante su separación. Según sus principios, únicamente la muerte puede separar aquello que ha sido unido en matrimonio. Su marido la deja porque se siente ahogado en esta relación. Esto altera por completo sus expectativas y sus principios. Al mismo tiempo, siente una gran indignación y una profunda amargura que se manifiestan con la uretritis.

SISTEMA GLANDULAR

Glándulas de secreción interna

Las glándulas endocrinas o de secreción interna tienen como función la producción de hormonas; éstas se vierten directamente en la sangre, al contrario que las glándulas exocrinas que se vierten al exterior.

Las principales glándulas de secreción interna son la epífisis, la pituitaria (o hipófisis), la tiroides y las paratiroides (hay 4), el timo, el páncreas, las glándulas sexuales (ovarios, testículos) y las suprarrenales.

Algunas glándulas como el páncreas, los testículos y los ovarios, poseen una doble función: endocrina y exocrina. Reciben el nombre de glándulas mixtas. Las glándulas endocrinas juegan un importante papel en el crecimiento, el metabolismo, el funcionamiento del aparato reproductor y la regulación del equilibrio bioquímico humano.

Cada una de estas glándulas corresponde a un centro energético de nuestro cuerpo. *Las glándulas representan la armonía.* Cuanto más en armonía nos sintamos con nuestro entorno, mejor funcionarán nuestras glándulas. Pero cuando no hay armonía, nuestras glándulas y el centro energético correspondiente se ven afectados.

Las glándulas exocrinas

Las glándulas exocrinas segregan productos que se vierten al exterior. Entre las principales encontramos: las glándulas salivares, sebáceas, sudoríparas, lacrimales y mamarias.

LOS SIETE CENTROS DE ENERGÍA DEL CUERPO O CHACRAS

En nuestro cuerpo tenemos toda una red de arterias, venas y capilares para que la sangre circule. Lo mismo sucede con la distribución de nuestra energía. Cuando 21 líneas energéticas se cruzan en un mismo sitio, ese punto recibe el nombre de centro de energía, *chacra* (palabra que viene del sánscrito) o "central".

En el cuerpo humano se concentran dos tipos de energías: la energía cósmica que desciende, y que proviene de la energía solar o *Yang*, equivalente a la del padre (el Sol) y la energía telúrica que sube, y que emana de la energía terrestre o *Yin*, equivalente a la de la madre (la Tierra).

Como ya hemos visto en el sistema reproductor, la creatividad tiene lugar con el encuentro de estas dos energías, *Yin* y *Yang*. A lo largo de la columna vertebral encontramos siete centros de energía, que van desde el cóccix hasta por encima de la cabeza. Estos centros son alimentados por las energías cósmica y telúrica y tienen la función de distribuir esta energía en nuestro organismo mediante una red de líneas llamadas meridianos.

El primer centro de energía, el centro coccígeo

El centro coccígeo se sitúa a la altura del cóccix. Está relacionado con la supervivencia y se refiere a nuestras necesidades básicas (la necesidad de alimentarse, de tener una casa, de sentirse seguro). Las glándulas suprarrenales (pequeñas glándulas situadas por encima de los riñones) están vinculadas a este centro.

Las glándulas suprarrenales secretan diferentes hormonas:

1. La aldosterona que rige el equilibrio electrolítico.
2. La cortisona que juega un importante papel en el metabolismo de los azúcares, provocando un aumento de la concentración de glucosa en la sangre, además de actuar sobre el proceso inflamatorio, disminuyéndolo o suprimiéndolo.
3. Las hormonas sexuales. Los andrógenos (hormonas masculinas) y los estrógenos (hormonas femeninas) en pequeñas cantidades, en comparación con las glándulas sexuales.
4. La adrenalina, llamada también hormona del estrés. La adrenalina se libera para responder a situaciones de urgencia (miedo, enfrentamiento, etc.). Estas reacciones conciernen directamente al hipotálamo, el cual provoca un aumento del ritmo cardiaco, del índice de glucosa en la sangre y la contracción de las vísceras. De esta forma, el organismo está preparado para realizar un esfuerzo considerable. En estado de estrés, una persona puede realizar proezas físicas que no sería capaz de realizar en momentos de normalidad. Por ejemplo: una madre puede llegar a levantar un coche para sacar a su hijo que se ha quedado atrapado debajo.

Cuando sentimos mucho miedo por nuestra supervivencia o la supervivencia de nuestros familiares, o cuando estamos muy estresados porque no sabemos a dónde ir o qué hacer, nuestras glándulas suprarrenales pueden verse afectadas.

El segundo centro: el centro sacro

Se encuentra en la región del sacro, a la altura de la vértebra sacra. El centro sacro está relacionado con la creación y la reproducción. Es el que posee la mayor energía del cuerpo. Este centro está relacionado con las glándulas sexuales, los ovarios en la mujer y los testículos en el hombre. Los ovarios producen la foliculina que determina los caracteres sexuales secundarios femeninos (voz femenina, senos, pelvis ancha, etc.) y la progesterona, la hormona de gestación. Los testículos producen la testosterona, que condiciona los caracteres sexuales secundarios masculinos (voz masculina, pene, musculatura, vello, barba, etc.).

Como vemos, estas hormonas influyen en la voz. Esto se explica por el hecho de que el centro sacro está relacionado con el centro laríngeo situado en la laringe. Por lo tanto, es frecuente observar que las personas que tienen problemas en los genitales también los tienen en la voz, las vías respiratorias y la tiroides. Y quienes están afectados por un problema en la glándula tiroides, también sufren dolores menstruales, fibromas o quistes en los ovarios, etc. Un hombre que tiene cálculos en la próstata puede tener su voz prácticamente apagada.

El rencor, el odio, la culpabilidad, los celos, la pasión, el orgullo, la codicia y el abuso o la falta de sexualidad, extraen mucha energía del centro sacro. En esas circunstancias, se verán afectadas las partes líquidas de nuestro cuerpo, como la sangre y la linfa, al igual que las vías respiratorias y la tiroides.

El tercer centro: el centro solar

El tercer centro está situado en el plexo solar, por encima del ombligo. Es el centro de las emociones y los deseos. La glándula vinculada a él es el páncreas.

El páncreas es una glándula digestiva de secreción interna y externa situada detrás del estómago. Secreta la insulina u hormona antidiabética (secreción interna) y el jugo pancreático (secreción externa) destinado a favorecer la digestión. Una persona que siente muchas emociones puede tener dificultades para digerir. Si estas emociones se prolongan y la persona se siente triste durante un buen periodo de tiempo porque cree que no puede cambiar la situación que le afecta, puede generar una hipoglucemia y, de forma más grave, a una diabetes.

La enfermedad del azúcar (hipoglucemia o diabetes) va a menudo asociada con una falta de alegría. Decimos que una persona triste está amargada (su vida es amarga), que le falta dulzura (azúcar, alegría). En inglés, se utiliza el término "sweet" (dulce) como sinónimo de alegre, agradable (sweet heart, sweet life, etc.). Esta tristeza puede provenir de un sentimiento de desvalorización (la persona no se siente a la altura), de miedos profundos, de sentimientos de culpabilidad o de una situación que no acepta o a la que no ve salida.

Un exceso de emociones, exige mucha energía del centro solar y esto puede afectar a los sistemas digestivo, circulatorio y cardiaco, además del sistema nervioso, porque estos centros están interrelacionados.

El cuarto centro: el centro cardiaco

Es el centro del amor y está situado a la altura del corazón. La glándula relacionada con él es el timo, que se encarga de garantizar las defensas del organismo. El timo está activo en el niño. Hacia los 15 años, la cadena de ganglios linfáticos toma el relevo. El centro cardiaco está vinculado al centro circulatorio. Es la vida que circula.

Una reciente investigación en salud física y bienestar psicológico, ha demostrado sin equívocos que las personas felices gozan de una mejor salud. También se ha comprobado que el sida (síndrome de inmunodeficiencia adquirida) no afecta a las personas felices.

El amor y la alegría de vivir están relacionados directamente con nuestra inmunidad. Por lo tanto, es primordial amarse a uno mismo para poder amar a los demás. Jesús decía: "Amarás a tu prójimo como a ti mismo". Sin embargo, nos han enseñado que amarnos es egoísta y que amar consiste en olvidarnos de nosotros por los demás. Pero, si nos olvidamos de nosotros mismos por los demás, podemos esperar que los demás se olviden de sí mismos por nosotros, lo cual nos llevará a albergar expectativas, decepciones, frustraciones, ira, odio y rencor. ¿Nos han enseñado, quizá, el amor al revés?

¿Y si volviéramos a comenzar y esta vez lo hiciéramos por nosotros mismos? Si me apetece recibir flores por mi cumpleaños y me las regalo, me aseguro de recibirlas. Pero si espero a que me las regalen (sobre todo si no lo digo), puede que no las reciba y, entonces, me sentiré decepcionada y triste. ¿Y si me regalo flores y además recibo otras? Tengo dos ramos de flores... ¡la vida es bella!

Lo mismo sucede con el amor. Esperarlo es la mejor manera de sentirse frustrado, además de las múltiples repercusiones que ese estado conlleva para nuestra salud. A menudo, es el precio que debemos pagar para aprender a amarnos. Cuando la energía del centro cardiaco circula bien (siempre que no sea desviada por los centros solar, sacro y coccígeo), abre la puerta a los centros superiores donde el ser humano puede extraer la energía necesaria para hacer uso de su creatividad, su intuición, su clarividencia, etc.

El quinto centro: el centro laríngeo

Es la sede de la creatividad y de la verdad y está situado a la altura de la laringe. Está relacionado con la glándula tiroides. La tiroides juega un importante papel en el crecimiento y el metabolismo en general produciendo la hormona llamada tiroxina. Los problemas en la tiroides pueden estar relacionados con un problema en el centro sacro (problema de abuso sexual, odio, rencor, etc.).

La dificultad para expresarse o un uso insuficiente de la creatividad también pueden engendrar problemas en la voz o las vías respiratorias. Cuánta más armonía hay en mis centros, más energía tengo para crear. Y lo importante es que me convierto en el creador de mi vida.

El sexto centro: el centro frontal

El centro frontal, asociado al pensamiento, la intuición y la clarividencia, está situado entre los dos ojos. También se le llama tercer ojo. La glándula relacionada con él es la hipófisis, llamada también glándula pituitaria o glándula maestra porque rige las demás glándulas.

La hipófisis fabrica varias hormonas: la hormona antidiurética que favorece la retención de agua en el organismo; la tireotropa que dirige el funcionamiento de la tiroides; las gonadotropas que hacen que madure el folículo ovárico y el funcionamiento testicular y la ACTH (hormona adrenocorticotropa o corticotropina) que regula el funcionamiento de la corteza suprarrenal. Además, como la hipófisis está vinculada con el cerebro, juega un importante papel en el sistema nervioso.

Es fácil comprender la importancia de la glándula hipófisis. Ella es la que capta el oxígeno y la fuerza vital (*prana*) contenidos en el aire que respiramos y los distribuye por todas las células del cuerpo. El centro frontal está en relación directa con los centros cardiaco y solar. De esta manera, cuanto más aquietamos el centro frontal mediante respiraciones profundas (realizadas sin esfuerzo) o meditaciones, más tranquilizamos los centros cardiaco y solar y, por extensión, mayor dominio tenemos sobre nuestras emociones.

Recordemos que sentir muchas emociones afecta a los centros cardiaco y frontal y, por consiguiente, al corazón y al sistema nervioso. Los problemas relacionados con la hipófisis provienen a menudo de un

CENTROS DE ENERGÍA (CHACRAS)

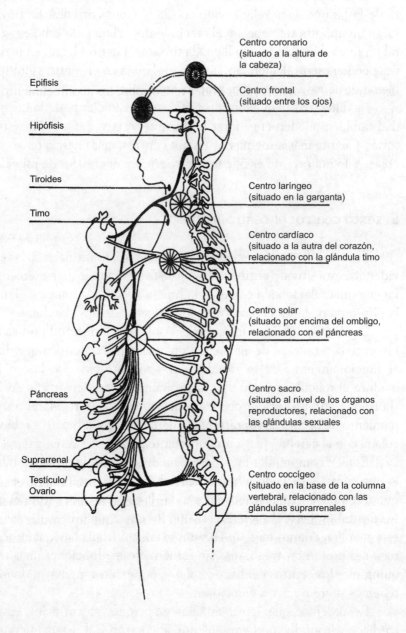

Centro coronario
(situado a la altura de
la cabeza)

Epifisis

Centro frontal
(situado entre los ojos)

Hipófisis

Tiroides

Centro laríngeo
(situado en la garganta)

Timo

Centro cardíaco
(situado a la autra del corazón,
relacionado con la glándula timo

Centro solar
(situado por encima del ombligo,
relacionado con el páncreas

Páncreas

Centro sacro
(situado al nivel de los órganos
reproductores, relacionado con
las glándulas sexuales

Suprarrenal

Testículo/
Ovario

Centro coccígeo
(situado en la base de la columna
vertebral, relacionado con las
glándulas suprarrenales

desequilibrio en los pensamientos. Hay que tener la prudencia de no realizar respiraciones rápidas y bruscas porque corremos el riesgo de desequilibrar la hipófisis, ya que es ella la que capta el oxígeno. Hacer respiraciones demasiado profundas, puede provocar aturdimiento. Las técnicas de respiración rápida y entrecortada se utilizan sobre todo para activar la memoria. Es bueno recordar que las flores no crecen más rápido si tiramos de ellas. Cuanto más activo es el centro frontal, más desarrollo mi intuición y más poder tengo sobre los acontecimientos de mi vida.

El séptimo centro (séptimo cielo): el centro de la corona

Se sitúa encima de la cabeza y está relacionado con la epífisis. El centro de la corona corresponde a la región de la cabeza que llamamos fontanela en el bebé. La epífisis es poco conocida en medicina alopática (clásica). Es la que corresponde al cuerpo espiritual. El halo alrededor de la cabeza de los santos, representa la energía de ese centro. La meditación y el servicio a los demás aumentan la actividad de ese centro de energía.

Las glándulas salivares

Las glándulas salivares son seis: las dos parótidas, las dos submaxilares y las dos sublinguales. Su función es secretar la saliva para mantener la humedad de la boca y facilitar la disolución de los alimentos, permitiendo apreciarlos. La saliva favorece también la digestión de alimentos harinosos y azucarados. También es en la boca donde el sistema nervioso busca las partículas más sutiles que necesita (no tenemos más que pensar en la pequeña pastilla de nitro que los cardiacos utilizan cuando sufren un ataque; la colocan debajo de la lengua). Las personas depresivas tienen tendencia a engullir, privando así a su sistema nervioso de sensaciones agradables y acentuando, de esta manera, su estado depresivo. La persona depresiva debería comer más despacio, saborear más sus alimentos. Saborear los alimentos es apreciar la vida. Quizá es haber perdido las ganas de vivir lo que en realidad impide saborear los alimentos.

Entre los problemas relacionados con las glándulas salivares, el más frecuente es, sin duda, la parotiditis aguda, más conocida con el nombre de paperas. Esta infección de las parótidas afecta sobre todo a los niños. Los niños, a veces, tienen cierta tendencia a escupirse, cosa que no suelen hacer los adultos, a menos que se tengan verdaderamente ganas de escupir a alguien a la cara. Las paperas podrían estar relacionadas con la indignación por el hecho de que les escupan o con el deseo de responder escupiendo a la cara a alguien. De ahí la expresión "escupe tu veneno".

Hipersalivación. Una salivación excesiva puede estar relacionada con una necesidad de afecto, ternura y seguridad. Los niños que activan en exceso sus glándulas salivares con un chupete o una piruleta, están a menudo afectados por esto. Si vuelvo la vista atrás, esto se aplica muy bien a lo que han vivido mis hijos. Amamanté, casi por completo, a mi hija hasta que tuvo seis meses. Karina nunca quiso el chupete ni necesitó baberos. Mi hijo llegó en condiciones mucho más difíciles para mí, a causa de mi estado de salud. Lo amamanté hasta que tuvo seis semanas aproximadamente y, después, sustituí la lactancia materna por un biberón que le daba en cama por la noche. Mikhaël llevaba su chupete a todas partes hasta que tuvo dos años (hasta que se lo escondí) y salivó abundantemente durante años. En esa época, no sabía nada sobre las repercusiones que eso podía tener en mi hijo. Por ello, sugiero a la madre que se sienta agotada, que se tumbe en la cama con su bebé, incluso para darle el biberón. Así, el bebé podrá sentir su presencia.

La hipersalivación durante el sueño indica una necesidad inconsciente de amor, ternura y seguridad afectiva.

Hiposalivación. Por regla general es una escasez de saliva en personas que respiran mal por la nariz y que, a causa de ello, tienden a respirar por la boca. La falta de ganas de vivir o el miedo a expresarse también pueden secar la boca.

Las glándulas sebáceas

Las glándulas sebáceas masivas, asociadas a menudo con el vello, vierten una secreción aceitosa en la superficie de la piel o en los folículos pilosos (ver "La piel y las faneras", piel seca, piel grasa, cuero cabelludo seco o graso).

Las glándulas sudoríparas

Las glándulas sudoríparas secretan el sudor. El objetivo principal de la sudación es regular el calor perdido en la superficie del cuerpo y mantener una temperatura constante en el organismo. Un exceso de sudoración cuando la temperatura es templada o fría, está relacionado normalmente con el estrés, con el nerviosismo o con el miedo. Si la sudoración afecta a las manos, el estrés concierne al trabajo o a lo que se tiene que realizar (un examen, por ejemplo). Cuando me presentaba a alguna entrevista de trabajo, observaba que la palma de mis manos estaba sudorosa y húmeda. Si la sudoración afecta sobre todo a los pies, podemos sentirnos nerviosos o preocupados frente a nuestra forma de avanzar en la vida. (Ver "Sudoración").

Las glándulas lacrimales

Las glándulas lacrimales secretan un líquido alcalino que recibe el nombre de lágrimas. Éstas protegen la córnea e impiden el desarrollo de la flora microbiana en las capas externas del ojo. Las lágrimas ayudan también a eliminar las toxinas. Nuestra educación nos ha convencido de que debemos reprimir nuestras emociones. Nos decían: "No llores, ya verás como se arregla", o "Mira lo fea que te pones cuando lloras", o también "Los hombres no lloran". Muchas personas se sienten muy mal si lloran. La mayoría se disculpa en la consulta, incluso cuando el objetivo es ayudarlos a liberar las emociones reprimidas. Contener las lágrimas suele provocar la inflamación de las glándulas lacrimales, causando la hinchazón de los párpados. Al contrario, llorar es algo saludable, porque demasiadas lágrimas contenidas hacen que nuestro corazón se sienta oprimido. Llorar aligera el corazón. Algunas personas se han controlado tanto para no llorar que, a veces, tienen la impresión de no tener más lágrimas. En su rechazo, han obstruido los conductos excretores de lágrimas. Negarse a llorar puede provocar problemas de hipertensión a causa de las emociones reprimidas.

Un participante de uno de mis seminarios de liberación de la memoria emocional, me confesaba que había hecho un poco de todo para llegar a liberar el exceso de emociones que sentía. Cuando tenía seis años, perdió a su padre en un accidente. Recordó que, cuando vio, en la sala funeraria, a su madre que lloraba, pensó: "No son más que lágrimas de cocodrilo", porque su madre y su padre discutían continuamente y su madre decía siempre que, si tuviera dinero, lo dejaría.

Él no quería ser como su madre y, ese día, se juró que no lloraría nunca para no derramar lágrimas de cocodrilo. Esta promesa, que se había grabado en su memoria emocional, le impedía liberar toda su tristeza reprimida.

Lo guié para que comprendiera que su visión era justa, que su madre no expresaba tristeza sino que, probablemente, se habría forzado a llorar para no pasar por una mujer sin corazón ante personas que no sabían nada de su situación. La comprensión que él había grabado a los seis años, es decir "llorar = ser hipócrita", se transformó. Comprendió que su madre no había llorado por hipocresía, sino porque tenía miedo de lo que los demás pensaran de ella. Ahora podía aceptar que llorar significaba expresar tristeza.

Al transformar esa comprensión grabada en su cerebro límbico, se liberó de su bloqueo y sintió que tenía derecho a llorar todas las penas que había reprimido durante tanto tiempo y que se manifestaban mediante problemas digestivos y circulatorios. Tenía la tensión alta y problemas cardiacos.

– ¿Qué es lo que me ha llevado a contener y a reprimir mis lágrimas?

Quizá esté relacionado con el hecho de que nos prohibían llorar o que corríamos el riesgo de empeorar la situación si lo hacíamos, y entonces nos endurecimos. También es posible que se hayan burlado de nosotros por llorar o que no queríamos ser vistos como llorones ni que pensaran que tratábamos de manipular a los demás con el llanto.

CAPÍTULO 20

Las claves de la salud y del bienestar

La salud se origina fuera de la esfera médica. Depende del cumplimiento de leyes inmutables. La enfermedad es la consecuencia de la violación de esas mismas leyes.

E. G. White

En este último capítulo, doy al lector claves sencillas, pero eficaces, para obtener un mayor bienestar. No pretendo que sea algo exhaustivo, porque el tema es muy amplio, pero sí un resumen de las reglas que se puedan aplicar diariamente para gozar de una buena salud.

RESPIRAR BIEN

El aire que respiramos contiene el combustible que utilizamos en cada momento de nuestra vida para aportar energía a nuestros miles de millones de células. Además, tiene propiedades químicas que limpian nuestro cuerpo y renuevan nuestras células nerviosas y orgánicas.

Por desgracia, la mayoría de las personas respiran de manera automática, superficialmente, sin darse cuenta de la importancia de la respiración.

El hecho de pasar cada vez menos tiempo al aire libre nos lleva a hacer un pobre uso de nuestra función respiratoria y, a consecuencia de ello, sentimos cansancio, falta de concentración y de memoria, estrés, nerviosismo y, a veces, incluso angustia o depresión, porque la irrigación sanguínea del cerebro disminuye y la sangre no tiene suficiente oxígeno para eliminar las toxinas producidas por la actividad cerebral. Pensemos en lo que sucede en un aula donde hay un calor excesivo: los estudiantes se adormecen. Si abrimos las ventanas, se reaniman.

Consideremos también las grandes ciudades, en las que la contaminación impone una reducción de la función respiratoria. En ellas se observa un mayor índice de estrés, de nerviosismo y de depresión que en el campo o en la montaña, porque el aire que respiramos no sólo contiene oxígeno, sino también energía vital llamada fuerza vital o *prana*. Nuestra salud, resistencia y bienestar dependen de esta fuerza vital.

Ventajas de una buena respiración:

- Calma nuestro sistema nervioso porque el *prana* actúa directamente sobre el plexo solar (centro de las emociones y deseos), ayudándonos a dominar ciertas emociones como el miedo, la ira, la timidez y la angustia.
- Nos ayuda a sentirnos más seguros, aumentando así la confianza en nosotros mismos.
- Aumenta nuestra resistencia a la enfermedad.
- Conserva la vitalidad y la juventud durante más tiempo; por consiguiente, la piel y los tejidos envejecen menos deprisa.
- Aporta una mayor calma interior, abriéndonos las vías de la conciencia.

El candidato al autocontrol debe ser un adepto a la respiración profunda

¿Cómo realizar la respiración profunda? Se hace en cuatro tiempos y la podemos practicar de pie, sentados o acostados.

Primero inspiramos el aire por la nariz, llenando la parte inferior de los pulmones y abriendo el diafragma. Después, gradualmente, dejamos que el aire hinche la parte superior de los pulmones elevando ligeramente los hombros. Hacemos una primera pausa y retenemos el aire durante unos segundos. Después, expiramos lentamente, el mayor tiempo posible, comenzando por la parte inferior del abdomen (sintiendo como se hunde). Antes de volver a inspirar, hacemos una segunda pausa.

Uno de mis ejercicios respiratorios favoritos consiste en hacer respiraciones profundas por la mañana, al aire libre, en dirección a donde sale el sol (Este), acompañando mis inspiraciones con pensamientos o imágenes positivas. Inspiro pensando o imaginando que la fuerza, la alegría y la armonía penetran en mí, alimentando cada una de mis células. Conservo este estado durante unos segundos y, después, al expirar, pienso o imagino que todos los pensamientos de malestar que deseo abandonar salen de cada una de mis células. Termino estas respiraciones (por lo general tres) dando las gracias y me rodeo de una cápsula de luz blanca, de la cabeza a los pies, pensando que únicamente el amor y la paz pueden penetrar o salir de esa cápsula. En ese momento, envío también pensamientos de armonía a quienes los necesitan.

Podemos hacer este ejercicio en cualquier momento del día. Lo importante es acostumbrarse a respirar bien siempre. Poco a poco, aumentaremos nuestra capacidad respiratoria de manera automática. Deberíamos respirar bien antes de emprender cualquier actividad física (subir una escalera, transportar objetos pesados o enfrentarnos al frío del invierno), antes de emprender una actividad intelectual (realizar un examen, pasar una entrevista) o durante cualquier situación que nos cause miedo o nos provoque estrés. Estas respiraciones profundas nos aportan calma, energía, fuerza, seguridad y bienestar.

ALIMENTARSE BIEN

Nuestro cuerpo, cuya estructura es muy compleja (se ha estimado que está constituido por unas cien mil sustancias), se ha formado y subsiste gracias a los elementos químicos que aportan los alimentos. Todos los días mueren millares de células que deben ser reemplazadas. El papel de la nutrición es velar por el mantenimiento de la vida y por su metabolismo. Por eso, debemos elegir los alimentos que tomamos de manera que suministren todas las sustancias que nuestro organismo necesita.

El ser humano que vive en países industrializados donde reinan la abundancia y las prisas, ha perdido su instinto para elegir los alimentos. Comemos rápidamente porque nos falta tiempo, o para satisfacer nuestros sentidos y colmar un vacío (aburrimiento, falta de afecto, insatisfacción, frustración)... El "fast food" (alimentos vacíos) está muy de moda. Tanto en lo que se refiere al consumo como a la preparación, estamos en la era del microondas y de hacer "crecer" a los pollos como si fueran setas. A este ritmo, nos vamos alejando de las ubres nutricias de la tierra y empobrecemos nuestro organismo físico.

Tenemos que redescubrir nuestro instinto para reconocer la naturaleza y la cantidad de alimentos que nuestro organismo necesita. Estos factores pueden variar de una comida a otra o de un día a otro. Algunas personas que gastan mucha energía necesitan comidas copiosas, mientras que otras, más sedentarias, pueden funcionar muy bien con raciones más restringidas. Lo que importa es que cada uno aprenda a conocer sus reacciones ante las diferentes porciones de alimentos y saque su propia línea de conducta. Ya hemos visto que tanto el exceso como la insuficiencia crean un desequilibrio. ¡Cuidado, pues, con los abusos alimenticios o con las dietas drásticas!

Comer adecuadamente es una cosa y asimilar bien la energía de los alimentos es otra. El buen funcionamiento de la función digestiva es tan importante como el alimento en sí. El ambiente en el que comemos influye en nuestra digestión. Si el ambiente es tranquilo y relajado, digeriremos muy bien; pero si hay tensión, ansiedad y preocupaciones, la digestión también se hará tensa y podrá dar lugar a trastornos digestivos.

Un factor que favorece la digestión es una masticación adecuada que permita que los alimentos se fragmenten e insaliven, a fin de saborearlos e ingerirlos mejor. El hecho de saborearlos es muy importante, porque el órgano del gusto, la lengua, contiene receptores del sistema nervioso especializados en la detección de energía bioquímica. La sensibilidad a los cuatro sabores básicos no es la misma en todas las zonas de la lengua.

Si miramos el esquema, podemos comprender que, si tragamos demasiado deprisa los alimentos, éstos se saborean más en la parte posterior de la lengua, que corresponde al sabor amargo. Como nuestras papilas gustativas informan al sistema nervioso del alimento recibido a través de los receptores de sensibilidad al gusto, si el sistema nervioso

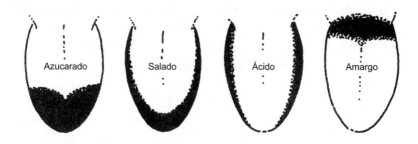

no recibe la información correcta, puede activar un deseo que corresponda al sabor del que se ha sentido privado. Una manera de reducir nuestro deseo de comer dulces es saborear más los alimentos con la punta de la lengua.

Las personas depresivas tienden a tragar rápidamente. El sistema nervioso, entonces, sólo aprecia lo amargo. ¿Podemos extrañarnos de que sientan mucha amargura? Para esas personas, el hecho de saborear más sus alimentos repercutirá, sin duda, en su forma de apreciar la vida.

Algunos consejos para alimentarse mejor:

1. Elegir alimentos sanos y naturales, que contengan la menor cantidad posible de productos químicos. Cuanto más frescos, enteros y menos elaborados sean, más vida y energía aportarán a nuestro organismo, sobre todo si respetamos el modo de cocción adecuado o si los comemos crudos.
2. Saber reconocer nuestras necesidades: el momento en que sentimos hambre, y el sabor y la cantidad que nuestro organismo requiere. Cada persona es diferente y tiene necesidades diferentes. Si respetamos esas reglas, nuestro metabolismo se equilibrará y contribuirá a conservar o a mejorar nuestra salud.
3. Comer en un ambiente tranquilo y alegre. Durante las comidas, evitar discusiones problemáticas en las que puedan surgir emociones negativas. Transformar este periodo del día en un momento de calma. Evitar las comidas de negocios.
4. Masticar bien y saborear los alimentos sobre todo con la punta de la lengua para nutrir totalmente nuestro sistema nervioso.

He hablado del **gusto** como un elemento esencial para la nutrición del sistema nervioso que, no lo olvidemos, está relacionado con los cuerpos sutiles. Los demás sentidos también necesitan nutrirse, a fin de que nuestro equilibrio psíquico no se resienta. Recuerda que lo que no utilizamos, deja de funcionar gradualmente.

Los **ojos** necesitan ver cosas bonitas. La belleza resuena de manera armónica en el alma. Cuanto más veamos esa belleza en nosotros mismos, más podremos verla fuera de nosotros. La ropa que llevamos, el lugar donde vivimos y, en general, todo lo que nos rodea influye considerablemente en nuestro bienestar. Respiramos mejor donde hay orden y limpieza. El desorden, la suciedad y la fealdad son contrarios a la armonía y siempre tienen un efecto deprimente. Las personas con tendencia a la depresión, deberían crear un espacio ordenado, limpio y bello. Sabemos que el exterior refleja el interior, pero el interior influye en el exterior.

Los **oídos** necesitan escuchar sonidos melódicos, como los que emite la naturaleza: el canto de los pájaros, el ruido de las olas o el murmullo de los arroyos. Tomarse un tiempo para detenerse y escucharlos es nutrir nuestra función auditiva y favorecer la paz interior. Algunas músicas y canciones influyen en nuestro comportamiento. Las canciones tristes, con frecuencia, provocan melancolía; la música estridente provoca ansiedad y agresividad. Las personas nerviosas o ansiosas deberían elegir músicas relajantes.

La **nariz** necesita oler perfumes suaves. Una vez más, la naturaleza satisface esa necesidad ofreciéndonos una gran variedad de aromas provenientes de las flores, frutas, verduras, campos y bosques. Detenerse y respirar esos suaves aromas es alimentar nuestra función olfativa, aspirar la vida. Algunos olores son agresivos y perjudiciales para nuestra salud, como sucede con determinados gases. Nuestra capacidad olfativa tiene sus límites. Tras un cierto tiempo de exposición a un gas, ya no lo olemos, pero continúa perjudicándonos. La actitud más sabía sería no imponernos olores desagradables.

La **piel** necesita que la acaricien. De la misma manera que pulimos nuestros muebles frotándolos con un paño suave, nuestra piel necesita que la toquen suave y delicadamente porque está totalmente cubierta de receptores sensoriales. La sensación del tacto es importante. Los niños que no han sido suficientemente acariciados, se encariñarán con una manta o con un animalito de peluche. Los adultos optarán por un animal doméstico (gato, perro) que colme su necesidad de caricias. Esas sensaciones táctiles relajan el cuerpo. Por esa razón, los masajes suaves facilitan la relajación completa del cuerpo; satisfacen nuestra necesidad de afecto, estimulan la energía y pueden, incluso, ayudarnos a ver más claramente una situación. No hay que olvidar que, también, podemos practicar el automasaje y aportarnos a nosotros mismos el bienestar y las caricias que necesitamos. Uno de los ejercicios que propongo en mis seminarios, consiste en acariciar la piel de nuestra propia cara expresándole nuestro amor (se puede emplear una crema suave si así se desea). Realizad este ejercicio durante dos semanas y observaréis un cambio en la textura de vuestra piel. Será más suave y luminosa.

HACER EJERCICIO Y DESCANSAR LO NECESARIO

La frase "Muévete para no oxidarte", nos recuerda la necesidad de mantenernos activos. Todo lo que vive está en movimiento, mientras que la inercia crea decrepitud. Nuestro cuerpo físico necesita moverse y hacer ejercicio para aumentar su fuerza y resistencia, quemar el exceso de calorías y favorecer la circulación sanguínea. El progreso nos facilita la vida al hacérnosla más cómoda, pero con frecuencia también va acompañado de la "inercia". En lugar de subir unas escaleras, basta con pulsar un botón para que el ascensor nos suba. Otro botón nos permite lavar la vajilla, otro limpiar el horno o cambiar de cadena de televisión, que, por otra parte, nos hipnotiza durante horas, etc.

El resultado de todo esto es que nuestra fuerza muscular se debilita y las arterias se cubren de depósitos de grasa, estrechándolas y obstaculizando así la circulación. Algunos vasos sanguíneos se atrofian, los músculos reciben menos sangre y, por consiguiente, menos oxígeno. Se obstaculiza también la eliminación de desechos, lo cual favorece la aparición de celulitis, fatiga o sobrepeso que anquilosan gradualmente todo nuestro organismo.

El ejercicio consiste en practicar una actividad que active nuestros músculos y relaje nuestra mente. Andar, nadar, montar en bicicleta, hacer esquí de fondo o patinar son excelentes ejercicios para favorecer el buen funcionamiento de los sistemas nervioso, circulatorio, digestivo, excretor y locomotor.

Lo que importa es hacerlo gradualmente... Podemos dejar el coche dos manzanas antes de llegar a nuestra calle, subir las escaleras en lugar de utilizar el ascensor, jugar a la pelota con nuestros hijos... En resumen, hay muchas oportunidades para hacer ejercicio diariamente.

Cuando estamos en forma, nuestras ideas son más claras, tenemos más entusiasmo, estamos de mejor humor y nos sentimos maravillosamente vivos.

SABER DESCANSAR

En este mundo, en el que estamos tan pendientes de la hora, en el que cada minuto cuenta, descansar se percibe, a veces, como una pérdida de tiempo, incluso como una señal de pereza. La relajación se reserva para las vacaciones. Mil y una ocupaciones absorben nuestro tiempo y, con frecuencia, el único descanso que nos permitimos es dormir. Sin embargo, acostarse agotado de cansancio no es tan reparador como se podría pensar. Es por eso que nos levantamos con frecuencia cansados. Y, si mantenemos ese ritmo, podemos llegar al agotamiento, al burn-out. Un estudio realizado por unos investigadores alemanes, ha demostrado que el ser humano necesita hacer, al menos, tres siestas al día.

La relajación y el descanso son esenciales para nuestro cuerpo. Nos permiten volver a recuperar toda nuestra energía. Es necesario dedicar un tiempo a relajarnos y prever la manera de hacerlo. Las personas que se toman la vida demasiado en serio y que no se dedican el tiempo suficiente para distraerse son, con frecuencia, candidatos a úlceras de estómago y ataques cardiacos. Los hombres de negocios se encuentran a menudo en esa categoría.

La respiración profunda, la relajación, la meditación, el masaje, la música suave, los baños de agua caliente o con burbujas, tienen un efecto calmante y terapéutico que favorece el descanso. El calor ayuda a que el cuerpo se relaje. Si tenemos dificultades para dormir, porque estamos demasiado tensos, un baño caliente con música suave, a la luz de unas velas, nos ayuda a relajarnos por completo. También podemos utilizar un CD de relajación guiada para favorecer el sueño.

El sueño y el descanso colman diferentes necesidades. El cansancio puede estar relacionado con una falta de motivación o con un exceso de esfuerzo físico. Se requiere, entonces, relajar el cuerpo físico y mental. El sueño es una función que permite que el alma deje su vehículo para bañarse en la corriente cósmica, mientras el cerebro se regenera y descansa al no tener que responder a los sentidos. Una llamada de teléfono en plena noche provoca casi siempre palpitaciones, porque obliga a los cuerpos sutiles a regresar rápidamente al cuerpo físico.

La noche también es un periodo ideal para aprender sin esfuerzo, porque no estamos sometidos al tiempo ni al espacio. Nuestros sueños pueden aportarnos respuestas, aclaraciones e, incluso, liberarnos de un exceso de emociones. Al igual que sucedía con la nutrición, la necesidad de dormir varía de una persona a otra. Lo que importa es conocer las propias necesidades y respetarlas, evitando compararse con otras personas de nuestro entorno.

CÓMO GOZAR DE BUENA SALUD, CÓMO SENTIRSE MEJOR

Haz cosas que te aporten alegría y con las que sientas que empleas bien tu vida.

Presta atención a tus necesidades y a ti mismo.

Deja que se vayan todas las emociones negativas que puedas encontrar en tu interior.

Cultiva imágenes positivas en tu mente.

Proponte objetivos entusiastas.

Descubre lo que realmente quieres hacer en tu vida.

Encuentra maneras de expresar tu amor.

Ámate y ama a los demás.

Crea relaciones en las que tengan cabida el juego, la diversión y el amor.

Cura todas las relaciones traumáticas de tu pasado, especialmente las que hayas tenido con tus padres y tus familiares.

Decide consagrarte al bienestar y a la felicidad.

Acéptate y acepta todo lo que hay en tu vida como una oportunidad para crecer y progresar.

Aprende a sacar lo que puedas de cada experiencia.

¡Avanza con sentido del humor!

Christian Tal Schaller

Epílogo

*Un buen guía debe llevar a sus discípulos tan lejos
como él mismo ha llegado.*

Osho Rajneesh

Yo también he querido llevarte tan lejos como yo misma he llegado, mediante un lenguaje sencillo y a través de imágenes, ejemplos y experiencias, con el propósito de que goces del bienestar y de la paz que yo experimento actualmente.

No pretendo pensar que este método sea el único válido, pero estoy convencida de que puede contribuir a actuar de manera más eficaz en cualquier disciplina relacionada con la salud, ya se trate de medicina alopática, holística o alternativa.

Ojalá los médicos, homeópatas, acupuntores, reflexólogos, psicólogos y psicoterapeutas empiecen a respetarse y a ayudarse mutuamente para conseguir un mayor bienestar individual y global a través de una mayor conciencia colectiva.

Esto supondría el reconocimiento y la aceptación de sus diferencias, así como la disposición a perder el amor al poder para que pueda surgir el poder del amor.

ANEXO I

¿Te ha apasionado este libro? ¿Te preguntas ahora cómo liberarte del sufrimiento subyacente en tu malestar o en tu enfermedad?

Cuando queremos transformar un aspecto de nuestra vida que nos causa sufrimiento, hay tres etapas esenciales:

La primera es la toma de conciencia. No podemos liberarnos de lo que no somos conscientes.

La segunda consiste en reconocer y aceptar los hechos. Esta segunda etapa corresponde a la relación de causa y efecto que podemos establecer.

La tercera se refiere a la acción liberadora. Es decir, la acción que nos permitirá transformar el sufrimiento en un proceso de curación y de bienestar.

Para profundizar en estas tres etapas, te animo a que continúes tus descubrimientos con los demás libros de Metamedicina:

Métamédicine des relations affectives, guérir de son passé (*Metamedicina de las relaciones afectivas, curar nuestro pasado*)

Métamédicine, les outils thérapeutiques (*Metamedicina, herramientas terapéuticas*)

Métamédicine du couple, réussir sa vie amoureuse (*Metamedicina de la pareja, el éxito de tu vida amorosa*)

Curarás algo más que tu cuerpo, podrás curar tu alma.

ANEXO 2

A través de sus libros, conferencias, participaciones en programas de televisión y la Asociación de terapeutas en Metamedicina que ha creado, Claudia Rainville contribuye a un mayor despertar de la conciencia en todas aquellas personas que buscan un mayor bienestar.

Claudia Rainville, cada vez más solicitada como conferenciante tanto en Canadá como en Europa, ofrece cursos de formación para quienes deseen profundizar en su método de Metamedicina.

Si deseas una consulta con Claudia Rainville, hacer un curso de formación o invitarla a una conferencia o un seminario en tu país o región, puedes localizarla en:

Le Carrefour de Métamédicine©
1099, de lotbinière, 204
Vaudreil-Dorion (Québec)
Canada
J7V 8P2
Tel : (450) 510-3087
Fax : (450) 510-3088
Correo: frj@metamedicine.com

ANEXO 3

Desconfía de los falsos terapéutas

Algunas personas que conocen el trabajo de Claudia Rainville, sacan partido de la creciente popularidad de la Metamedicina© y no dudan en aprovecharse de ello, llamándose a sí mismos terapeutas en Metamedicina con el propósito de crearse una reputación respetable.

Debes saber que únicamente las personas recomendadas por el Carrefour de Métamédicine© están autorizadas a ejercerla. Si quieres el nombre de algún terapeuta en Metamedicina o de alguien recomendado por Claudia Rainville, visita nuestra pagina Web: www.metamedicine.com o ponte en contacto con el Carrefour de Métamédicine© .

Índice alfabético

Índice alfabético

Índice alfabético

Índice alfabético

Bibliografía

DE MENDOZA, JUAN, *Cerveau gauche, cerveau droit*, Éditions Dominos Flammarion, 1995.

DEMERS, DESMARAIS, DRAINVILLE, PIRLOT, COUILLARD, *L'Homme dans son milieu*, Éditions Guérin, 1968.

De Surany, Marguerite, *Pour une médicine de l'âme*, Éditions Guy Tredaniel, 1987.

DOMARD, ANDRÉ y BOURNEUF, JACQUES, *Petit Larousse de la médicine, Nouveau Larousse Médical*, Larousse.

Encyclopédie Médicale de la Famille, Sélection du Reader's Digest, 1996.

FLÈCHE, CHRISTIAN, *Décodage biologique des maladies*, Le Souffle d'Or, 2001.

HAMER, RYKE GEED, *Fondements d'une médicine nouvelle*, (1ª y 2ª parte), ASAC, 1988.

SIRIM, *Alors survient la maladie*, Éditions Empirika/Boréal Express, 1984.

Índice

Índice